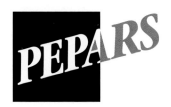

【ペパーズ】
編集企画にあたって…

およそ手術というものは，切開から始まり，対象術野へアプローチした後，手術の目的を達成するための主要な操作が行われ，縫合による創閉鎖で終了します．主要操作の一環として，縫合や吻合が行われることもあります．また，一般的な手術書では，主要操作の解説が主な内容となりますので，それ以外の項目は省かれるか，簡単な記載に留まってきました．切開，アプローチ，創閉鎖，縫合・吻合といったすべての手術に通じる基礎的な手技は，上司や先輩から直接教わって学ぶことが多いと思います．

もちろん，基礎的な手技だからこそ，on-the-job training や耳学問などで繰り返し学ぶ必要があります．しかし，そのような手技にも，なぜ，どのように行うかという理屈があり，広く認められている方法には何らかの合理性があります．そのため，熟練者が書いたものを読んで理論だった理解をしておくことも大切です．

本書は「Basic Surgical Techniques を極める！切開とアプローチ，創閉鎖と縫合・吻合」と題し，「切開とアプローチ」編と「創閉鎖と縫合・吻合」編に分けた構成としました．前半は切開，剥離，止血の基本および身体の部位別，状況別アプローチについて，後半は創閉鎖，糸結び，縫合の基本および各種組織の縫合・吻合の実際について，それぞれ焦点を当てています．また，最後にはロボット支援下の縫合・吻合についても取り上げました．少し欲張った構成にしましたので，散漫な感じになることを危惧していましたが，執筆された先生方のお力によって統一感のあるものに仕上がったと思っています．

ここで取り上げた手技は，手術の目的を達するための手段として重要なものばかりであり，それぞれが熟練の著者によってわかりやすく解説されています．盤石の基礎手技があれば，新しい手術に挑戦する時や想定外の事態に陥った時などに力を発揮します．専門医を目指して修練中の先生はもとより，専門医として独り立ちしている先生，指導者として日々後進の指導にあたっている先生など，多くの読者にとって本書が手術手技の基本を確認したい時の座右の1冊になることを祈っています．

末筆ではございますが，お忙しい中を御執筆くださった著者の先生方，PEPARS 誌の編集顧問ならびに編集主幹の先生方，本企画を担当された全日本病院出版会の鈴木由子氏に，この場をお借りして心から感謝申し上げます．

2025 年 2 月

橋川和信

KEY WORDS INDEX

和　文

― あ　行 ―

悪性皮膚腫瘍　90
アプローチ　46
糸結び　106
インドシアニングリーン蛍光
　　リンパ管造影　161
エステティックユニット　1
エネルギーデバイス　1
男結び　106
女結び　106

― か　行 ―

外側切開　71
下顎口腔前庭アプローチ　53
下眼瞼形成術　28
眼窩上神経　20
眼窩底骨折　28
冠状切開　20
Gambee 縫合　136
顔面骨格　53
顔面骨骨折　28
顔面神経側頭枝　20
逆Ｖ字鼻柱切開　37
筋膜縫合　128
屈筋腱　173
形成外科的手技　64
頸部郭清術　64
外科手術　46
結紮　9
腱断裂　173
腱縫合　173
口腔内アプローチ　53
骨膜下剥離　53

― さ　行 ―

自家組織乳房再建　71
止血　9
脂肪移植　144
手術支援ロボット　192
手術手技　9,173
上顎口腔前庭アプローチ　53
上眼瞼形成術　28

伸筋腱　173
神経移植　151
神経接合法　151
神経縫合　151
人工神経　151
真皮縫合　116,128
垂直マットレス縫合　136
スーパーマイクロサージャリー
　　　　　　　　　　　　　161
全層縫合　136
浅側頭動脈　20
創傷治癒　116
創閉鎖　106
側正中切開　80

― た　行 ―

端側吻合　144
端々吻合　144
中顔面　46
手　80
電気メス　1
頭蓋底　46
頭頸部がん　64
頭頸部再建　64
棘付き縫合糸　128
トレーニング　192

― な　行 ―

軟骨　37
乳房切除　71
乳輪縁切開　71
囊胞　90

― は　行 ―

バーブ付き縫合糸　136
剥離　9
皮下腫瘍　90
皮下縫合　128
鼻腔　46
微小血管吻合　144
鼻中隔外鼻形成　37
皮膚切開　64,90,116
皮膚切開線　80
Bruner 切開　80

ブレイド吸収糸　136
吻合血管　71
閉鎖療法　116
閉創　99
縫合　99
縫合創　116
帽状腱膜　20
保険診療　37

― ま　行 ―

マイクロサージャリー　64,144
末梢神経　151
メス　1
毛流　20
モノフィラメント吸収糸　136

― や　行 ―

指　80

― ら　行 ―

良性皮膚腫瘍　90
リンパ管エコー検査　161
リンパ管静脈吻合術　161
リンパ浮腫　161
ロボット支援手術　192

欧　文

― A・B ―

aesthetic unit　1
Albert suture　136
anastomotic vessel　71
approach　46
aponeurosis　20
artificial nerve conduit　151
autologous breast reconstruction
　　　　　　　　　　　　　71
barbed suture　128,136
benign skin tumor　90
benign subcutaneous tumor　90
bicoronal incision　20
braid absorbable suture　136
Bruner's incision　80

━ C・D ━

cartilage　37
cyst　90
dermal suture　116,128
dissection　9

━ E・F ━

electric scalpel　1
end-to-end anastomosis　144
end-to-side anastomosis　144
energy device　1
extensor tendon　173
facial fracture　28
facial skeleton　53
fascial suture　128
fat transfer　144
finger　80
flexor tendon　173

━ G・H ━

galea　20
Gambee suture　136
Granny knot　106
hair grain　20
hand　80
head and neck neoplasms　64
head and neck reconstruction
　　　　64
hemostasis　9

━ I・L ━

indocyanine green
　lymphography；ICG　161
insurance treatment　37
inverted-V columellar incisions
　　　　37
lateral incision　71
ligation　9

lower blepharoplasty　28
lymphatic ultrasound　161
lymphaticovenous anastomosis；
　LVA　161
lymphedema　161

━ M・N ━

malignant skin tumor　90
mandibular vestibular approach
　　　　53
mastectomy　71
maxillary vestibular approach
　　　　53
microanastomosis　144
microsurgery　64,144
midface　46
midlateral incision　80
monofilament absorbable suture
　　　　136
nasal cavity　46
neck dissection　64
nerve graft　151
nerve suture　151

━ O・P ━

occlusive dressing therapy　116
open septorhinoplasty　37
operative technique　9
orbital floor fracture　28
periareolar incision　71
peripheral nerve　151
plastic surgery procedures　64

━ R ━

relaxed skin tension lines；
　RSTL　1
robot assisted surgery　192
robotic microsurgery　192

robotic surgical system　192

━ S ━

scalpel　1
skin incision　64,90,116
skin incision line　80
skull base　46
Square knot　106
subcutaneous suture　128
subperiosteal dissection　53
superficial temporal artery　20
supermicrosurgery　161
supraorbital nerve　20
surgery　46
surgical technique　173
suture　99
suture wound　116
suture-less nerve repair　151

━ T・U ━

temporal branch of facial nerve
　　　　20
tendon laceration　173
tendon repair　173
tendon rupture　173
tie suture　106
training　192
trans oral robotic surgery；
　TORS　192
transoral approach　53
upper blepharoplasty　28

━ V・W ━

vertical mattress suture　136
wound closure　99,106
wound healing　116

WRITERS FILE

ライターズファイル（五十音順）

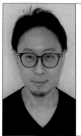

青木　浩平
（あおき　こうへい）

2007年	北里大学卒業 順天堂大学医学部附属浦安病院，臨床研修医
2009年	同大学医学部整形外科学講座，専攻生
2010年	同大学医学部附属浦安病院整形外科，助手
2011年	東京労災病院整形外科
2013年	順天堂大学医学部附属浦安病院整形外科，助手
2018年	東京労災病院整形外科
2020年	順天堂大学医学部附属浦安病院整形外科，助手
2024年	仙台医療センター形成外科・東北ハンドサージャリーセンター，専修医

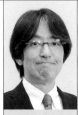

門田　英輝
（かどた　ひでき）

1998年	九州大学病院耳鼻咽喉科
2000年	九州がんセンター頭頸科
2002年	国立がんセンター東病院頭頸科
2008年	九州大学病院耳鼻咽喉科
2009年	佐世保共済病院耳鼻咽喉科
2011年	沖縄県立中部病院形成外科
2014年	九州大学病院形成外科，准教授
2024年	同，診療教授

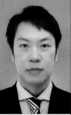

冨田　興一
（とみた　こういち）

2000年	大阪大学卒業 同大学医学部附属病院，研修医
2001年	関西労災病院形成外科
2003年	大阪大学医学部附属病院形成外科，医員
2007年	同大学大学院医学系研究科，博士課程修了
2009年	大阪大学形成外科，助教 マンチェスター大学ブロンド・マッキンドー研究所リサーチフェロー
2013年	大阪大学形成外科，学部内講師
2019年	同，准教授
2023年	近畿大学形成外科，教授

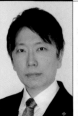

安倍　吉郎
（あべ　よしろう）

2000年	徳島大学卒業 同大学医学部附属病院形成外科
2002年	財団法人竹田綜合病院整形外科
2004年	名古屋掖済会病院整形外科
2005年	徳島大学医学部形成外科
2007年	同大学病院形成外科，診療助教
2008年	山口大学皮膚科，助教
2010年	徳島大学病院形成外科，診療助教
2014年	同大学形成外科，助教
2015年	同大学形成外科，講師
2024年	同大学形成外科，准教授

楠原　廣久
（くすはら　ひろひさ）

1998年	近畿大学卒業 同大学形成外科入局
2002〜03年	米国 Northeastern Ohio Universities College of Medicine 留学
2004年	近畿大学大学院医学研究科修了 同大学形成外科，助教
2006年	同，医学部講師
2008〜09年	埼玉慈恵会病院・埼玉手外科研究所，手外科研修
2009年	近畿大学形成外科，医学部講師
2012年	同，講師
2024年	同，准教授

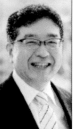

中川　雅裕
（なかがわ　まさひろ）

1991年	愛媛大学卒業
1992年	群馬県立がんセンター頭頸科
1993年	東京大学医学部附属病院形成外科，医員
1994年	自治医科大学形成外科，レジデント
1997年	東京大学大学院医学系研究科入学
2001年	同，修了 埼玉医科大学形成外科，助教
2002年	同，講師
2020年	静岡県立静岡がんセンター再建・形成外科，部長 浜松医科大学医学部形成外科，特任教授
2024年	同大学医学部形成外科学講座，教授

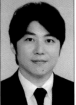

小野　真平
（おの　しんぺい）

2004年	日本医科大学卒業
2006年	同大学形成外科入局 同大学大学院入学
2010年	医学博士取得 米国ミシガン大学形成外科留学（Dr. Kevin C Chung に師事）
2012年	日本医科大学高度救命救急センター，助教
2013年	聖隷浜松病院手外科・マイクロサージャリーセンター 会津中央病院形成外科，部長
2015年	日本医科大学形成外科，講師
2017年	同，准教授

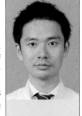

坂本　好昭
（さかもと　よしあき）

2005年	慶應義塾大学卒業
2007年	同大学形成外科入局
2008年	都立清瀬小児病院小児外科，後期臨床研修医
2009年	慶應義塾大学医学部形成外科，後期臨床研修医
2010年	独立行政法人国立病院機構東京医療センター形成外科，常勤医
2011年	慶應義塾大学医学部形成外科，助教
2013年	フランス　ネッカー小児病院留学
2014年	慶應義塾大学医学部形成外科，助教
2016年	同，専任講師

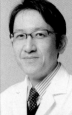

塗　隆志
（ぬり　たかし）

2003年	大阪医科大学卒業 同大学形成外科入局
2005年	埼玉医科大学総合医療センター形成外科，病院助手
2006年	大阪医科大学形成外科，助教
2014年	同，講師
2016年	Chang Gung Memorial Hospital, visiting scholar in craniofacial surgery
2018年	同（2021年〜大阪医科薬科大学），准教授

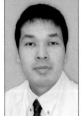

樫村　勉
（かしむら　つとむ）

2002年	日本大学卒業 東京女子医科大学形成外科入局
2004年	都立府中病院外科
2005年	埼玉県立がんセンター形成外科
2007年	都立府中病院形成外科
2009年	日本大学形成外科，助教
2018年	同，准教授

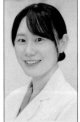

瀧　京奈
（たき　きょうな）

| 2021年 | 富山大学卒業
同大学附属病院，初期研修 |
| 2023年 | 同大学形成再建外科・美容外科入局 |

野村　正
（のむら　ただし）

1997年	和歌山県立医科大学卒業 神戸大学形成外科入局，研修医
1999年	東京大学形成外科，医員
2000年	神戸大学形成外科，医員
2004年	国立病院機構姫路医療センター形成外科，医長
2007年	神戸大学大学院医学研究科形成外科学修了
2012年	神戸大学形成外科，特命講師
2021年	同，准教授
2024年	同，病院教授

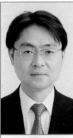

橋川 和信
（はしかわ　かずのぶ）
1997年　神戸大学卒業
　　　　同大学形成外科入局
2000年　東京大学形成外科
2001年　武蔵野赤十字病院形成外科
2003年　神戸大学形成外科
2006年　同大学大学院修了
2007年　同大学形成外科, 助教
2012年　同, 准教授
2021年　名古屋大学形成外科, 准教授
2024年　同, 教授

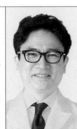

馬渡　太郎
（まわたり　たろう）
1993年　九州大学卒業
　　　　同大学整形外科入局
1995年　同大学大学院入学
2001年　同大学整形外科, 助手
2003年　米国スタンフォード大学整形外科研究員
2006年　九州大学整形外科, 助手
2011年　同, 講師
2012年　国家公務員共済組合連合会浜の町病院整形外科, 部長
2018年　同病院リハビリテーション科, 部長（兼務）
2023年　同病院, 診療部次長（現職）

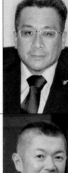

八木俊路朗
（やぎ　しゅんじろう）
2001年　名古屋大学卒業
　　　　刈谷トヨタ総合病院, 研修医
2002年　名古屋大学医学部附属病院, 研修医
2003年　名古屋大学形成外科, 医員
2006年　同, 助手
2009年　同, 講師
2014年　鳥取大学形成外科, 講師
2015年　同, 准教授
2023年　同, 教授

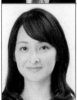

原　尚子
（はら　ひさこ）
2007年　九州大学卒業
　　　　同大学病院初期研修
2009年　東京大学形成外科, 専門研修医
2013年　同大学形成外科, 助教
2016年　済生会川口総合病院リンパ外科・再建外科
2018年　JR東京総合病院リンパ外科・再建外科
・東京大学医学博士
・リンパ浮腫療法士

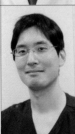

三橋　伸行
（みつはし　のぶゆき）
2014年　岩手医科大学卒業
　　　　岩手県立磐井病院, 初期研修医
2016年　岩手医科大学形成外科入局
2021年　岩手県立磐井病院形成外科, 医長
2022年　岩手医科大学形成外科
2023年　札幌医科大学形成外科留学
2024年　岩手医科大学形成外科, 助教

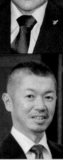

山下　昌信
（やました　まさのぶ）
1997年　金沢医科大学卒業
　　　　同大学形成外科入局
2001年　富山県立中央病院形成外科
2003年　金沢医科大学形成外科
2007年　UCLA, The David Geffen School of Medicine, Division of Plastic and Reconstructive Surgery 留学（Dr. Henry K. Kawamoto, Jr., M.D., D.D.S.）
2008年　金沢医科大学形成外科, 助教
2014年　同, 講師
2017年　同, 准教授

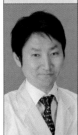

東野　琢也
（ひがしの　たくや）
1999年　九州大学卒業
2006年　帝京大学医学部附属病院形成外科・口腔顎顔面外科, 助手
2008年　東京大学医学部附属病院形成外科, 助教
2011年　総合病院国保旭中央病院形成外科, 医長
2013年　同, 部長
2014年　国立がん研究センター東病院形成外科, 医長
2017年　同, 科長

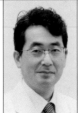

森山　壮
（もりやま　そう）
2009年　聖マリアンナ医科大学卒業
　　　　東京慈恵会医科大学附属病院初期研修
2011年　同大学形成外科学講座入局
　　　　同大学附属病院, 附属第三病院, 附属柏病院勤務
2013年　富士市立中央病院形成外科
2014年　がん・感染症センター都立駒込病院形成再建外科
2017年　東京慈恵会医科大学附属柏病院形成外科
2019年　がん研有明病院形成外科
2020年　東京慈恵会医科大学附属病院形成外科

山本　直人
（やまもと　なおと）
1992年　筑波大学卒業
　　　　防衛医科大学校形成外科講師などを経て, 2018年より現職

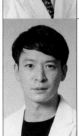

松浦　直樹
（まつうら　なおき）
2016年　琉球大学卒業
2018年　慶應義塾大学形成外科入局
2021年　琉球大学病院形成外科
2022年　同, 特命助教

CONTENTS

Basic Surgical Techniquesを極める！
切開とアプローチ，創閉鎖と縫合・吻合

編集／名古屋大学 教授　橋川　和信

切開とアプローチ

切開の基本 .... 安倍　吉郎ほか　**1**

外科手術における基本手技の１つである「切開」を正しく習得するためには，切開の原理や切開線のデザイン方法以外にも，各種切開器具の構造や特性，ならびに注意点を理解する必要がある．

剥離・止血の基本 .... 三橋　伸行ほか　**9**

剥離操作と止血操作の理論的背景と実践的手技を解説する．また術前，術中および術後の出血管理についても述べる．

頭部の切開とアプローチ .... 坂本　好昭　**20**

顔面神経側頭枝が走行するこめかみ部分の層構造は一見複雑である．この部位の層構造を理解し，深側頭筋膜浅層下で剥離することで，より広範な視野の確保が可能になる．

眼瞼の切開とアプローチ .... 松浦　直樹ほか　**28**

眼瞼の切開アプローチを上眼瞼，下眼瞼に分けて解説した．基本的な解剖，麻酔法から，睫毛下切開と経結膜切開での眼窩底アプローチ法について症例を通して詳述した．

鼻の切開とアプローチ .... 森山　壮ほか　**37**

当院で行っている鼻中隔外鼻形成術：Open Septorhinoplasty（OSRP）での鼻の切開とアプローチの手術手技に関して述べる．

頭蓋底から中顔面へのアプローチ法
—Lateral rhinotomy, Dismasking approach, Midface degloving approach— ... 塗　隆志ほか　**46**

形成外科医が知っておくべき，中顔面へのアプローチ方法について解説を行った．腫瘍の存在部位やサイズに合わせて適切なアプローチ法を選択することが手術を成功させる重要な要素となる．

口腔内の切開とアプローチ .... 山下　昌信　**53**

安全に素早く顔面骨格へ到達可能な手技として，口腔内切開からのアプローチは汎用される．顔面骨整復固定術や顔面骨切り術，輪郭形成術を行う上で欠かせない本術式を詳細に述べる．

頸部の切開とアプローチ .... 東野　琢也　**64**

頸部の切開とアプローチについて，主に頭頸部再建に関連することを例に挙げながら，気を付けるポイント，注意点とコツなどを述べる．頸部郭清についても簡単に触れる．

胸部・乳房の切開とアプローチ .... 瀧　京奈ほか　**71**

乳房皮膚や乳頭乳輪の血流の温存，乳房形態の対称性の維持，患者のQOLの保持を可能にするための切開線の置き方と，吻合血管へのアプローチ方法について述べる．

◆編集顧問/栗原邦弘　百束比古　光嶋　勲
◆編集主幹/上田晃一　大慈弥裕之　小川　令

【ペパーズ】
PEPARS No.219/2025.3 増大号◆目次

手の切開とアプローチ……………………………………小野　真平　**80**
> 手の外科治療では，皮膚特性や切開線デザインの原則を理解し，愛護的手技を用いることで瘢痕や拘縮を予防し，治療成績を向上させることが重要である．

皮膚・皮下腫瘍切除における切開とアプローチ…………………野村　正ほか　**90**
> 皮膚・皮下腫瘍手術においては，病変の種類，大きさや解剖学的局在を考慮した切開・アプローチを用いて過不足なく病変を切除・摘出し，"きれいな瘢痕"とすることが重要である．

創閉鎖と縫合・吻合

創閉鎖の基本………………………………………………中川　雅裕　**99**
> 創閉鎖には，1次治癒である創の縫合によるものと，2次治癒である広義の上皮化を得るという2種類がある．創の縫合では，①壊死組織や異物などをできるだけ残さない，②皮膚や組織を愛護的に扱う，③血行のよい atraumatic な創面とする（必要ならデブリドマンを行う），④確実に止血を行う，⑤各層を解剖学的に正確に合わせ，創面を接合させる，⑥死腔をつくらない，⑦皮膚に張力をかけない，などが重要である．また2次治癒の上皮化を得る方法として，軟膏処置や創傷被覆材貼付による保存療法 NPWT や植皮などがある．

糸結びの基本………………………………………………馬渡　太郎　**106**
> 縫合糸選択と適切な結びは外科手術の基本である．糸の掛け方と引く方向に注意して，男結びを行う方法に習熟しておく．

皮下縫合，皮膚縫合………………………………………山本　直人　**116**
> すべての外科医は，縫合創の治癒過程と理想的な治癒を得るための縫合法の要点と手順を会得しておく必要がある．

新しい縫合材料—棘付き縫合糸—………………………………冨田　興一　**128**
> 様々な棘付き縫合糸の登場により，創閉鎖はより確実で効率的に行えるようになった．これらの特徴を生かすことで，皮膚・皮下組織縫合に限らず，様々な場面で活躍する．

粘膜縫合を極める！………………………………………門田　英輝　**136**
> 粘膜縫合では基本的に丸針の吸収糸を用いる．縫合する粘膜の状態によって単結節縫合と垂直マットレス縫合を使い分ける．遊離空腸移植では全層縫合あるいはGambee 縫合で吻合を行う．

遊離皮弁を用いた頭頸部再建における血管吻合の注意点…………八木俊路朗　**144**
> 遊離非弁移植の成功率を高めるためには微小血管吻合の技術向上のみならず，吻合前の準備や吻合後の処理など注意する点は多くある．

前付 7

【ペパーズ】
PEPARS No.219/2025.3 増大号◆目次

神経縫合 ……………………………………………………………… 楠原　廣久　**151**

神経縫合は断裂部位，神経束配列により方法を使い分ける．緊張が強ければ神経移植を選択し，2 cm 以下の欠損なら人工神経も適応である．周囲が血行不良なら血管柄付き神経移植を考慮する．

リンパ管静脈吻合術のコツ ……………………………………… 原　　尚子ほか **161**

LVA が難しいとされる理由は，リンパ管が見つからない，リンパ管が細くて縫いにくい，の2点に集約されるであろう．その壁を乗り越えるための私たちの工夫を紹介する．

腱縫合 ……………………………………………………………… 青木　浩平ほか **173**

手指の屈筋腱，伸筋腱損傷について，区域に特徴的な腱の解剖，断裂腱の同定と断端の検索方法，様々な縫合法，代表的な後療法についてまとめた．

ロボット支援手術における縫合・吻合 ……………………………… 樫村　　勉　**192**

本邦では形成外科領域における手術支援ロボットの導入は未だ実現には至っていない．しかし，今後の導入が期待されている状況である．本稿では，導入に先立ち手術支援ロボットの縫合・吻合の特徴について述べる．

ライターズファイル………………………前付 4,5
Key words index ………………………前付 2,3
掲載広告一覧………………………………200
PEPARS　バックナンバー一覧………………199
PEPARS　次号予告………………………200

「PEPARS®」とは Perspective Essential Plastic Aesthetic Reconstructive Surgery の頭文字より構成される造語．

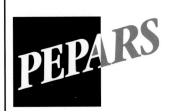

◆特集/Basic Surgical Techniques を極める！
切開とアプローチ，創閉鎖と縫合・吻合

切開とアプローチ
切開の基本

安倍吉郎[*1] 橋本一郎[*2]

Key Words : メス(scalpel)，電気メス(electric scalpel)，エネルギーデバイス(energy device)，relaxed skin tension lines ; RSTL，エステティックユニット(aesthetic unit)

Abstract 「切開」は外科手術における基本手技の1つであるが，正しく習得するためには，その原理や切開線のデザイン方法，ならびに切開に用いられる各種器具の構造や特性，手技上の注意点を理解する必要がある．金属製メスを使用する際には目的に応じた形状のメス刃を選び，切開の際に皮膚の弾性変形を抑制することがポイントである．一方，電気メスは熱エネルギーで細胞を蒸散・凝固させて止血と切開を同時に達成することができるが，隣接皮膚の熱傷に注意する必要がある．切開線のデザインは，皮膚を指でつまんでできるシワ(RSTL ; relaxed skin tension lines)を参考に決めるが，特に顔面においてはエステティックユニットの概念も取り入れることで優れた整容性が得られる．脂肪や筋肉の切開では，超音波凝固切開装置などの各種エネルギーデバイスを使用することで強固な止血ができ，術後の合併症が軽減される．

はじめに

「切開」は，ほぼ全ての外科手術において行われる医療行為であると同時に，修練が必要な手術手技の1つである．皮膚切開は術後瘢痕の整容性を決める重要な要素でもあるため，特に顔や手足などの露出部位を専門的に扱う形成外科医にとっては，縫合と並んで最優先で習得すべき手技と言える．本稿では，切開手技の原理や切開線のデザイン方法に加え，切開に用いられる各種器具の構造と特性，ならびに使用上の注意点などについて解説する．

切開に用いられる器具とその構造，ならびに使い方

● 金属製メス

通常，皮膚切開には金属製のメスが用いられる．メスはオランダ語でナイフを意味するmesを由来とするが，英語圏ではscalpelまたはsurgical knifeと呼ばれる．使い捨てのディスポーザブルのものと，持ち手であるメスハンドルの先に替刃を装着する2つのタイプがあるほか，用途に応じて多彩な形状のものが販売されている．形成外科領域では，顔や手足などの比較的皮膚が薄い部位では小型のNo.15の円刃刀が用いられ，背部や足底などの皮膚が厚い部位では中型のNo.10や大型のNo.21の円刃刀が用いられることが多い．そのほかにも，皮膚の緊張が弱い部位や小切開の際には先端が尖ったNo.11の尖刃刀が用いられるほか，口蓋裂手術では先端が鎌状になったNo.12のメス刃が用いられることもある(図1)．これらの

[*1] Yoshiro ABE, 〒770-8503 徳島市蔵本町 3-18-15 徳島大学大学院医歯薬研究部形成外科，准教授
[*2] Ichiro HASHIMOTO, 同，教授

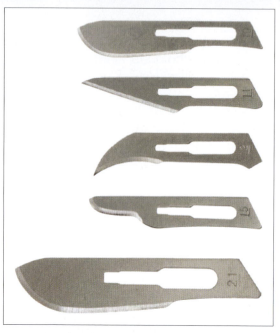

図 1.
形成外科領域で主に使用される金属製メス刃の形状
上から No. 10, 11, 12, 15, 21 のメス刃

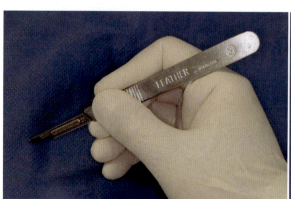
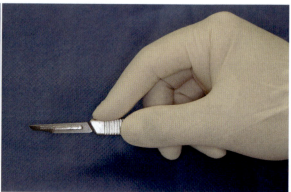
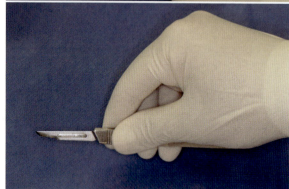

図 2.
メスの持ち方
 a：pen-holding 型
 b：table-knife holding 型
 c：violin-bow holding 型

刃やハンドルはステンレス製が一般的だが，より軽量なカーボン製の刃やチタン製のハンドルも販売されている．

メスの持ち方は大きく3つに分けられる(図2)．ペンを持つように示・中指と母指の指腹で把持し，メスハンドルが第1指間にくる pen-holding 型は細かな操作がしやすく，小範囲や曲線の切開に適している．指先の力の入れ方を変えることでメスの角度を変化させやすいため，切開のみならず腫瘍や血管周囲の剝離などにも適した持ち方と

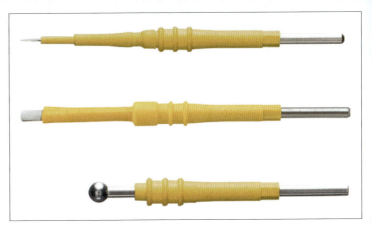

図 3.
形成外科領域で主に使用される電気メス先電極の形状
上からニードルタイプ，ブレードタイプ，ボールタイプの先端
ニードルとブレードタイプには，絶縁体の保護カバーが装着されている種類のもの

言える．一方，示指をメスハンドルの背側に添える table-knife holding 型や，ほぼ全ての指先で把持してメスハンドルが手掌側にくる violin-bow holding 型は，力が入りやすいものの細かな作業には向いていないため，No. 10 など比較的大型のメス刃を用いた広い範囲の切開に適した持ち方である．

・電気メス

金属製メスが物理的な外力で組織間の結合を解除するのに対し，電気メスでは電気を流した際に生じる熱で細胞を蒸散させることにより，切開の効果が得られる．メス先電極の形状は，鋭利なニードルタイプや平坦なブレードタイプのほか，ボール状のものもある（図 3）．通常，浅い部分の切開には先端が 7 cm のものを使うことが多いが，深い層や創縁から離れた組織を切開する際には，先端が 10 cm または 15 cm の長いものを使用する．持ち手には凝固と切開の 2 つのボタンがあり，先端から出力される電流の波形が異なる．凝固モードでは波形が断続波であり，細胞が蒸散する温度に達する前に出力が休止するため，熱の影響は蛋白変性に留まる．一方，切開モードでは波形が連続波であり，メス先電極から流れる電流が細胞を蒸散させる高温度まで瞬時に上昇するため，金属製メスと同様の操作で組織の切開と止血が可能である．さらに，先端が 0.01 mm 以下の極細で高電流密度のタングステン製電極では，周囲組織に対する熱影響を最小限に抑えるため，低出力で切開と止血ができる．

・そのほかの切開機器：エネルギーデバイス

形成外科領域では金属製メスや電気メスの使用頻度が高いが，その他にも超音波凝固切開装置や加熱式メスなどのエネルギーデバイスと呼ばれる機器も組織の切開に使用される．超音波凝固切開装置では，高周波電気エネルギーが 1 秒間に 5 万回を超える超音波振動に変換され，その振動が組織中の蛋白質の水素結合を破壊し，粘着性のコアギュラムに変性させることで血管をシーリングする効果が得られる．電気メスに比べて低温下で蛋白質が変性されるため，組織の炭化が起こらないのが特徴である．加熱式メスは金属製メスに似た形状を持ち，その先端を 70℃ 以上に加熱することで組織を凝固しながら切開することができる．これらのエネルギーデバイスを有効に使用することで，術後の血腫や漿液腫などの合併症を軽減しながら手術時間の短縮にもつながる．

切開の原理

・金属製メス

金属製メスでは先端の形状によって切開操作が異なる．円刃刀では弯曲の最も強い部分が切開に適しているため，この部分を中心として皮膚に接触させる．その際，メスを押し当てることで皮膚表面には垂直方向の圧力が生じるが，通常その力だけでは組織を切開するには至らず，メスハンドル方向への滑走を要する．この皮膚とメス先端の間に生じる摩擦力の合力が，細胞間の結合力を上回った場合に組織が離断されて切開に至る．摩擦

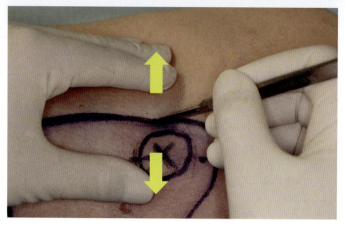

図 4.
金属製メスによる皮膚切開
切開線に直交する方向(黄矢印)に皮膚を牽引し,メスを押し当てた際の皮膚の弾性変形を抑制する.

力を増大させるためには,垂直に押し当てる力を強めながらメスを滑走させる必要があるが,その際に皮膚の硬度や粘度に応じた弾性変形と抵抗力が生じる.すなわち,皮膚が弛緩した状態ではより強い摩擦力が必要になる一方,皮膚に緊張をかけた状態では弾性変形が抑制されるため,弱い摩擦力でも切開できる.したがって,術者や助手は切開を妨害しない範囲で皮膚表面を牽引し,適度な緊張を与えて変形を抑制することで摩擦力に対する抵抗力を減弱させ,最小限の力で切開できるようにすることがポイントである(図 4).

尖刃刀は円刃刀と異なり,先端が鋭角で刃面が直線状であることが特徴である.皮膚面に対して先端から垂直方向に刺入した際に刃面の摩擦が生じやすい構造のため,使用の際には pen-holding 型で把持し,皮膚面に垂直に近い角度で操作するのが基本である.皮膚が弾性変形しやすい部位でも切開しやすい一方,メスを滑走させる際の合力のベクトルと直線状の刃面の角度が一致していないことに加え,弯曲していないために皮膚との接触面積が小さいことから,長い距離の切開には向いていない.皮膚が弛緩した眼瞼周囲や皮下膿瘍または血腫の切開,さらに切開線が交差あるいは収束する部分など,メス先端を滑走させたくない状況の切開に適している.

・電気メス

電気メスでは,メス先電極と患者の体に貼付した対極板の電極間に高周波電流が流れる際に,1 秒間に 300,000 回から 500,000 回という頻度でプラスとマイナスイオンが入れ替わる.その際に細胞内のイオンも急速に移動するため,細胞内にある水や蛋白といった物質に衝突して摩擦エネルギーが発生し,その結果として細胞の温度が上昇する.イオンが移動する際には電気抵抗が高い組織ほど発生する熱量も多くなり,細胞内温度が 100℃ 以上に上昇すると細胞が破裂して細胞内液が蒸散するほか,200℃ を超えると細胞の炭化が起こる.これらの熱産生の仕組みはジュール熱と呼ばれるが,メス先電極から放出された電子が組織表面に衝突した際に生じる放電熱も関与している.そのほかに熱上昇に影響を与える要素としては電流密度が重要である.すなわち,標的組織に対してメス先電極が面よりも点で接触する方が電流密度が増し,組織の温度上昇効果も高くなるため,使用用途に応じてニードルタイプとブレードタイプの先端を使い分けるとよい.機器によっては,組織抵抗を自動で検出して出力が上がりすぎないよう調整する機能があるほか,切開と凝固を混合させたモードは周囲組織に熱変性を生じさせずに止血しながら切開できる.これらの電気メスの構造と特性を知った上で使用することが大切である.

電気メス使用時の注意点として,細胞内の水分が消失して凝固した状態の組織には原理上切開の効果が得られないほか,先端の金属部分に凝固した蛋白が付着すると放電できなくなるため,クリーナーなどで適宜汚れを取り除く必要がある.また,周囲組織の熱傷を引き起こさないよう低出力での使用を心掛けるほか,保護カバーの付いた

図 5.
電気メスによる切開
金属製メスと同様に切開と直交する方向に創縁を牽引し, 標的組織に緊張をかけた状態でメス先電極を当てる.
隣接皮膚の熱傷を避けるため, 保護カバーを使用して金属部分が皮膚に接触しないよう注意する.

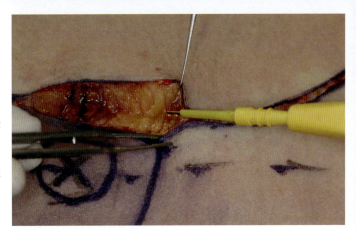

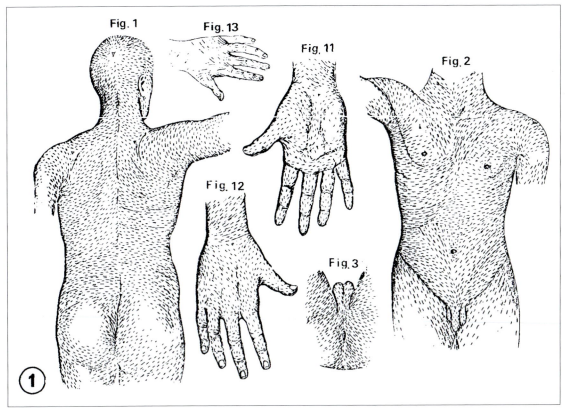

図 6. 体幹と手の Langer 線
Langer は円錐形の釘で屍体の全身に傷をつけ, 傷が引き伸ばされる方向を皮膚の線維方向として記録した.

(文献 1 より引用)

メス先電極を使用し, スキンフックや筋鈎で組織を牽引しながら操作するとよい(図 5).

切開線のデザイン

どのように皮膚切開線をデザインするかは対象となる疾患によっても異なるものの, 術後の瘢痕を目立たなくする観点から, いくつかの原理と原則がある. 代表的な皮膚切開線のコンセプトとしては, 屍体実験の知見から得られた Langer 線[1] (図 6), 筋肉の走行に直交する皺に一致させた Kraissl 線[2], 弛緩させた皮膚をつまんだ際にできる皺に平行な relaxed skin tension lines(以下,

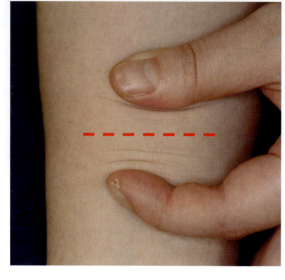

図 7.
Relaxed skin tension lines(RSTL)の決め方
弛緩させた状態の皮膚を指でつまんでできるシワと平行な方向がRSTL(赤点線)となる.

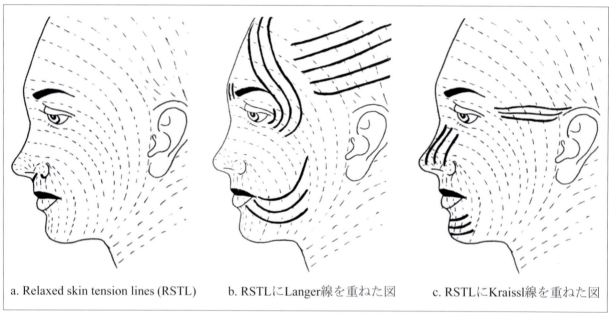

a. Relaxed skin tension lines (RSTL)　　b. RSTLにLanger線を重ねた図　　c. RSTLにKraissl線を重ねた図

図 8. 顔面の皮膚切開線のデザイン

(文献 4 より引用)

RSTL)[3](図7)の3つがある. これらの切開線は一部共通する部分があるものの, 異なっている点も多い[4](図8). 今日では屍体研究をもとに規定したLanger線よりも, 生体皮膚に備わる弾性線維の影響を考慮したKraissl線やRSTLを参考にすることが多いが, この両者においても鼻や眉間, 外眼角部や頤部では違いがある. どちらを用いるかは, 切開の大きさや皺の深さなどを参考に決定する. これらに加え, 特に顔面領域においては顔の造形を構成する各部位を unit, あるいはさらに細分化した subunit に分類し, これらのエステティックユニットの境界で切開するコンセプトも提唱されている[5)6]. 術後の瘢痕が目立ちにくくなることに加え, unit内の皮膚の性状を均一にできることから, 顔の欠損を再建する際にはこのコンセプトが基本となる(図9). 整容性をさらに高める実践的な要素としては, 露出部にかからない切開線や下着に隠れる切開線なども有用なほか, 前腕掌側では自傷後の瘢痕と思われる可能性を考慮して短軸方向の切開を避け, 故意にRSTLの方向と一致

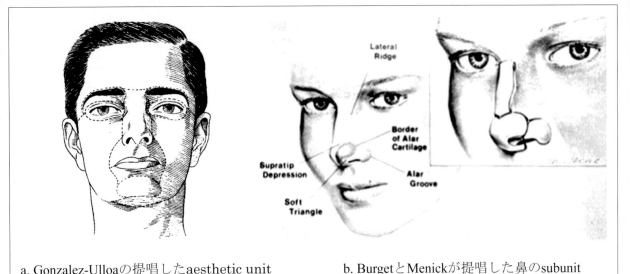

a. Gonzalez-Ulloaの提唱したaesthetic unit　　b. BurgetとMenickが提唱した鼻のsubunit

図 9. 顔面の aesthetic unit と subunit

（文献 5，文献 6 より引用）

しない長軸方向に切開することもある．

切開前の準備

皮膚に切開線を描く際に，以前はメチルロザニリン塩化物（商品名ピオクタニン）を含有した皮膚マーカーが広く使用されていたが，海外の実験で経口摂取した動物に発癌性を認めたことから，本邦でも 2021 年末より販売中止となった．現在メチルロザニリン塩化物を含まないマーカーも販売されているが，代替品がなく，ベネフィットがリスクを上回る場合に限り，患者にリスクを説明して同意を得ると使用できることが厚生労働省より示されており，各医療機関の判断でその対応が異なると思われる．

切開後の創の形状は，皮膚にかかる張力によって少なからず変形し，縫合する際に対向する創縁の位置がわかりにくくなることがある．特に長い距離を切開する場合や，多方向に皮膚が伸ばされる関節周囲や頚部の切開では，縫合の目印となるよう切開線の途中にインクを含んだ注射針を刺入するなどして，切開前にあらかじめマーキングしておくことが創縁のずれ防止に有効である．

切開する直前には，切開線直下あるいはその周囲の剝離が予定されている範囲に，10 万倍エピネフリン加 1% リドカイン塩酸液（商品名 1% キシロカイン® E 注射液）を注射する．エピネフリンには血管収縮作用があり，切開部からの出血を抑制するほか，リドカインの吸収を遅らせることで麻酔の作用時間を延長させる効果もある．局所麻酔手術だけでなく全身麻酔手術においても，切開時の痛みに伴う血圧上昇を抑える効果があり，結果的に吸入麻酔薬の使用量を低減できる．局所麻酔薬の投与極量を超えるくらい手術範囲が広い場合は，適宜生理食塩水を加えて麻酔薬の濃度を薄めるほか，生理食塩水 200 mL にボスミン®注 1 mg 1A を混合し，20 万倍に調整したボスミン添加生理食塩水を投与するとよい．眼瞼周囲など皮膚の弛緩が強い部位でも，これら薬液の投与で緊張が付加されて皮膚切開が容易になるほか，組織同士の結合を分離させて層を剝離しやすくする hydro-dissection の効果も得られる．エピネフリンは効果が現れるまで数分かかるため，投与後すぐに切開するのではなく，少しの間待機することがポイントである．

皮膚以外の組織を切開する際の注意点

脂肪を切開する場合には，主に浅筋膜下を走行するリンパ管を適切に処理することを心がける．電気メスの切開モードでは十分な凝固が得られないことがあり，術後漿液腫を形成する原因の 1 つ

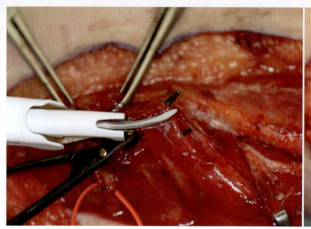
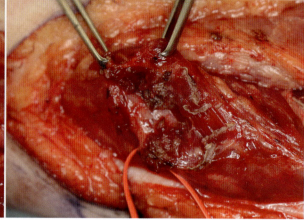

図 10. エネルギーデバイスを使用した筋肉の切開
a：剝離した筋肉をエネルギーデバイスではさみ，凝固・切開しているところ
b：切開した断面の筋肉が凝固し，止血されているのがわかる．

となる．特に鼠径部や四肢の内側（尺側）など，解剖学的に口径の大きなリンパ管が密集して存在する部位においては，凝固モードで電気メス電極をゆっくり操作することを意識し，切開中に同定されたリンパ管は確実に凝固あるいは結紮処理する．広範囲の切開を要する場合は，より確実な凝固が得られるエネルギーデバイスを使用してもよい．

筋肉の切開では，筋肉内を走行する多数の血管からの出血に注意する．特に筋弛緩がかかっていない状況では，電気メスで切開すると筋肉が収縮して断端が深部に引き込まれるため，その後の止血処理に思わぬ時間を要することがある．そのため，筋肉を少量ずつペアンやモスキート鉗子で剝離した後に，筋肉が動かないよう把持した状態で切開するか，あるいは筋肉を把持できる先端を持つエネルギーデバイスを使用すると，より確実な凝固止血ができるため，術後の血腫形成を防止すると同時に手術時間の短縮にもつながる（図10）．口径5 mm前後の太い血管においては，上記の処理に加えて結紮も併用し，確実に止血することが大切である．

参考文献

1) Langer, K.：On the anatomy and physiology of the skin．Ⅰ．The cleavability of the cutis．(Translation from German in 1861)．Br J Plast Surg. 31：3-8, 1978.
   Summary　円錐形の釘で屍体の全身に傷をつけ，傷が引き伸ばされる方向を皮膚の線維方向として記録した論文．
2) Kraissl, C. J.：The selection of appropriate lines for elective surgical incisions．Plast Reconstr Surg. 8：1-28, 1951.
   Summary　Langer線と通常の皺線のどちらが傷の走行や創傷治癒の観点から優れているかを比較した論文．
3) Borges, A. F., Alexander, J. E.：Relaxed skin tension lines, Z-plasties on scars, and fusiform excision of lesions．Br J Plast Surg. 15：242-254, 1962.
   Summary　安静時に皮膚にかかる緊張の方向をrelaxed skin tension lines(RSTL)と定義し，この切開線が良好な整容性を獲得する際に果たす重要性を述べた論文．
4) Borges, A. F.：Relaxed skin tension lines(RSTL) versus other skin lines．Plast Reconstr Surg. 73：144-150, 1984.
   Summary　RSTLと他の皮膚切開線を比較し，その違いを指摘した論文．
5) Gonzalez-Ulloa, M.：Restoration of the face covering by means of selected skin in regional aesthetic units．Br J Plast Surg. 9：212-221, 1956.
   Summary　顔面をunitごとに再建することの重要性を述べた論文．
6) Burget, G. C., Menick, F. J.：The subunit principle in nasal reconstruction．Plast Reconstr Surg. 76：239-247, 1985.
   Summary　正常と認識される状態にするために，鼻をsubunitごとに再建する重要性を述べた論文．

◆特集／Basic Surgical Techniques を極める！
切開とアプローチ，創閉鎖と縫合・吻合

切開とアプローチ
剝離・止血の基本

三橋伸行[*1] 櫻庭 実[*2]

Key Words：手術手技(operative technique)，止血(hemostasis)，剝離(dissection)，結紮(ligation)

Abstract 　手術において適切な剝離と止血を行うことは，煩雑な手術操作を回避し手術時間の短縮，術後の早期回復と合併症の予防につながる．本稿は，これらの手技の理論的背景と実践的方法を詳述することを目的とする．剝離操作では，鈍的剝離と鋭的剝離の両技法を解説し，適切な器具の選択と使用法，そして重要な解剖学的構造の保護に焦点を当てる．止血操作に関しては，直接圧迫，クリップ止血，縫合結紮止血，および電気凝固の基本技術を取り上げ，各手法の適用場面と効果を比較する．また，術前，術中および術後の出血管理についても述べる．これにより，形成外科医が臨床現場で直面する様々な状況に対応できるよう，実践的な知識と技術の向上を図ることが期待される．

はじめに

　形成外科領域において剝離操作と止血操作は手術の成功に極めて重要な役割を果たす．剝離操作は，日常的な皮膚・皮下腫瘍の切除から遊離皮弁移植時の血管剝離まで，多岐にわたる応用が可能である．適切な剝離操作により明瞭な術野が確保され，組織損傷のリスク低減や円滑な手術の運行につながる．また，効果的な止血操作は，術中および術後の出血を抑え，合併症を防ぐために必要不可欠である．本稿では，形成外科における基本的な剝離および止血手技について，その理論的背景から具体的な実践方法までを包括的に解説する．

剝離操作

1．剝離操作の目的

　手術の対象となる臓器や腫瘍などの部位を露出し術野を確保することが第1の目的である．次に，手術対象部位とそれ以外の組織との境界を明確にし，腫瘍や皮弁を摘出することが目的である．これに際して健常組織の損傷を最小限に抑えること，移植血管や神経を損傷せずに安全を確保することが重要である．

2．剝離手技の種類

　基本的な剝離手技は大きく2種類に分けられ，鈍的剝離と鋭的剝離がある．
　鈍的剝離には，用手的剝離，ペアンや剝離子などの器具を用いた剝離がある．鋭的剝離はメスや剪刀を用いて組織を切開，分離する方法である．瘢痕組織や放射線照射後の組織など，本来の層構造が破綻し，癒着していたり，組織が脆弱な場合には鈍的剝離よりも鋭的剝離の方が有用な場合が

[*1] Nobuyuki MITSUHASHI, 〒028-3695　岩手県紫波郡矢巾町医大通1-1-1　岩手医科大学形成外科，助教
[*2] Minoru SAKURABA, 同，教授

多い[1].

3．使用する器具

A．モスキートペアン鉗子

血管など繊細な組織を扱う場合に使用する．先端の形状が曲がりと直とがあるが，筆者らの施設では鉗子の弯曲を手指の弯曲に合わせて曲がりの鉗子を基本的に使用する．また穿通枝などの細かい部分の剝離にはマイクロ剝離子を用いている．

B．剝離子

主に粘膜や骨膜の剝離に用いる．粘膜剝離子やエレバトリウム，ラスパトリウムなどがあるが，施設によって保有する剝離子の形状は異なる．

C．メ ス

鋭的剝離に使用．直線的で正確な切開を行う．メスは本来皮膚・粘膜の切開に使用するが，剝離に用いる場合の例として，筋膜上の loose areolar tissue の剝離や，リンパ節郭清などに際して郭清組織を主要血管から鋭的に剝離する場合などが挙げられる．

D．電気メス

電気メスには切開モード，凝固モード，混合モードがある．当院では電気メスによる剝離の際には凝固モードまたは混合モードを用いて，ある程度止血を行いながら鋭的に切開剝離を行っている．

E．剪 刀

剪刀にも直剪刀と曲剪刀がある．当院では剝離操作の際は曲剪刀を用い，鋭的および鈍的剝離に使用している．おおまかな組織の分離に使用し，そのまま器械を持ち変えずに切離動作に移ることができる．

4．手 技

まず，基本的事項として層構造を意識して剝離を行うことが重要である[2]．皮膚，脂肪組織と浅筋膜，深筋膜などの解剖学的に異なる組織の間の膜構造や，腫瘍の被膜と周囲組織など，炎症による癒着や放射線照射後などの瘢痕化をきたしていない場合，組織は層構造を有する．そして，その層構造を正しくとらえて剝離することで健常組織の損傷を避けることができ，出血も少なく手術操作が容易となる．層構造を意識した次に，層構造の隙間を作るように心がけることが重要である．そのためには術者の左手および助手の counter traction が重要となる．一方，瘢痕内での剝離操作や悪性腫瘍に軟部組織の切除マージンを付加する場合などは，層構造を利用できない場合もある．その場合は術者自身が一定の厚みを保ちながら剝離操作を行う技術が必要である．次に組織ごとに具体的な手技を述べる．

A．血管剝離

剝離は血管の表面→側面→裏面の順番で行っていく．まず，術者が左手の鑷子で血管周囲組織を持ち上げ，血管鞘に隙間を作り，loose areolar tissue に剝離子を挿入し，浮き上がった血管鞘を助手に切開してもらう．この際，曲がりの剝離子先端は血管から離れる向きで使用する．次いで側壁も同様に左手で血管と周囲組織の間に隙間を作り血管と平行にペアンを開き剝離する．この際，分枝が出ていれば，分枝と平行に剝離操作を加え結紮，切離する．次いで血管テープを血管の下に通し，血管を持ち上げて血管の裏面の剝離を行う（図1）．

B．皮下の剝離

腋臭症の皮弁法や小耳症における皮下ポケット作成など，一定の範囲を均一に薄く剝離操作を要することは，前述のように層を利用できない場合も多く，初心者にとって難易度が高い．この操作のコツとして，局所麻酔時に目的とする層に薬剤を注入し液性剝離を行うこと，剝離時には曲がりの剪刀を用いて腋窩のような陥凹面では刃先を皮膚側に向け，肩のような凸面では刃先を深部側に向ける．そして皮膚を翻転するのではなくまっす

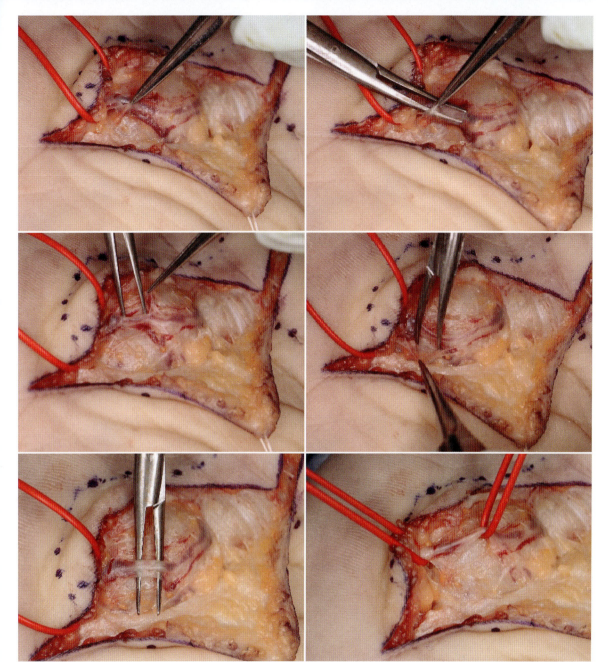

図 1. 血管の剝離

a：鑷子で血管周囲組織を持ち上げ，血管鞘に隙間を作る．
b：Loose areolar tissue に剝離子を挿入し，血管鞘を浮かせる．
c：血管の側壁と周囲組織の間に鑷子で隙間を作り血管と平行にペアン鉗子を開き剝離する．
d：対側も同様に剝離する．
e：血管の下にペアンを挿入する．
f：血管テープを血管の下に通し，血管を持ち上げて裏面の剝離を行う．

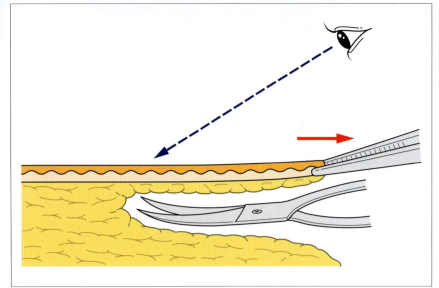

図 2.
皮下の剥離
曲がりの剪刀を用いて腋窩のような陥凹面では刃先を皮膚側に向け，肩のような凸面では刃先を深部側に向け，皮膚を翻転するのではなくまっすぐに牽引しながら皮下にある刃先を確認して剥離を進める．

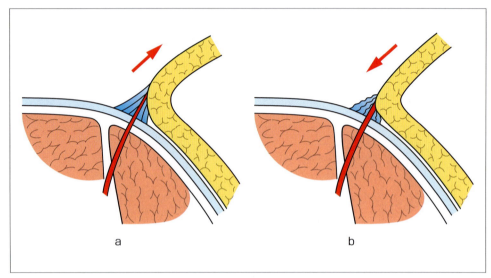

図 3．穿通枝皮弁の挙上
　a：穿通枝皮弁挙上の際に皮弁を強く牽引しすぎると，血管が引き延ばされて周囲の線維組織との区別が難しい．
　b：緊張を緩めると血管も弛緩し存在を確認しやすくなる．

ぐに牽引しながら皮下にある刃先を確認して剥離を進めることの 3 点が挙げられる(図 2)．

C．筋膜，筋間の剥離

　形成外科においては，縫合時の under mining や皮弁挙上の際に，この層で操作することが多い．まず，目的とする浅筋膜や筋膜などの層構造まで切開し，術者または助手に二爪鈎などで斜め上方に組織を牽引してもらい，loose areolar tissue を露出させて切開剥離する．面状に広く剥離する際は，ガーゼなどを使って用手的に counter traction をかけると，剥離操作がより容易になる．注意点として，穿通枝皮弁挙上の際に皮弁を強く牽引しすぎると，血管が引き延ばされて周囲の線維組織との区別が難しくなるため穿通枝が近いと思われる場合には，緊張を緩めて血管の存在を確認することが重要である(図 3)．

筋間の剝離は，用手的に比較的容易に剝離できることが多いが，剝離の際にはいくつかの注意点がある．まず，筋間の境界を見誤って別の層に入り込むリスクがあり，誤った層への剝離は術野の混乱を招き，重要な構造物を損傷する危険性が高まる．また，筋間穿通枝の存在にも細心の注意を払わなければならない．穿通枝は微細でありながら血行を維持するために不可欠であり，その損傷は血流障害や術後の合併症につながる．筋の解剖学的走行をしっかりと把握し，剝離部位は常に明瞭な視野を確保しながら進めることが重要である．

D．腫瘍の剝離

粉瘤や脂肪腫，眼窩内腫瘍などの良性腫瘍において，腫瘍被膜の境界が比較的明瞭で癒着がない場合，基本的には腫瘍と健常組織の境界に隙間を作り，loose areolar tissue を切開する．腫瘍は多くの場合，脆弱であり，鑷子で把持すると容易に腫瘍壁が破綻するため，牽引する際に工夫が必要である．粉瘤や石灰化上皮腫など皮下腫瘍の場合，腫瘍直上の皮膚を合併切除し，その皮膚を把持して牽引するとよい．把持する部分がない場合は，脳ベラや筋鈎で腫瘍を圧排しながら剝離するか，クライオプローブ，吸引，あるいは結紮糸で牽引する方法もある[3)4)]．

悪性腫瘍などで腫瘍に切除マージンを含めて剝離を行う場合は，腫瘍の立体構造を意識しながら，腫瘍の辺縁に沿って一定の厚みで剝離を進める．剝離面において悪性腫瘍が露出することは避けなければならないため，視診だけでなく触診も併用しつつ剝離操作を行っていくことが必要である．

止血操作

1．止血の目的

出血を制御することで，術野が明瞭になり手術操作が容易になる．また，適切な止血操作により後出血や血腫などの術後合併症を防ぎ，治癒を促進する．止血が不十分な場合，出血量増加による患者の全身状態悪化，術野への血液流入によって盲目的な手術操作による組織損傷をきたす．更には術後血腫による感染症，組織の壊死，止血のための再手術を要することがあるため，十分な止血操作が求められる．

2．実際の止血技術

A．直接圧迫

最も基本的な処置である．大量の出血をきたし，早急に止血デバイスや結紮の準備ができない際にとりあえず圧迫することで出血は抑えられる．その間に落ち着いて止血の準備を進める．また微細な出血であれば圧迫のみで止血が得られる．

B．間接圧迫

四肢での手術操作においては，ターニケット止血帯で駆血することにより術中の出血を抑制することが可能である．また重度四肢外傷の初期対応時に，直接圧迫ではコントロール不良な動脈性の出血に対してもターニケット駆血帯を使用することで大量出血を防ぐことが可能である．最適な圧力は，上肢ではシングルカフ・タイプの場合，一般的には約 250 mmHg，あるいは収縮期血圧よりも 75〜100 mmHg 以上高い圧力，下肢は収縮期血圧の 2 倍の圧力が適している（体格の大きな肥満患者の場合は，さらに高い圧力が必要になる）．なお，ダブルカフ・タイプの空気袋の幅はシングルカフ・タイプより狭く構成されているので，先に述べた値より約 50 mmHg 高い圧力を要する．駆血時間は神経，筋肉，組織を損傷から守るために，止血時間が 90 分間を超過しないようにする．それ以上使用する場合は一時的に駆血を解除し 15〜20 分間四肢に血液を循環させる時間を設ける．

C．エピネフリンの使用

10〜20 万倍に希釈してエピネフリンをあらかじめ注射することで刺入点周囲の毛細血管収縮作用により止血効果を得ることができる．同濃度が添加された局所麻酔薬もあり，止血効果に加え麻酔作用時間の延長が可能である．従来，指趾や耳介への使用は禁忌とされていたが，現在は既往や局所の血流の評価次第では投与可能となっている[5)6)]．脂肪吸引において術中・術後出血を抑える

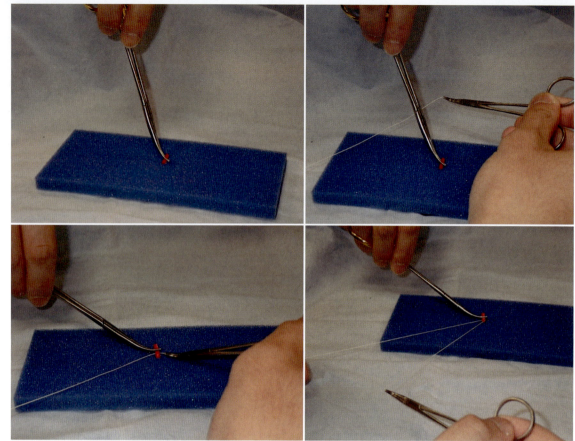

図 4. 血管断端の結紮
a：術者は止血鉗子で血管を把持する．この際に助手が結紮糸を通しやすいように鉗子を立てる．
b：助手が結紮糸をかませたモスキートペアンを通す．
c：助手は器械の先端が向き合う形で操作をし，確実に血管に糸をかける．この際，術者は止血鉗子を寝かせて鉗子先端を見せるようにする．
d：無理な牽引で血管を挫滅しないよう注意して糸を手繰り，結紮する．

a	b
c	d

ためにエピネフリン含有局所麻酔を生理食塩水で希釈し脂肪層内に注入する tumescent 法がある．
　また，鼻出血や採皮後の広い面状出血に対しては 5,000 倍に希釈したものをガーゼに浸し被覆することで止血を行う．

D．結紮止血

　出血箇所や血管処理の際に用いる．血管の太さによって用いる結紮糸の太さを変更し，動脈硬化を伴う太い血管など 1 重結紮では出血が危惧される箇所は 2 重結紮や貫通結紮を行う．
　切断された血管断端からの出血はバイポーラなどで止血されがちであるが肋間穿通枝などの 2 mm 以上の太さのある血管は結紮処理をした方がよい[7]．エネルギーデバイスで術中に止血されたように思えても術後に出血をきたすことは度々経験される．結紮手技は術者が血管断端を鑷子で把持し，無鈎の止血鉗子などでかみ，助手が絹糸をかませたモスキートペアン鉗子を回すことで結紮する．この際，助手はペアンの先端同士が向き合うようなイメージで器械を操り，回した絹糸を手繰る際に血管を挫滅しないよう注意して牽引する（図 4）．また皮弁挙上時に体幹からの穿通枝を結紮切離する際はなるべく中枢側（体幹寄り）で結紮することが望ましい．穿通枝が Y 字に分岐し皮弁

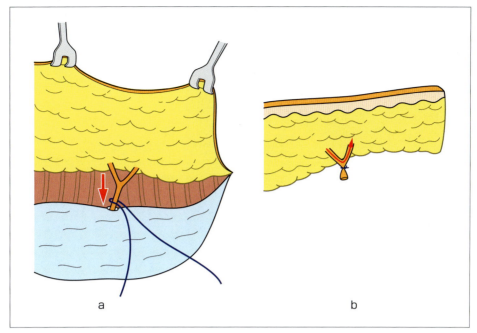

図 5. 皮弁挙上時の穿通枝の処理
a：穿通枝を結紮切離する際はなるべく中枢側（体幹寄り）で結紮する．
b：穿通枝が Y 字に分岐し皮弁に流入している場合は，分岐前で結紮切離することで皮弁内血流を保ちやすいと考えている．

に流入している場合は，分岐前で結紮切離することで皮弁内血流を担保することにつながるためである（図 5）．

比較的太い血管壁の止血の際は，丸針の針付き縫合糸を使用し，連続縫合や単結節縫合，Z 縫合にて止血を行う．

結紮は筋肉内血管からの出血に対しても有効である．血管が筋組織内に埋入しエネルギーデバイスではなかなか止血が得られない際は周囲の筋組織ごと血管を縫合結紮するとよい．ただし，過剰に結紮糸を締めると筋組織が断裂し，再度出血することがあるため注意が必要である．

結紮は結紮糸さえあれば特別な医療機器を必要としないため，どこの医療機関でも行える止血手技である．一方，スムーズな結紮手技の習得にはやや時間を要し，技術が未熟であれば時間がかかり，対象血管の損傷や，結紮が甘く余計に出血を招くこともある．そうならないよう若手の外科医師が研修医時代より修練しておくべき基本的手技である．

結紮の大原則として，第 1 結紮は両手結びで行い，ねじれのない結び目とする．そうすることで糸の接着面積が増え緩みにくい．第 2，第 3 結紮ではしっかりと締めた第 1 結紮を緩ませないようにロックするイメージで行う．第 2 結紮で緩んだ第 1 結紮を締め直す 2 度締めは基本的に行わない．

また，結紮箇所が口腔内や腋窩など深部に及ぶ場合は示指を結紮点より奥に入れ結紮する時の両端の把持糸が 180°に近いフラット状になるよう意識する．初心者で誤解しがちなのがこの際に結紮点を示指で押そうとするが，結紮点より奥に指先をおくことがコツである．

この練習の際は送る指は両側で行っておく必要がある．なぜなら右利きの者が普段より右手指で送っていると自分の右側に歯肉や下顎などそり立つ壁があった場合，左手指で送ることを余儀なくされ，慣れていないと途端に結紮に時間がかかってしまう（図 6）．

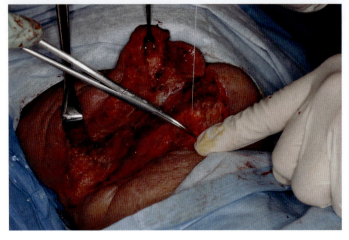

図 6.
下顎部での結紮止血
下顎の壁があるため助手は左手示指を結紮点より奥に置いて両端の把持糸が180°に近いフラット状になるように結紮している．

E．電気凝固（電気メス）

デバイスの先端に電極が1つのモノポーラ型と鑷子のようにデバイスの先端に電極が2つ付いたバイポーラ型とがある．どちらも高周波電流による熱で生体組織を切開または凝固を行うものである．モノポーラでの止血は微細な出血では，出血点に対し広く面状に電極をあて，凝固モードで通電することで止血が得られる．また，鑷子で出血点を把持し，通電することで間接的に凝固させることも可能である．術者がモノポーラで手術操作を行い，対面の助手が無鉤鑷子で適宜出血点を把持し術者に間接凝固止血させることで器械の持ち替える手間を減らすことも可能である．

バイポーラは電極で挟んだ組織に切開，凝固を行い挟んだ組織以外には損傷をきたさない．操作も簡便であり形成外科領域では多用される．止血操作のコツとしては出血点を明らかにし，ピンポイントで凝固することである．血だまりや，多くの組織を挟み込んで通電すると高周波電流が分散し有効な止血が得られず，かえって余計な組織損傷を増やすこととなる．出血量が多く同定が難しい場合はガーゼで圧迫しながら少しずつ圧迫箇所をずらしていくことで出血点を明かにするか，しばらく圧迫し出血が落ち着いてから止血を試みる．あるいは結紮などの別な止血手段に切り替えるようにする．

モノポーラもバイポーラも手技は簡便で扱いやすいが，通電時の周囲組織への高周波電流熱による傷害が問題となる．そのため皮弁などの血管茎の枝処理や重要な臓器組織の近傍では使用できない欠点がある．また，モノポーラ使用時の場合はデバイスの先端から体幹に貼付した対極板へ通電するため，体幹との連続性が血管茎のみとなった皮弁に対し通電すると血管茎に損傷をきたす危険があり注意が必要である．

F．止血クリップ

結紮に代わる簡便な止血手段として用いられる．代表的なものとしてGEMマイクロクリップ®（Inc. Synovis MCA）やリガクリップ®（ジョンソン・エンド・ジョンソン株式会社）がある．利点としては絹糸による結紮に比べて早く結紮が行えることである．また操作も簡便なため誰でもすぐに扱うことが可能である．欠点としてはどこの施設にも常備しているものではないこと，金属製品であり術後MRI検査を施行する際に，体内金属ありとして確認作業を要することがある点である．参考までに，例に挙げた2製品は条件付きでMRI使用（主磁場3テスラ以下）が可能となっている．なおGEMマイクロクリップ®は2024年9月現在国内販売休止中である．

G．局所止血剤

創部に直接貼付し，止血する．少量の出血を伴う縫合不能な外傷や褥瘡のデブリードマン後，術中の結紮やエネルギーデバイスでは止血困難な箇所に用いる．吸収性と非吸収性がある．どちらも大量使用により肉芽腫や膿瘍形成のリスクはある

ので注意は必要である[8)~10)].

吸収性止血剤はゼラチンに血液を取り込み組織に血餅を作るゼラチン製剤(ゼルフォーム®, スポンゼル®)や, ヘモグロビンと反応し塩を作る作用と, それ自体が膨張して, ゲル状になり止血作用のある酸化セルロース(サージセル®), 血小板に作用するコラーゲン(BD アビテン™, インテグラン®)などがある. これらは体内で自然に吸収されるため, 取り除く必要がない.

非吸収性止血剤は浸出液を吸収しゲル状になり, Ca イオンが凝固系を促進するアルギネート創傷被覆材(カルトスタット®, ソーブサン®)など. これらは非吸収性で取り除く必要がある. 骨髄からの出血に対しては蜜蝋を主成分とする骨蝋(ボーンワックス®)を用いることもある.

3. 術前管理

出血傾向のある患者:血液凝固障害を持つ患者には, 必要に応じて手術前に適切な治療(例:ビタミン K, 凝固因子の補充)を行う.

抗血小板薬・抗凝固薬を服用している患者:手術前に抗凝固薬の使用を一時中断するか, 調整が必要である. 抗血小板薬においてアスピリンやクロピドグレル硫酸塩は7~14日と長い休薬期間を要する薬剤もあるので術前に把握しておくことが重要である. 抗凝固薬ではワルファリンカリウムは3~5日, それ以外も1~2日程度のものが多い. 休薬が必要と判断された場合は処方医に投薬理由と休薬の是非を確認し, 患者には休薬による血栓症のリスクを説明する必要がある. また, 休薬ができない場合は通常よりも出血リスクが高いことを患者に説明し, そのことを念頭に輸血の準備や入念な止血操作が必要である.

近年では術中出血量を減少させるためにトラネキサム酸投与の報告もある[11)].

4. 術中管理

A. 血圧管理

術中の血圧を適切に管理することで出血量を減少させることが可能である. 術中80~90 mmHgなど低い血圧管理が行われていた場合, 潜在的な出血が隠れている場合があり覚醒後に血圧が急上昇し術後出血をきたすことがある. 出血リスクのある創部を閉創する前に血圧を確認し, 低い場合は麻酔科医に血圧を上げてもらい再度出血がないかを確認するべきである.

B. 洗　浄

出血確認時に温かい生理食塩水などで創部を洗浄することも有効である. 血餅の付着箇所など, 洗浄し出血があるようであれば適切な止血を行う.

C. 温度管理

34℃までに体温が低下すると凝固能が低下するため, 適切な体温を維持する[12)].

5. 術後の管理

A. 体位の調整

四肢であれば枕などを利用して, 患肢を挙上位とすることで, 血液うっ滞による出血の抑制が可能である.

B. 持続的な圧迫

四肢ではガーゼを貼付して更に包帯を巻くことで, 持続的な圧迫による出血の抑制が可能である. 体幹部や頭頚部など, 包帯による圧迫が困難な場合は, ガーゼの上から粘着力の強い絆創膏で圧迫を加える. いずれの場合も皮弁移植の際には血管柄の圧迫を避けるように注意が必要である.

C. 観察と評価

術後の出血や腫れを定期的に観察する. ドレーンからの排液が長時間わたり血性の場合や, 拍動性の出血, 急速に増大する血腫などでは, 圧迫のみでは止血が得られないため, 必要に応じて追加の処置や止血術を行う必要がある.

利益相反

筆者は他者との利益相反はない.

参考文献

1) 藤井　隆:頸部郭清術―鋭的剥離を中心に―. 日耳鼻. **121**:766-770. 2018.
2) 櫻庭　実ほか:層を制する者が手術を制する. 形成外科. **60**:186-191, 2017.

3) 敷島敬悟：眼窩内腫瘍に対する外科的アプローチ. 耳展. **57**(5)：285-292, 2014.

4) 春日井　滋ほか：シリンジ吸引牽引法を利用して摘出した頸部深在性脂肪腫2例. 頭頸部外科. **30**：259-264, 2020.

5) Arp, A. S., et al.：The anesthetic effects of lidocaine with epinephrine in digital nerve blocks：a systematic review. J Am Podiatr Med Assoc. **113**：21-066, 2023.

6) Häfner, H. M., et al.：Epinephrine-supplemented local anesthetics for ear and nose surgery：clinical use without complications in more than 10,000 surgical procedures. J Dtsch Dermatol Ges. **3**：195-199, 2005.

7) Du, J., et al.：Hemostasis strategies and recent advances in nanomaterials for hemostasis. Molecules. **28**：5264, 2023.

8) 梅下浩司ほか：吸収性局所止血剤. 臨床外科. **56**：1455-1459, 2001.

9) Bjron, S., et al.：Reaction of the human tibia to bone wax. Clin Orthop Relat Res. **182**：293-296, 1984.

10) Harjula, A., Jarvinen, A.：Postoperative median sternotomy dehiscence. Scand J Thorac Cardiovasc Surg. **17**：277-281, 1983.

11) Brown, S., et al.：Clinical Applications of Tranexamic Acid(TXA)in Plastic and Reconstructive Surgery. Plast Reconstr Surg. **154**(6)：1253e-1263e, 2024.

12) Watts, D. D., et al.：Hypothermic coagulopathy in trauma：effect of varying levels of hypothermia on enzyme speed, platelet function, and fibrinolytic activity. J Trauma. **44**：846-854, 1998.

PEPARS

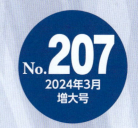

No.207
2024年3月
増大号

皮弁挙上に役立つ解剖

皮弁による再建を計画、デザインする際に押さえておきたい解剖を部位別に詳述！ さらに、解剖的知識にとどまらず、皮弁外科のトップランナーの執筆陣が挙上のコツと pitfall を伝授します！

◆編集
日本医科大学 准教授 **梅澤 裕己**

2024年3月発行　B5判　160頁
定価5,720円(本体価格5,200円＋税)

目 次

頭部の皮弁挙上のコツ	中川　雅裕 ほか
眼瞼再建に用いる皮弁挙上	小島　空翔 ほか
鼻・口唇の皮弁挙上	遠藤　淑恵 ほか
上腕の皮弁挙上	工藤　俊哉
前腕の皮弁挙上	大﨑　健夫 ほか
手部の皮弁挙上	小野　真平
前胸部の皮弁挙上	久冨健太郎 ほか
背部の皮弁挙上 ―肩甲皮弁，肩甲骨弁，広背筋皮弁―	小野寺　文 ほか
腹部の皮弁挙上	冨田　祥一 ほか
鼠径部の皮弁挙上 ―鼠径皮弁からSCIP皮弁へ―	山本　匠 ほか
殿部の皮弁挙上	立花　岳 ほか
大腿部前面の皮弁挙上	近藤　曉
大腿部後面の皮弁挙上	近藤　曉
下腿の皮弁挙上	石田　勝大 ほか
足部の皮弁挙上	永松　将吾 ほか

さらに詳しい情報と
各論文のキーポイントはこちら！

 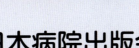 全日本病院出版会

〒113-0033 東京都文京区本郷 3-16-4　Tel：03-5689-5989
www.zenniti.com　　　　　　　　　　　　Fax：03-5689-8030

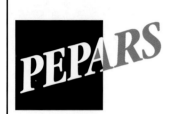

◆特集／Basic Surgical Techniques を極める！
切開とアプローチ，創閉鎖と縫合・吻合

切開とアプローチ

頭部の切開とアプローチ

坂本　好昭[*]

Key Words：毛流(hair grain)，冠状切開(bicoronal incision)，帽状腱膜(aponeurosis, galea)，眼窩上神経(supraorbital nerve)，浅側頭動脈(superficial temporal artery)，顔面神経側頭枝(temporal branch of facial nerve)

Abstract 頭部は人体の中で毛髪に覆われて唯一皮膚を直接観察することができない部位である．傷が毛髪に隠れるというメリットはあるものの切開した部分は禿髪となるため，いかに禿髪を少なくするか，また目立たない位置に切開をデザインするかということが肝要である．手技においては頭部では帽状腱膜下で剝離を行えば比較的安全だが，顔面に近づくにつれて顔面神経側頭枝や眼窩上神経が走行する．特に顔面神経側頭枝の損傷は眉毛挙上が困難になるなど不可逆的な合併症を引き起こすために側頭部の剝離は躊躇することも少なくない．本稿では頭部の解剖と切開の種類を提示するとともに，特に形成外科領域で多用される冠状切開について，デザインから頭皮弁挙上に至るプロセスを順を追って術中写真を供覧しながら解説する．

頭部とは

広義の意味で頭部とは15種23個の頭蓋骨と顔面骨からなる部位を指し，頸部との境界は，下顎下縁から乳様突起の先端を経て後頭骨の外後頭隆起に至る線とされている．さらに頭部は頭蓋顎顔面に分けられる．狭義の意味での頭部はこのうちの頭蓋を指し，頭蓋骨からなる部分を指す．顔面との境界は，外耳道から眉毛，鼻根部を結ぶ線となり，前額部と毛髪部位からなる．本稿では狭義の頭部を対象として，その切開とアプローチについて解説する．

1．頭部の特徴

体毛は全身に存在するが頭部においては毛髪と呼ばれ，前額部を除いた部分を毛髪が覆っている．体幹と同様に切開部は瘢痕となり，その後も残存するが，ある程度の毛髪の量と長さがあれば，手術瘢痕は隠すことが可能である．しかし頭部の瘢痕部は禿髪瘢痕切開や外傷，術中の操作などで毛根を損傷すると同部は禿髪瘢痕となる．毛髪で隠せるとはいえ，禿髪瘢痕を最小限にするための工夫は必要となる．

2．頭皮の構造

頭皮(scalp)は表層から皮膚(skin)，皮下組織(connective tissue, subcutaneous tissue)，帽状腱膜(aponeurosis, galea)，疎性結合組織(loose connective tissue)，骨膜(pericranium, periosteum)となり骨に至る．この5層の頭文字を並べるとSCALP＝頭皮となる(図1)．表層の3層は強く結合しており，頭皮のメインとなる血管，神経は帽状腱膜より浅層を走行している．また骨膜は骨と強く結合しているが，帽状腱膜と骨膜は疎性結合組織でゆるく結合している．このゆるい結合により頭皮は可動性を得ている．

3．頭皮の血管・神経解剖

頭皮に分布する血管と神経を図2に示す．動脈は前頭部を主に栄養する滑車上動脈，眼窩上動脈，前頭部から側頭頭頂部を栄養する浅側頭動脈，耳介後部を栄養する後耳介動脈，後頭部から

---

[*] Yoshiaki SAKAMOTO, 〒160-8582 東京都新宿区信濃町35 慶應義塾大学形成外科，専任講師

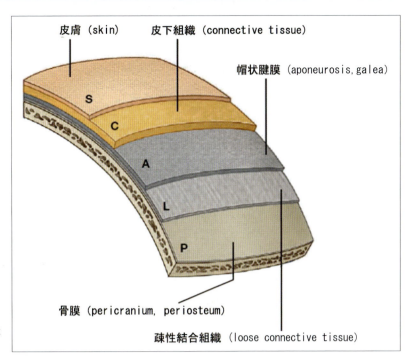

図 1. 頭皮の構造

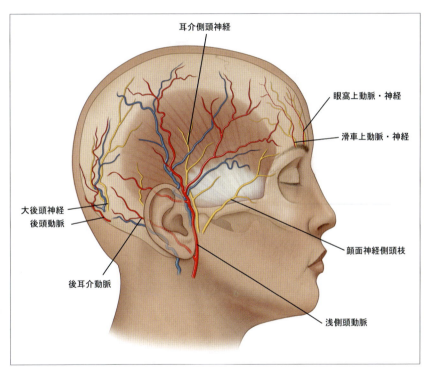

図 2. 頭部を走行する動静脈, 神経

頭頂部を栄養する後頭動脈が分布する.

　静脈は動脈と同名のものが存在するが，完全に伴行するわけではなくわずかに動脈とは走行が異なる．また特徴的なものが導出静脈と呼ばれるもので，これは頭皮の静脈と頭蓋内の硬膜静脈洞を頭蓋骨の小孔を経て連結する静脈を指す．

　神経としては滑車上神経，眼窩上神経，耳介側頭神経，顔面神経側頭枝，大後頭神経，小後頭神経がメインとなる．その他に大耳介神経や頬骨神経，第3後頭神経なども分布する．

　頭皮切開ではこれらの血管，神経損傷を可及的に最小限にするデザインが求められる．

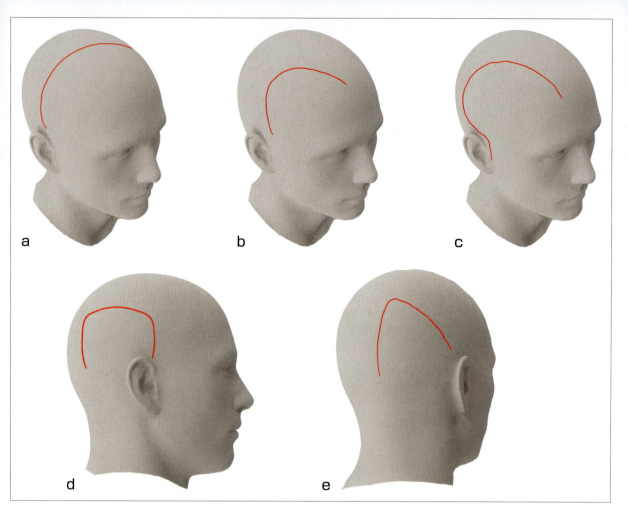

図 3. 代表的な頭皮の切開
a：Bicoronal Incision（冠状切開）
b：Fronto temporal incision
c：Question mark incision
d：Horse shoe incision
e：Mitre incision

切開

1．切開の基本

頭皮にも Langer's line や relax skin tension line は存在する．最も有効な切開線はこうした線に平行かつ毛流に直交させると瘢痕が目立たず，かつ毛髪により隠すことができる．ただ実際には両立させることが難しく，瘢痕は完全に消失させることは困難のため，毛髪で隠せるような切開線をデザインすることになる．

2．代表的な切開

頭皮の切開方法はいくつかあるが，そのほとんどは脳神経外科で行われているものである．脳神経外科では頭蓋内がメインとなるために，切開と開頭を最短距離で行うことを主目的としているが，代表的な切開を下記に示す（図 3）．

A．Bicoronal incision（冠状切開）

頭皮を前後に完全に剝離することができるために，頭蓋冠全体にアプローチすることが可能である．特に前頭蓋底のアプローチと再建に有効であ

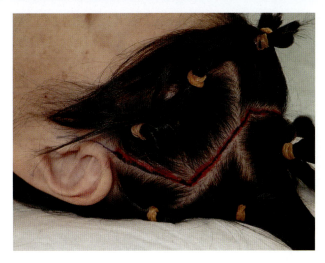

図 4.
ジグザグ冠状切開のデザイン
剃毛は最低限とし，残りの毛はゴムなどで束ねて術野の邪魔にならないようにする．

　　B．Fronto temporal incision

　蝶形骨縁＝トルコ鞍にアプローチする際に多用される．原法では浅側頭動脈頭頂枝と前頭枝の間の毛髪部をカットする．

　　C．Question mark incision

　浅側頭動脈の後方で耳前部から大きく毛髪内に弧を描く切開である．頭頂骨〜前頭骨にかけた広範囲にアプローチができる．

　　D．Horse shoe incision

　馬蹄形，いわゆるコの字型の切開である．Flap の幅と基部の幅が同じになる．前額部を除く部位に適応となる．

　　E．Mitre incision

　司教がかぶるミトラ帽の形にちなんでおり，flap の最大幅より基部の幅の方が狭く，先端に行くにつれて先細りになっている．側頭部〜後頭部をメインとする．

　これらのうち形成外科が多用するのは冠状切開である．ここからは冠状切開を中心に解説する．

冠状切開の実際

　1．準　備
　A．剃毛について
　剃毛は SSI（surgical site infection：手術部位感染）発生率が高くなるというエビデンスから，あらゆるガイドラインで推奨されていない．ただ毛髪に関してはどうしても術野の邪魔になり剃毛せざるを得ないことがある．その場合，手術前夜ではなく，手術直前に行うことが推奨されている．また剃毛もカミソリを使用するのではなくクリッパーを用いることが推奨されている[1]．

　B．切開デザイン
　切開はジグザグ冠状切開を基本とする．まず尾側端は耳輪の立ち上がり位置を頭側に平行移動し，生え際と交差した部位から 5 mm 背側とする．左右を結んだ線を 6 等分し，そこから前後に 1〜2 cm のところを頂点としてそれぞれを結ぶことでデザインする．前方の頂点はこめかみ部分になるため，生え際から 3 cm 以上は離れるように頂点を決定すべきである（図 4）．

　角度を直線ではなく Lazy S にする切開方法もあるが，閉創時に頂点があった方が縫合の際のメルクマールになりずれることが少なくなる．中顔面までアプローチする場合には尾側端から耳前部を連続するように切開する．

　2．局所麻酔と切開
　切開前に真皮下と帽状腱膜下に局所麻酔（10 万倍希釈エピネフリン含有 1％リドカインを生食で倍希釈）を注入する（トータルとして 20〜30 mL）．真皮下は出血コントロール，帽状腱膜下は剥離しやすくするためである．

　切開は毛流を意識して，毛流に平行になるよう

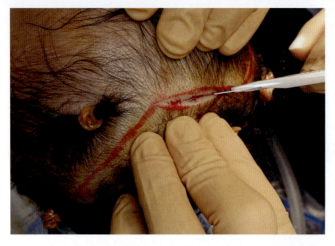

図 5.
切開
メスは毛流に平行になるように入れて切開を行う.

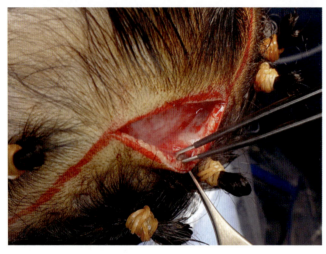

図 6.
皮下組織からの出血への対応
メインとなる血管からの出血はバイポーラで，woozing は頭皮クリップで止血する.

に帽状腱膜まで切開する(図5).側頭部よりも頭頂部の方が層構造が確認しやすいため，頭頂部からアプローチする.

　帽状腱膜上には血管が走行しているために適宜止血を行う(図6).ただし，あまりに止血を行うとその影響で毛根を損傷する可能性があるため，最低限で行うようにする.また切開した辺縁には術中の woozing を予防する目的で，頭皮クリップによる圧迫止血を行うことがある.手術時間が短く，止血が得られていればクリッピングする必要はない.長時間，クリッピングしていると圧迫による血流障害から禿髪のリスクとなり得るので適宜外して除圧を心掛けるべきである.

3．剝　離

　帽状腱膜下に至る切開から，そのまま帽状腱膜下で剝離を行う.助手に頭皮弁を牽引してもらい，視認できる疎性結合組織をメスで切開していくと骨膜上で頭皮弁が挙上できる(図7).骨膜は外側では深側頭筋膜に連続している.骨膜上での剝離は眼窩上神経の走行を考えて，眼窩上縁より2 cm頭側までとする.頭皮弁を挙上していくと帽状腱膜下からの点状出血を認めるため，適宜，止血を行う.ある程度メインの止血を行ったら，10% NaCl をしみ込ませたガーゼを乗せておくことで浸透圧での止血が得られる.

　眼窩上2 cmからはメスで骨膜を切開して骨膜下での剝離とする.骨膜弁が必要な場合には，さらに頭側を切開する(図8).電気メスでの切開は骨膜の萎縮につながるために控えるべきと考えている.骨膜下剝離はラスパで行い，眼窩上縁まで剝離を行う.外側は側頭筋付着部より外側で同様に切開することで，頰骨前頭縫合部までの露出が可能である.

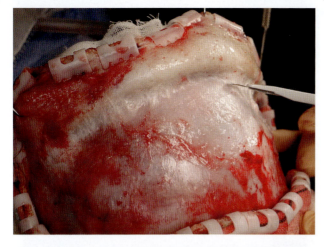

図 7.
頭皮弁の挙上
帽状腱膜下の疎性結合組織にメス刃を
すべらせることで容易に頭皮弁が挙上
できる.

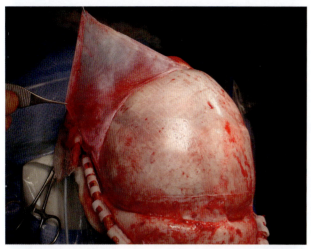

図 8.
骨膜弁の挙上

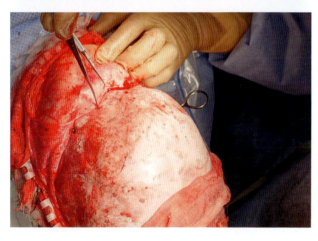

図 9.
眼窩上孔の処理

4．眼窩上神経の処理

　眼窩上縁周囲に治療が及ぶ場合には，眼窩上神経の剝離が必要となる．眼窩上神経ならびに同動静脈は眼窩上縁の眼窩上切痕あるいは眼窩上孔を通っている．切痕なのか孔なのかは個体差があるとともに左右差もある．これは術前に CT にて確認しておくべきである．切痕の場合にはそのまま頭皮弁に付着させる形で剝離挙上ができる．しかしながら孔の場合にはノミでハの字型になるように骨切りを行い切痕化させて剝離させる(図 9)．

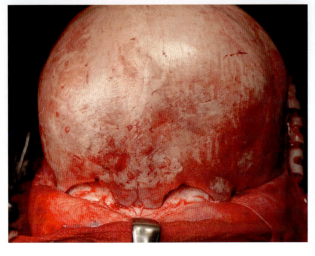

図 10.
剝離終了後の状態
本症例では左は眼窩上孔，右は眼窩切痕であった．

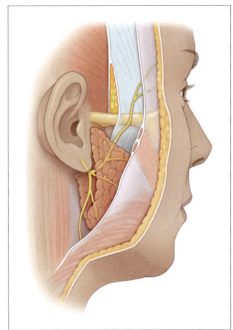

図 11.
顔面のレイヤー解剖
（文献 2 より引用）

この後に出血を認めることがあるが，眼窩内にガーゼを入れて圧迫することで自然止血を得られることが多い．万が一，眼窩上動静脈からの出血が止まらない場合，止血点のみをバイポーラで止血する．

ここまでの剝離により頬骨前頭縫合部より頭側部分の骨を視認することが可能となる（図 10）．

中顔面までのアプローチ

中顔面までアプローチする場合には頬骨弓付着あたりまで耳前部切開を追加する．注意すべきは顔面神経側頭枝の損傷である．顔面神経側頭枝は深側頭筋膜浅層上を走行するため，この層より下で剝離をすれば損傷することはない（図 11）．

上述のごとく切開剝離を行ったのちに，さらに深側頭筋膜上で側頭部の剝離を進めていくと，脂肪(temporal fat pad)が透見してくる．この位置で深側頭筋膜は浅層と深層に分かれているので，浅層をメスで切開して脂肪のなかに進入する．

途中で脂肪内に中側頭動脈を認めることがある．できれば温存したいがどうしようもない場合は，かなり太い血管のため，結紮処理を行う．脂

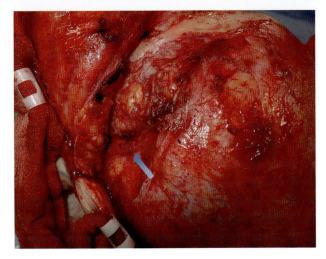

図 12.
深側頭筋膜下での剝離
Temporal fap pad のなかに中硬膜動脈(矢印)が確認できる.

肪内を剝離していくことで頬骨弓上に到達することが可能である(図12).

同部の解剖と手技を熟知している場合,頬骨前頭縫合部から眼窩外側に沿ってラスパで骨膜下を剝離してブラインドで頬骨弓に至ったのちに,側頭筋上をはわせるように頭側方向にラスパを引き抜くことで尾側から頭側方向で剝離を完了することもできる.

術中と閉創まで

術中は特に骨膜は乾燥に弱い.そのため生理食塩水ガーゼなどを覆布するなどして乾かないように心がける.

閉創に関しては,骨膜弁を使用していない場合,骨膜は可及的に縫合すべきである.また皮下縫合は帽状腱膜を縫合し,その時に毛根を損傷しないように注意する.また表皮を縫合する際もできるだけ毛根に糸をかけないようにする.

このように頭部の切開ではその切開から術中,また閉創にいたるまでいかに愛護的に毛根を損傷しないかを心掛けるべきであり,それが禿髪を最小限にすることとなる.

参考文献

1) Global Guidelines for the Prevention of Surgical Site Infection. World Health Organization, Geneva, 2018.
2) コンパス 顔面骨骨折の治療 ベーシック編. 坂本好昭編. 克誠堂出版, 2022.

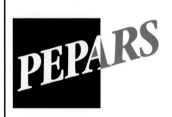

◆特集/Basic Surgical Techniques を極める！
切開とアプローチ，創閉鎖と縫合・吻合

切開とアプローチ
眼瞼の切開とアプローチ

松浦直樹[*1]　清水雄介[*2]

Key Words：上眼瞼形成術(upper blepharoplasty)，下眼瞼形成術(lower blepharoplasty)，顔面骨骨折(facial fracture)，眼窩底骨折(orbital floor fracture)

Abstract　眼瞼の切開は形成外科において最もデリケートな手術手技の1つである．形成外科の領域では，眼瞼下垂，顔面骨骨折，皮膚悪性腫瘍など，眼瞼周囲の切開を必要とする機会は多く，若手医師でも多くが執刀を経験する手術である．本稿では経験の少ない若手医師の知識向上を目的として，眼瞼の解剖，麻酔方法，眼瞼切開による深部組織へのアプローチ方法を解説する．眼瞼切開を上眼瞼切開と下眼瞼切開に分け，具体的な症例を提示した．特に下眼瞼切開では骨折時の眼窩底への各種アプローチの方法と注意点，それぞれの特徴について筆者が大切と思うポイントを詳述した．

はじめに

　眼瞼は体表で最も注目を集める顔面の中央部に位置している．眼瞼を切開する際には目立たない瘢痕，左右の対称性が求められ，きわめて丁寧に行う必要がある．その意味で眼瞼の切開は形成外科において最もデリケートな手術手技の1つと言えるであろう．

　形成外科では眼瞼下垂，顔面骨骨折（頬骨・眼窩底骨折）をはじめ，眼瞼切開が必要となる疾患が多い．経験の少ない若手医師が執刀することも多いが，慣れないうちはやわらかい眼窩脂肪上の皮膚をデザイン通りに切開することが難しい．また深部の解剖，層構造が症例によって微妙に異なることも多く注意が必要である．本稿では主に若手医師に向けて眼瞼の解剖，麻酔方法，各疾患における切開とアプローチについて述べる．眼瞼を越える眼窩周囲の切開に関しては，上田和毅先生の論文を参考にしていただきたい[1]．

眼瞼の解剖[2)3)]

　眼瞼の解剖は人種や年齢によって大きく異なることが知られている．日本人諸家に限っても様々な解剖の報告や教科書があり，細かな層構造や名称が少しずつ異なることも多い．実際に眼瞼の手術をしてみると，教科書通りではないように見える構造を目の当たりにして動揺した経験がある医師も多いだろう．

　しかし眼瞼の解剖は基本的には一定していることがほとんどである．すなわち眼瞼はまず眼瞼前葉と眼瞼後葉の大きく2つに分けられる．眼瞼前葉は皮膚，眼輪筋，眼窩隔膜によって構成され，眼瞼後葉は瞼板，眼瞼挙筋，ミュラー筋，結膜により構成される．前葉と後葉の間には結合組織層がある．

[*1] Naoki MATSUURA，〒903-0215　宜野湾市字喜友名 1076　琉球大学形成外科，特命助教
[*2] Yusuke SHIMIZU，同，教授

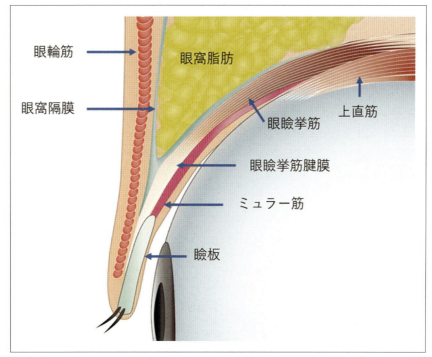

図 1. 上眼瞼の解剖

　眼瞼皮膚は表皮と薄い真皮からなる．上眼瞼は身体の中で最も薄い皮膚を持ち，弾性線維に富むためよく伸展する．下眼瞼皮膚は，上眼瞼よりも厚く，弾力性も高い．眼瞼の皮膚は眼角靱帯，特に内眼角靱帯には密に付着し，眼輪筋には疎に付着している．

　眼輪筋は閉瞼のための筋肉で皮膚直下に位置している．筋線維は眼瞼を中心に輪を形成するように走行する．大きく眼瞼部と眼窩部に分けられ，眼瞼部はさらに，瞼板前部および隔膜前部に分けられる．眼瞼部は瞬目に，眼窩部は強閉瞼に作用する．眼輪筋は顔面神経の側頭枝，頬骨枝の支配を受ける．

　上下眼瞼には瞼結膜に密接して，弾性線維と線維性の組織が密集した厚さ約 1 mm の硬い半月状の瞼板(tarsus)がある．上眼瞼の瞼板は人によって形が異なるが[4]，中央部の幅は約 10 mm で，両端に向かって徐々に細くなっている．下眼瞼の瞼板は幅が約 4～5 mm と上眼瞼の瞼板の約半分である．瞼板は眼瞼の骨格を形成し，硬く，眼瞼の形状を保つ上で大切な組織である．

1．上眼瞼の解剖(図 1)

　上眼瞼は皮膚，眼輪筋，眼輪筋下脂肪，眼窩隔膜，上眼瞼挙筋，上眼瞼挙筋腱膜，ミュラー筋，眼窩脂肪，瞼板，眼瞼結膜で構成されている．眼窩隔膜は薄い膜組織が連続した構造を呈しており，上眼瞼と眼窩骨を隔てている．

　上眼瞼挙筋は眼瞼を上げるための主な筋肉で，眼窩の先端に起始し，上眼窩の眼球赤道付近から徐々に上眼瞼挙筋腱膜へと移行する．挙筋腱膜は前方へ広がり瞼板前面の上方 1/2～2/3 に付着する．眼瞼挙筋は随意筋であり，動眼神経の支配を受ける．ミュラー筋は眼瞼挙筋の後方に位置する平滑筋である．眼瞼挙筋の補助的な役割を担い，眼瞼の緊張を維持すると考えられている．挙筋腱膜の内側面から起始し，瞼板の頭側端に付着する．不随意筋であり交感神経支配を受ける．

　眼窩脂肪は眼窩隔膜下に存在し，上眼瞼では2つの区画に区切られている．内側の小さな脂肪パッドと中央の大きな脂肪パッドに分けられている．

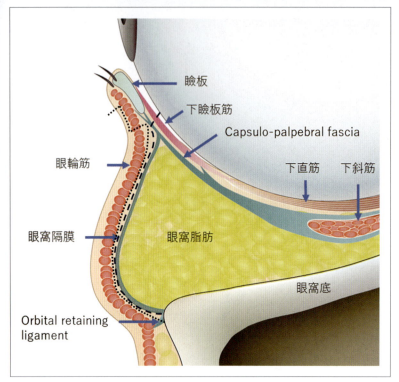

図 2.
下眼瞼の解剖
点線:睫毛下アプローチ(step incision)
破線:経結膜アプローチ

2. 下眼瞼の解剖(図 2)

下眼瞼は基本的には,上眼瞼と類似した構造になっており,皮膚,眼輪筋,眼輪筋下脂肪,眼窩隔膜,眼窩脂肪,瞼板,眼瞼結膜で構成される.

上眼瞼における眼瞼挙筋に相当する組織は下眼瞼においては下直筋から発生する下眼瞼牽引筋腱膜(capsulo-palpebral fascia)である.ミュラー筋に相当する下瞼板筋(inferior tarsal fascia)と合わせた線維性組織とし,下眼瞼牽引筋群(lower eyelid retractors)と呼ばれる.

眼窩脂肪は眼窩隔膜と下眼瞼牽引筋腱膜の間に存在し,さらに眼窩隔膜により内側,中央,外側の 3 つの区画に区切られている.内側と中央の区画は下斜筋により分けられるため,下眼瞼形成術の際に下斜筋を損傷しないよう注意する必要がある.中央と外側の区画は arcuate expansion によって分けられる.

眼瞼切開における麻酔

1. 局所麻酔

筆者は上眼瞼切開,睫毛下切開,経結膜切開では 1 cc シリンジにエピネフリン入り 1%キシロカイン®を充填し 30 G 以上の細い針を用いた麻酔を行う.初心者の場合,眼瞼下垂に対する挙筋腱膜前転術では手術時間が長くなり,術中に患者が痛みを訴えることも多い.出血にも繋がるため,ロピバカイン(アナペイン®)をエピネフリン入り1%キシロカイン®に等倍で混ぜ,麻酔持続時間の延長を図る方法もある[5].

上眼瞼切開の麻酔では,外側から麻酔を打っていく.外側から開始するのは内側と比較し痛みが少ないからである.眼輪筋を損傷して血腫を作らないように留意しながら,皮下にゆっくり注入し内側方向に進めていく.1 点で皮下に麻酔を注入した後に用手的に麻酔を移動させ浸潤させる方法では,刺入回数が少なく痛みが小さくなり,血腫のリスクも低い[6].

時間が許せば麻酔後は 10 分程度待つようにする.両眼の手術においては先に始めた側の腫脹が強くなり,後に加刀した側は麻酔が効いているため腫脹が軽度になることを経験するからである.左右差を減らす手技においては,麻酔効果とエピネフリンによる血管収縮効果が左右同条件になるよう配慮することが望ましい.

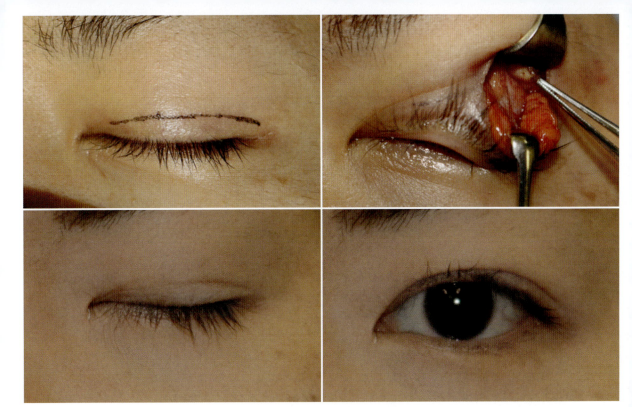

図 3. 症例 1：35 歳，女性
シェーグレン症候群の疑いで局所麻酔下に重瞼線外側部の切開から涙腺生検を施行した．
a：術前デザイン．重瞼線に切開線をデザイン
b：涙腺生検
c：術後半年．閉瞼，創は目立たない．
s：術後半年．開瞼，開瞼も問題ない．

下眼瞼手術では結膜を翻転させて瞼板から 2 mm 程度尾側の部分に切開線をデザインすることが多い．麻酔針を刺入する際は，瞼板周囲の動脈に注意する．1 mL 程度で十分な麻酔効果を得られることが多い．眼窩脂肪移動術などの下眼瞼形成術では牽引の際に痛みを訴えることもあるため，局所麻酔に加えて静脈麻酔を併用することも多い．結膜切開部の他に，剥離予定の眼窩骨膜と内眼角に局所麻酔を 1〜2 mL 程度追加することが多い．

2．ブロック麻酔

下眼瞼手術で眼窩骨膜を触るような場合は可能な限り眼窩下神経ブロックを行う．眼窩下孔の局在はメルクマールとして瞳孔中心・眼窩縁から平均 7 mm 尾側，正中から平均 25 mm 外側と報告されている[7]．

麻酔範囲は，頭側は下眼瞼縁，尾側は口角，内側は鼻翼，外側は頬部までの麻酔が可能である．27 G 針で片側 1〜2 cc ずつブロック麻酔を行うことで 2 時間程度のオペなら十分に効果があり，美容外科における下眼瞼，鼻周囲の手術でも頻用される麻酔法である．術後血腫，腫脹の回避，また注入療法において皮膚壊死などの重篤な合併症を避けるために，眼窩下孔周囲の動脈を明らかにし，安全なメルクマールを提唱する報告もある[8]．

各種切開法

1．上眼瞼の切開とアプローチ

上眼瞼切開（重瞼切開）を代表として解説する．自然に折れまがりやすい重瞼線を考慮しながら，なだらかなカーブとなるようなデザインとする[9]（図 3）．

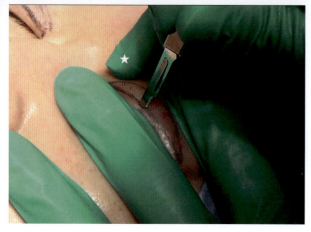

図 4.
両手を使ってテンションをかけて切開することが大切．
メスを持つ手の環指(★)が重要な働きをする．

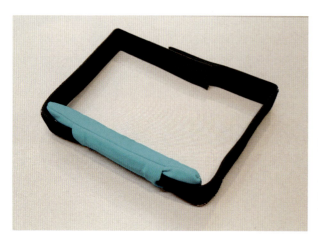

図 5.
アイプレション®
上眼瞼の手術，特に眼瞼下垂の術後のガーゼ固定，圧迫に使用している．テープが不要なため肌に優しく，ベルクロで固定の強さを患者自身で調整できる．

　上眼瞼皮膚は薄く，眼窩脂肪の影響で張力をかけづらい．1 mm 未満のズレでも左右差に繋がるので，しっかりと両手を使ってテンションをかけながら切開することが肝要である．筆者は 15 番メスを用い，メスを持っている右環指を使って切開方向にテンションをかけ，左示指，中指で切開線を挟むようにテンションを掛けるように心がけている．メスの使い方としては，切り始めと切り終わりは立て，それ以外は寝かせて切開するというのが常識であるが，ビギナーの場合は上眼瞼ではテンションが上手くかけられない場合もあり，メスの先端から寝かせている腹の部分まで切れる範囲が広がる．そのため予定外の切開線を作らないようにメスは立てて切開をした方がよいと考えている(図 4)．

　11 番メスも 15 番メス同様に使用することで，接点の小さい皮切が可能であるため選択肢の 1 つとなる．近年では CO_2 レーザーによる方法も主流になっており，皮膚切開から挙筋腱膜の剝離まで行い，出血の少ない低侵襲な手術として注目されている[10)11)]．

　術中の出血で術前のデザインが消えてしまうことをしばしば経験する．局所麻酔後は同じデザインを再現することが極めて難しくなる．術前デザインは油性ペンで行い，慣れてきたら上記の留意点を踏まえながら素早く切開するのもコツである．

　腫脹を抑えるために術後圧迫をした方がよいがテープのみでは毛髪などにより固定が甘くなるため，当科ではアイプレション®（イフジェイ製）を用いてガーゼを固定している(図 5)．

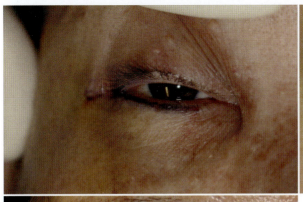
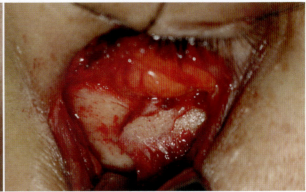
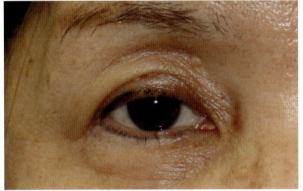

図 6. 症例 2：60 歳, 女性. 頬骨骨折（睫毛下切開）
飲酒後転倒し受傷. 右頬骨骨折に対し睫毛下切開, 眉毛外側切開, 口腔前庭切開を用いて観血的整復固定術を施行. 睫毛下切開のデザインは外眼角に 10 mm 程度延長したため, かなり広い視野を確保できた. 術中の牽引操作による創の挫滅などに注意して実施した. 術後下眼瞼外反, 瘢痕拘縮は認めず経過良好である.
a：術中デザイン. 睫毛下切開を外眼角切開まで延長している.
b：術中視野. 眼窩底骨折のみならず, 頬骨骨折部を広く露出可能でありプレート固定も容易となる.
c：術後 3 か月. 外反なく切開部の創も目立たない.

2. 下眼瞼の切開とアプローチ

下眼瞼に対する切開は様々な手術で行われる. 形成外科医が下眼瞼切開を行う機会が多い顔面骨骨折の手術で使うアプローチ方法を紹介する.

A. 睫毛下切開

睫毛 1～2 mm 尾側で切開を行うデザインとすることが多い. 適宜外眼角方向へ crow's feet に沿った切開を延長するデザインとする. 下眼瞼皮膚を眼輪筋とともに剥離する skin-muscle flap 法が一般的だが, 皮切部位と眼輪筋裏面に入る部位をずらす方法（図 2 点線）を併用することで陥凹・外反変形を予防しやすくなる[12)13)]. 皮切後, 皮下・眼輪筋上を 5 mm 程度剥離してから眼輪筋膜下に入り, 眼輪筋筋膜下・眼窩隔膜上を剥離して眼窩縁に向かってアプローチする. 過去に手術既往のない症例では眼輪筋筋膜下・隔膜上の剥離は容易である. 睫毛下切開が術後瘢痕として目立つことはほとんどないが, crow's feet の延長切開線が上眼瞼にかかると高度に瘢痕拘縮をきたすので注意が必要である. また術中の牽引と眼輪筋の離断で眼輪筋の一時的な麻痺が起こる可能性があり, 患者には一時的な下眼瞼外反の可能性を説明するべきである. 外反は数か月以内に解消されることが多い（図 6）.

B. 経結膜切開

1920 年代に下眼瞼における経結膜脱脂の美容

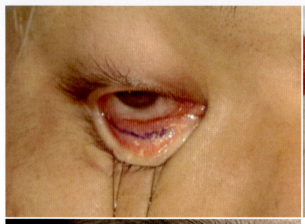
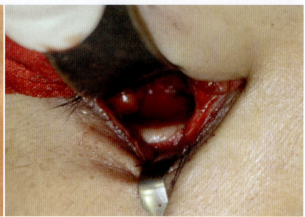
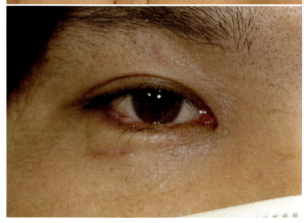

a	b
c	

図 7. 症例 3：34 歳，男性．眼窩底骨折（経結膜切開）

　眼窩底骨折に対して経結膜切開で観血的整復術を施行した．眼窩底骨折単独であれば，経結膜切開のみで十分な視野が確保可能である．術後下眼瞼内反，外反は認めず経過良好である．
　　a：術中デザイン．結膜，瞼板 2 mm 尾側に切開線をデザイン
　　b：術中視野．視野は狭いが眼窩底の操作を行うことができる．範囲の狭い頬骨骨折も経結膜切開で問題なく視野展開可能である．
　　c：術後 1 か月．外反，内反なく経過している．

目的に開発された切開である．単純な眼窩底骨折単独の場合は問題ないが，頬骨骨折など広い視野を必要とする場合は視野が狭く，手術操作が煩雑になる場合がある．その場合は経結膜切開を外眼角の切開に連続させることで，広い視野を確保することができる．合併症としての下眼瞼外反のリスクは睫毛下切開と比べて低いと言われている[14)～16)]．

　瞼板下縁から 2 mm 尾側で結膜に切開線をデザインし，局所麻酔後に 15 番メスで結膜切開を行う．眼窩脂肪を包んでいる眼窩隔膜を早い段階で同定し眼輪筋筋膜下，眼窩隔膜上を剝離し眼窩縁に到達する（図 7，図 2 破線）．隔膜を穿破して眼窩脂肪を露出させると視野の展開が悪くなるので注意が必要である（図 8）．

　眼窩縁に骨折が及んでいる場合は，骨折による陥凹と軟部組織の腫脹により眼窩縁に到達しにくい場合があるため，眼窩縁の突出している部分から同定するとわかりやすい．

　眼の頬骨眼窩底合併骨折などで眼窩内外側の視野確保が難しく，プレート固定が難しい場合は外眼角切開に連続させるような経結膜切開を行う（図 9）．広い視野が確保でき，頬骨眼窩底骨折観血的整復術を行う際に困ることはほとんどない．術後の創も目立つことはほとんどない．

図 8.
症例 4：23 歳，男性．眼窩底骨折（経結膜切開＋外眼角切開），眼窩脂肪露出例
症例によっては炎症や骨折の影響で眼窩隔膜が破けやすくなっている．眼窩隔膜を破ると術中視野が悪くなるので注意が必要である．
黄色矢印：眼窩隔膜穿破の結果，露出した眼窩脂肪

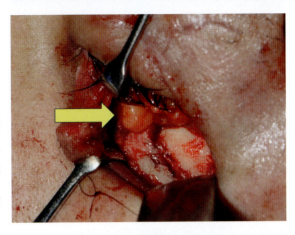

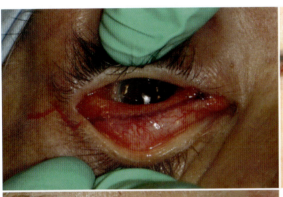

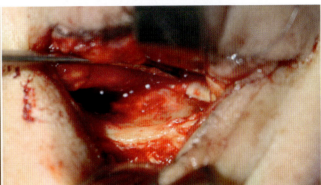

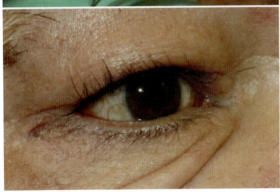

a	b
c	

図 9．症例 5：61 歳，男性．頬骨骨折（経結膜切開＋外眼角切開）
頬骨骨折に対して観血的整復固定術を施行．経結膜切開と外眼角切開を組み合わせることで十分な視野を確保可能である．外眼角切開は step incision を採用している．
術後半年で創は目立たない．
　a：術中デザイン．経結膜切開を外眼角切開に連続している．筆者らは step incision を採用している．
　b：術中視野．眼窩底，頬骨とも広い視野で確認できる．範囲の広い頬骨骨折でも問題なく対応可能である．
　c：術後 3 か月．外反などは認めず，外眼角切開部の創も目立たない．

まとめ

　主に若手医師が経験する可能性が高い疾患を中心に，眼瞼の切開とアプローチ法について述べた．当科で行っている方法を中心に解説したが，利点と欠点がある．症例に応じた手術法を選択することが重要である．眼瞼周囲は解剖・生理機能を熟知して手術に臨まないと機能障害に直結するため，まずは助手として多くの経験を積み，深い知識を身につけてから執刀するのがよいと考える．

参考文献

1) 上田和毅：【切開とアプローチの基本戦略】3. 部位別の切開とアプローチ．眼瞼・眼窩の切開とアプローチ．PEPARS. **23**：57-67, 2008.
　　Summary　眼窩の複雑な切開まで詳述されている．

2) 野田実香：解剖．眼形成手術カラーアトラス．野田実香翻訳，編集．1-28，エルゼビア・ジャパン，2010.
　　Summary　解剖に限らず，眼瞼手術の解説が概ね網羅されている．

3) 林　淳也ほか：【眼の整容外科】眼瞼の臨床解剖．PEPARS. **20**：7-12, 2008.
　　Summary　眼瞼の解剖がわかりやすく簡潔にまとめられている．

4) Nagasao, T., et al.：Morphological analysis of the upper eyelid tarsus in Asians. Ann Plast Surg. **66**(2)：196-201, 2011.
　　Summary　上眼瞼の瞼板を形態的特徴で3種類に分類している．

5) 百澤　明：【How to 局所麻酔&伝達麻酔】上下眼瞼手術の局所麻酔のコツ．PEPARS. **127**：8-14, 2017.

6) 村上正洋ほか：【実践的局所麻酔—私のコツ—】眼瞼の形成外科手術における麻酔のコツ．PEPARS. **72**：1-8, 2012.

7) Aggarwal, A., et al.：Anatomical study of the infraorbital foramen：A basis for successful infraorbital nerve block. Clin Anat. **28**(6)：753-760, 2015.

8) Jitaree, B., et al.：The feasibility determination of risky severe complications of arterial vasculature regarding the filler injection sites at the tear trough. Plast Reconstr Surg. **142**(5)：1153-1163, 2018.
　　Summary　解剖検体を元に注入療法の際に注意すべき下眼瞼の動脈が詳述されている．

9) 清水雄介：第7章 眼瞼下垂．顔の外科．小川　令編．113-135，金芳堂，2024.
　　Summary　眼瞼下垂の診断から手術まで詳述されている．

10) 宮田信之ほか：CO_2レーザーを使用した Mueller 筋タッキング法による眼瞼下垂手術．臨眼．**60**(13)：2037-2040, 2006.
　　Summary　CO_2レーザーを使用した眼瞼下垂症手術の160眼に対して施行し良好な結果を得た報告である．

11) 野平久仁彦ほか：【眼瞼下垂手術—整容と機能の両面アプローチ—】眼瞼下垂手術：機能と整容を両立するためのコツ．PEPARS. **160**：47-56, 2020.
　　Summary　CO_2レーザーを用いた眼瞼下垂手術をデザインから術中操作まで詳述されている．

12) Heckler, F. R., et al.：Subciliary incision and skin-muscle eyelid flap for orbital fractures. Ann Plast Surg. **10**(4)：309-313, 1983.
　　Summary　下眼瞼皮膚を眼輪筋とともに挙上する方法で眼窩周囲骨折に対してアプローチする報告をしたもの．

13) Rohrich, R. J., et al.：Subciliary versus subtarsal approaches to orbitozygomatic fractures. Plast Reconstr Surg. **111**(5)：1708-1714, 2003.
　　Summary　睫毛下切開と瞼板下切開を比較しそれぞれの利点・欠点を述べている．

14) Tessier, P.：The conjunctival approach to the orbital floor and maxilla in congenital malformation and trauma. J Maxillofac Surg. **1**(1)：3-8, 1973.
　　Summary　経結膜切開を顔面外科手術に応用し，一般化させた論文．

15) Holtmann, B., et al.：A randomized comparison of four incisions for orbital fractures. Plast Reconstr Surg. **67**(6)：731-737, 1981.
　　Summary　眼窩骨折に対して睫毛下切開，経結膜切開，下眼瞼切開，眼窩縁切開を比較したもの．

16) Zingg, M., et al.：Treatment of 813 zygoma-lateral orbital complex fractures. New aspects. Arch Otolaryngol Head Neck Surg. **117**(6)：611-20；discussion 621-622, 1991.
　　Summary　頬骨眼窩骨折に対する経結膜アプローチ法に関して詳述している．

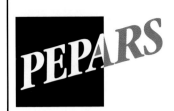

◆特集／Basic Surgical Techniques を極める！
切開とアプローチ，創閉鎖と縫合・吻合

切開とアプローチ
鼻の切開とアプローチ

森山　壮[*1]　竹内直子[*2]　宮脇剛司[*3]

Key Words：鼻中隔外鼻形成(open septorhinoplasty)，保険診療(insurance treatment)，逆V字鼻柱切開(inverted-V columellar incisions)，軟骨(cartilage)

Abstract　Open 法による鼻の切開とアプローチは昔からある方法で，最初の経鼻柱切開アプローチは，1921 年にブダペストの Rethi によって報告された[1]．本邦では保険診療ではなく，美容外科の分野で多く行われてきたが，2024 年の診療報酬改定で鼻中隔外鼻形成術が新規技術として保険導入され，全国に普及しつつあり，保険診療の分野でも多く行われることになると思われる．本稿では，当院で行っている鼻中隔外鼻形成術(open septorhinoplasty；以下，OSRP)の手術準備・デザイン・麻酔・切開・展開・閉創・固定に関しての手技・注意点と術後管理を中心に述べる．

はじめに

当院では，外傷や先天異常，医原性などによる外鼻変形を伴う鼻閉や前弯を伴う高度鼻中隔弯曲症の治療に対して，鼻の機能と整容の改善目的のために耳鼻咽喉科と合同で OSRP を行ってきた．

これは，同時手術で耳鼻咽喉科医が内視鏡下に鼻中隔矯正術・下鼻甲介手術を施行し，形成外科医が open approach で外鼻と鼻中隔(鼻内)の形態改善を行い，鼻閉と外鼻変形を同時に治療するものである．

2024 年の診療報酬改定で，鼻中隔前弯または外鼻変形を合併した場合に対する手術として内視鏡下鼻中隔手術Ⅲ型(前弯矯正術)29,680 点，内視鏡下鼻中隔手術Ⅳ型(外鼻形成術)46,070 点が新規技術として導入された．

これにより，美容外科の分野で多く行われてきた鼻の切開とアプローチが，保険診療の分野で，形成外科だけでなく耳鼻咽喉科でも多く行われることになると思われる．

本稿では，当院で行っている OSRP での鼻の切開とアプローチに関して述べる．

またこれから OSRP を始める方は，ぜひ文献 2 の第 7 部を読むことをお勧めする．

手術手技

1．準　備

挿管チューブは，レイチューブを下口唇正中に固定し，顔面全体が見渡せるようにドレープをかける．肋軟骨は，術中判断ですぐに採取できるように事前に採取部位をマーキングしておき，消毒し丸穴ドレープをかけておく．

粘膜消毒が可能な消毒液を浸した綿球で鼻腔内を消毒し，2,000 倍ボスミン液に浸したコメガーゼを左右の鼻腔にそれぞれ詰め，鼻毛を剪刀で剃毛する(図 1)．

[*1] So MORIYAMA，〒105-8471　東京都港区西新橋 3-19-18　東京慈恵会医科大学形成外科学講座，助教／同大学附属病院鼻中隔外鼻クリニック
[*2] Naoko TAKEUCHI　同大学形成外科学講座，助教／同大学附属病院鼻中隔外鼻クリニック
[*3] Takeshi MIYAWAKI，同大学形成外科学講座，教授／同大学附属病院鼻中隔外鼻クリニック

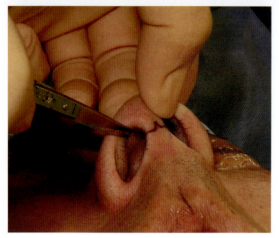

図 1. 鼻毛を剪刀で剃毛

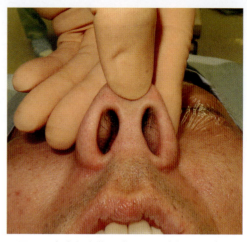

図 2. 鼻尖部を指で牽引し，鼻柱の一番細い部分を確認

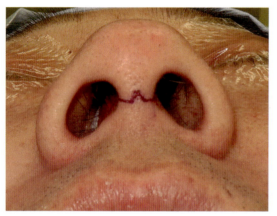

図 3. 逆 V 字切開

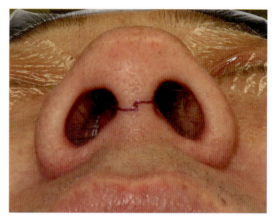

図 4. 階段状切開

血液や洗浄水の咽頭への垂れ込み予防のために，連結させた 2 枚のガーゼで咽頭パッキングし，取り忘れ防止目的のために，ガーゼの一部を口から出しておく．

2．デザイン

鼻尖部を指で牽引し(図 2)，鼻柱の一番細い部分に横断切開を置く．逆 V 字(図 3)，階段状(図 4)，V 字，W 切開などがあるが逆 V 字切開が最も一般的である．一直線の切開は段差や瘢痕が目立つため避けた方がよい[3]．鼻柱の切開線は丁寧に縫合すれば，術後 1〜2 年でどこを切ったかわからないくらいきれいになり，感染などの合併症が起きなければ肥厚性瘢痕になることもない．

鼻柱の側方部分(内側脚部分)は辺縁から 2 mm 程度鼻の奥側の陥凹した部分に切開線を置く．鼻孔縁の soft triangle に切れ込まないように鼻腔内に切開線を伸ばす(図 5)．

鼻翼外側の鼻腔内切開は鼻翼軟骨辺縁切開，鼻孔縁切開，鼻翼軟骨間切開があるが，最も一般的なのは鼻翼軟骨辺縁切開である．スキンフックか小さい二爪鈎で鼻孔縁を牽引し，鼻翼外側の皮膚を指で押して翻転すると，下外側鼻軟骨(lower lateral cartilage；以下，LLC)の辺縁が触れる(図 6)．また，軟骨部分は鼻毛がないため，鼻毛もメルクマールとなる．筆者は縫合を容易にするために，軟骨辺縁直上ではなく，縫い代のために辺縁から 1〜2 mm 程度外側前方(鼻孔縁側)に切開線を置いている(図 7)．

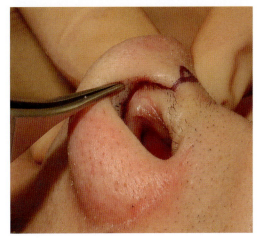

図 5. 鼻柱側方部・鼻腔上部の切開線

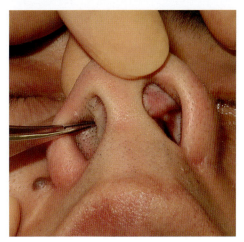

図 6. LLC の辺縁を触れる

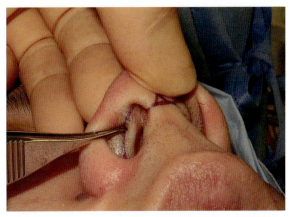

図 7. 軟骨辺縁直上ではなく，縫い代のために辺縁から 1〜2 mm 程度外側に切開線を置いている．

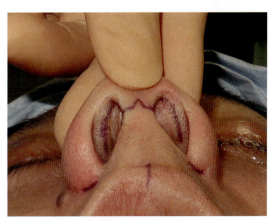

図 8. デザインの全体像

デザインの全体像を図 8 に示す．

3．麻　酔

1%エピネフリン含有キシロカイン® を 7.5〜10 mL 程度用いて，切開線，外鼻全体，鼻中隔粘膜に注射する．

鼻中隔粘膜への注射は注射針を刺した後に針を回転させ，針の切断面（ベベル部分）が鼻中隔側になるようにして，ゆっくりと引きながら注射すると麻酔が入るレイヤーがある．

麻酔が終わったら，スキンフックか小さい二爪鉤で鼻孔縁外側を牽引し，鼻翼外側の皮膚を指で押して翻転させ，鼻翼外側部分のみ 15 番メスで剃毛する（図 9）（これは局所麻酔で膨隆させてからの方がやりやすい）．

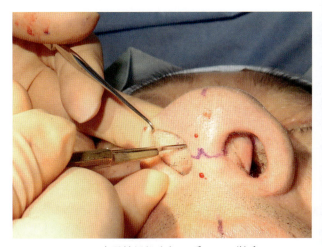

図 9. 鼻翼外側部分を 15 番メスで剃毛

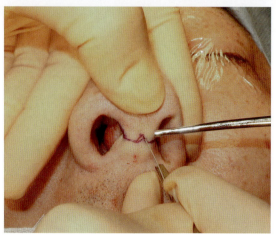

図 10. 11 番メスで逆 V 字の三角部分を切開

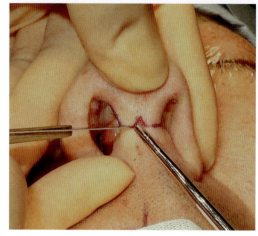

図 11. 鼻柱部の横切開

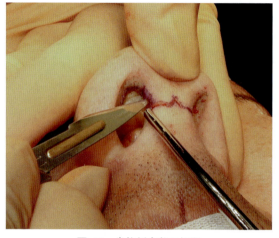

図 12. 鼻柱側方部の切開

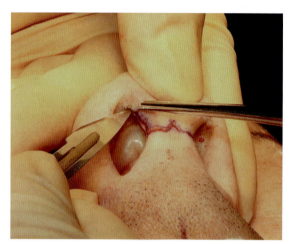

図 13. LLC の脚間移行部まで切り上げる．

4．切開・展開

　鼻柱部から切るか，鼻翼部から切るかは術者の好みであるが，当院では鼻柱部から開始している．11 番メスで逆 V 字の三角部分から切開し(図10)，鼻柱部の横切開(図11)，内側脚部分前縁を通り(図12)，脚間移行部(LLC の内側脚と外側脚の移行部または中間脚)まで切り上げる(図13)．鼻柱部の側方切開部分(内側脚部分)を切る際はメスの刃を深く入れると，LLC の内側脚に切り込むため注意を要する．鼻柱側方部分の切開線からデリケート剪刀(以下，剪刀とする)を皮膚側に向けるように挿入し，剝離する．両側から剪刀を入れて剝離し，一方の剝離面からもう一方の剝離面まで剪刀を通してから，刃を広げて鼻柱の中央部分を最後にメスか剪刀で切る方が安全である(図14)．鼻柱部には鼻柱動静脈が走行しており(図15)，バイポーラで確実に止血する．この際に逆 V 字の三角形部分を一緒に焼灼しないよう注意する．切開した鼻柱の鼻尖側の皮膚にスキンフックをかけて牽引する(図16)．LLC 内側脚に沿って，鼻尖部に向かって剪刀で剝離する(図17)．LLC の脚間移行部に鼻腔内からスキンフックをかけて前方に牽引し，LLC 軟骨膜上で丁寧に剝離する(図18)．術者や施設によっては軟骨膜下で剝離する場合もあるが，軟骨強度維持のため当院では軟骨膜上で剝離している．スキンフックで鼻孔縁外側を牽引し，鼻翼外側の皮膚を指で押して翻転させ，外側部分を下から鼻尖部に向かうように 15 番

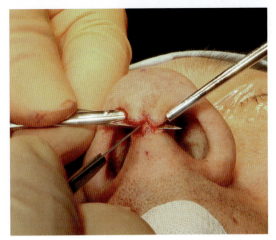
図 14. 剪刀を広げて 11 番メスで切開

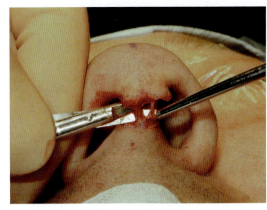
図 15. 鼻柱動静脈

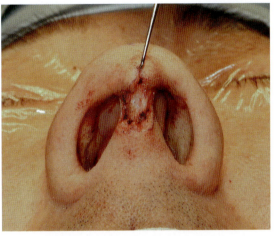
図 16. 切開した鼻柱の鼻尖側の皮膚にスキンフックをかけて牽引

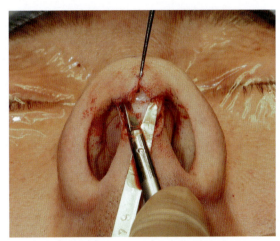
図 17. LLC 内側脚に沿って，鼻尖部に向かって剪刀で剥離する．

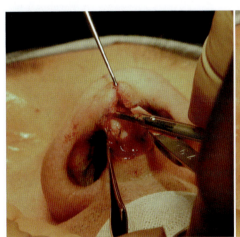
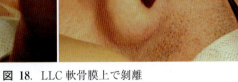
図 18. LLC 軟骨膜上で剥離

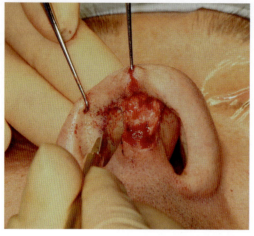

図 19.
鼻翼外側部分を下から鼻尖部に向かうように 15 番メスで切って，切開をつなげる．

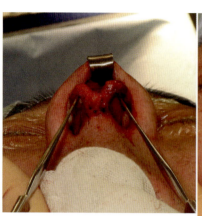
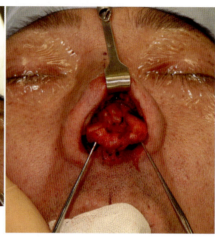

図 20.
LLC の脚間移行部に鼻腔内からスキンフックをかけて前方・上方・外側に牽引し，この状態で左右の LLC を分離する．

メスで切開する（図 19）．LLC の軟骨膜上で剥離しながら進める．軟骨膜上で丁寧に剥離すると白くてつるつるとした光沢のある軟骨を透見できる．止血しながら，LLC と皮膚を剥離・切離し，皮膚を挙上する．LLC と上外側鼻軟骨（upper lateral cartilage；以下，ULC）を展開していく．ULC の中央部（鼻中隔軟骨との接合部位）は，柔らかい疎性結合織のレイヤーに剪刀を入れ剥離し，ULC と鼻中隔軟骨接合部を丁寧に展開する．

次に LLC を分離していく．LLC の中間脚に鼻腔内からスキンフックをかけて前方・上方・外側に牽引し（図 20），interdormal ligament の中央で止血しながら切離する．鼻柱の切開部分付近まで切離し，左右の LLC を分離する．鼻中隔軟骨尾側端が弯曲した，いわゆる前弯症例では，鼻中隔前角は左右のどちらかに傾斜していることが多く，

鼻中隔前角を鑷子などで確認して，剥離を進める．慣れないと，どちらかに偏って切開し，鼻中隔粘膜に穿孔してしまうことがあり，注意を要する．鼻中隔粘膜を誤って切開した場合は，粘膜を縫合しておくことが重要であるが，鼻中隔延長術を行う場合は牽引によって縫合しても裂けてしまう場合があるため，穿孔を作らないことが特に重要である．

鼻中隔前角を露出したら，鼻中隔を展開していくことになるが，鼻中隔粘膜下にどこで進入するかは意見の分かれるところである．

鼻中隔粘膜を剥離するとその後に鼻中隔軟骨の強度が低下するので[4]，L-strut として残す部分は軟骨膜上で剥離して，その奥から粘膜下に入った方がよいとする意見もあるが，前弯症例では軟骨の凸側は鼻中隔粘膜が非常に薄くなっている場合

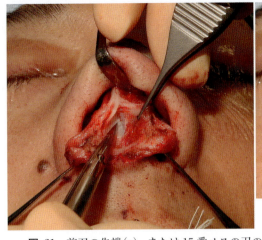
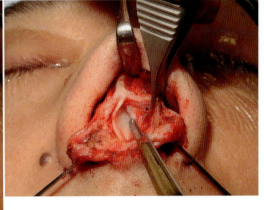

図 21. 剪刀の先端(a), または 15 番メスの刃の裏側(b)で鼻中隔をこするようにして, 軟骨膜下に入るきっかけを作る.

があり, 粘膜穿孔のリスクがある.

慣れない術者は前角部を少し奥に入ったあたり(前角部から 5 mm 程度)から軟骨膜下に入るのが安全である.

鼻中隔を軟骨膜下で剥離するとほぼ無血野となるが, 軟骨膜下に入らないと点状に出血し, 鼻中隔血腫などの合併症が起きる可能性がある. 鼻中隔血腫は, 閉塞による鼻閉, 感染, 虚血性または感染性の軟骨壊死による鞍鼻, 中隔穿孔など様々な問題を引き起こす. 鼻中隔軟骨膜下にはいれたと思っても一層残っていることもあるため, 慣れないうちは L-strut として残す部分まで展開したら, 耳鼻咽喉科医に交代して, 内視鏡下に剥離してもらう方がよい.

軟骨膜下に入るために, 筆者は剪刀の先端や 15 番メスの刃の裏側を用いて, 鼻中隔をこするようにして, 軟骨膜下に入るきっかけを作り(図 21), そこからは freer 剥離子を用いて剥離する.

鼻中隔を展開していく上で, 鼻中隔尾側端(鼻中隔の最前方部)に鼻中隔下制筋がついているため, 鼻中隔から剥離して ANS(前鼻棘)まで展開する.

5. 鼻骨骨切りのアプローチ

外側骨切りは鼻骨上の剥離を外側まで拡大して行う場合, 下鼻甲介上部の粘膜を切って行う場合, 外切開を行う場合と, 症例ごとに使い分けている.

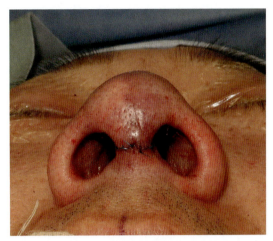

図 22. 閉創

6. 閉 創

オープンルーフにした場合は, 鼻中隔を正中化するように左右に分離した ULC と鼻中隔軟骨を 5-0 モノフィラメント吸収糸で数針縫合する. 次に LLC の鼻尖部を縫合するが, 頭側の方まで縫合すると polly beak deformity(オウムのくちばし様変形)が起きてしまうので 2~3 針くらいに留める.

逆 V 字切開の三角形付近の皮下組織を 6-0 または 5-0 モノフィラメント吸収糸で中縫いとして 1 針縫合する. 皮膚を 6-0 または 7-0 ポリプロピレンかナイロン糸で縫合する(図 22). 抜糸する必要がない rapid vicryl® を用いて縫合する施設もあり, ポリプロピレンで縫合した場合と瘢痕に程度

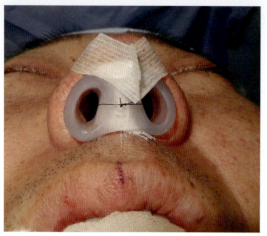

図 23. 鼻孔レティナを挿入し，ナイロン糸で縫合固定

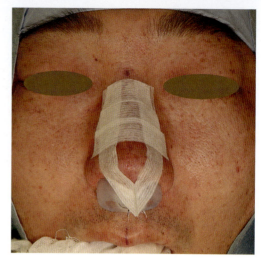

図 24. ステリストリップ® を貼付

の差はないとする報告もあるが[5]，6-0 または 7-0 ポリプロピレンかナイロン糸を用いるのが一般的である．ここで逆 V 字切開の三角形部分がきれいに縫合されなければ傷跡が目立つため，丁寧に縫合するのが重要である．

三角形のそれぞれの頂点を縫合したら，鼻柱の内側脚部分の頂点（横断切開から縦切開に移行する点）を縫合する．ここも段差ができないように縫合する．そして残りの鼻柱部分を縫合する．次に鼻腔内だが，筆者は 5-0 rapid vicryl® を用いているが，一般的には 5-0 または 6-0 vicryl® を用いることが多い．5-0 rapid vicryl® は術後 2 週間は抗張力を維持する上に術後 1 か月で自然に脱落し抜糸が不要なため，好んで用いている．鼻腔内に術後 1 か月以上結合糸が残存していると，鼻内痂皮などが付着し不快感が出る．鼻腔内は，まず LLC の脚間移行部の皮膚を縫合する．この際に縫合によって，ノッチなどの変形が起きないように，左右差のないように正確に縫合する．最後に他の鼻腔内を縫合する．

鼻中隔軟骨膜同士を縫合する目的と鼻中隔粘膜の血腫，腫脹予防で鼻中隔粘膜同士を粘膜の外側から直針の吸収糸か 23 G に吸収糸を通して 1 針ボルスター縫合する．

または閉創前に内側から鼻中隔軟骨膜同士を縫合している．

7．内固定・外固定

当院ではこの後に，耳鼻咽喉科医が内視鏡下で鼻腔形態を最終確認し，鼻内のパッキングに移る．シリコンシートを挿入し，鼻中隔粘膜の両側から挟んでナイロン糸で固定し，鼻内に吸収性止血剤スポンジを挿入し，圧迫固定している．

鼻孔形態を整えるためと前弯部の圧迫目的で鼻孔レティナを挿入し，ナイロン糸で縫合固定している（図23）．筆者は浸軟防止のために鼻孔レティナと皮膚の間にガーゼ小さく切ったものを挟んでいる．鼻孔レティナは大きなものを入れると鼻孔底部が褥瘡になるため，注意が必要であり，適切な大きさのものを挿入する．

最後にステリストリップ® を貼付し（図24），アクアプラスト® を 2 枚重ねたもので外鼻を固定している（図25）．

鼻孔レティナとアクアプラスト® は長期間の装着によって褥瘡や血流障害，糜爛を引き起こす可能性があるため術後 5～6 日で抜去している．症例によっては，創部が閉じ腫脹が引く 2 週間程度をあけて，再度，自己装着するように指導している．

まとめ

当院で行っている OSRP の手術準備・デザイン・麻酔・切開・展開・閉創・固定に関しての手技・注意点と術後管理を中心に述べた．

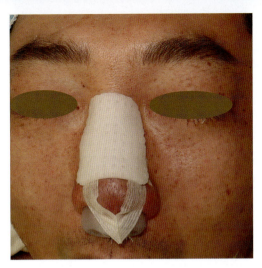

図 25.
アクアプラスト®を2枚重ねたもので外固定

参考文献

1) Chaaban, M., Shah, A. R.：Open septoplasty：indications and treatment. Otolaryngol Clin North Am. 42(3)：513-519, 2009.
2) Edward Ellis, E. Ⅲ, Zide., M. F, 下郷和男・監訳：顔面骨への手術アプローチ. 医学書院, 2221-2252, 2019.
3) Aksu, I., et al.：Comparative columellar scar analysis between transverse and inverted-V incision in open rhinoplasty. Aesthetic Plast Surg. 32(4)：638-640, 2008.
4) Tekke, N. S., et al.：Importance of nasal septal cartilage perichondrium for septum strength mechanics：a cadaveric study. Rhinology. 52(2)：167-171, 2014.
5) Alinasab, B., Haraldsson, P. O.：Rapid resorbable sutures are a favourable alternative to non-resorbable sutures in closing transcolumellar incision in rhinoplasty. Aesthetic Plast Surg. 40(4)：449-452, 2016.

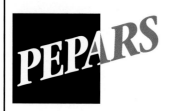

◆特集／Basic Surgical Techniques を極める！
切開とアプローチ，創閉鎖と縫合・吻合

切開とアプローチ
頭蓋底から中顔面へのアプローチ法
―Lateral rhinotomy, Dismasking approach, Midface degloving approach―

塗　隆志[*1]　上田晃一[*2]

Key Words：中顔面(midface)，頭蓋底(skull base)，鼻腔(nasal cavity)，外科手術(surgery)，アプローチ(approach)

Abstract　中顔面の構造内に存在する悪性および良性腫瘍へのアプローチでは，狭い入口から深部に至ることが多く，可能な限り術野を大きく展開できるアプローチ法が有効である．今回は中顔面の骨格にアプローチする上で重要な Lateral rhinotomy および Midfacial degloving 法と Dismasking flap 法について解説を行った．いずれの方法も顔面骨の骨切りや，三叉神経の処理を行うことで拡大応用が可能なアプローチ法である．

はじめに

中顔面や頭蓋底の手術においてはアプローチ法が術野の展開に大きな影響を与える．近年内視鏡手術が進歩し，その対象はトルコ鞍の下垂体腫瘍から頭蓋底疾患へ拡大しているようであるが，腫瘍を en bloc に摘出するには術野を大きく展開する必要がある．形成外科医にとって頭頸部外科や脳神経外科の腫瘍切除後の再建手術は重要な仕事の1つであるが，術後の瘢痕や顔面神経麻痺などの合併症を避けるためにアプローチを形成外科医が任される場合も少なくない．本稿では中顔面および頭蓋底へのアプローチ方法について述べる．

頭蓋顔面の領域とアプローチ方法

頭蓋顔面正中からは前頭部，鼻錐体部，鼻腔そして深部の上咽頭，前頭蓋底や斜台へのアプローチが可能である．外側領域では上顎骨，頬骨，翼口蓋窩，側頭下窩などへのアプローチが可能である．これらの領域へのアプローチ法として冠状切開，Dismasking flap 法，Lateral rhinotomy，LeFort 1 骨切り術，Midfacial degloving 法，Weber-Fergusson 法，Jaeger 法などが挙げられる．

Lateral rhinotomy

Lateral rhinotomy は 1848 年に Michaux によって報告された方法で，鼻腔，篩骨洞や上顎洞内側へのアプローチに用いられる．鼻腔内から鼻翼基部を通り，鼻唇溝に沿って皮膚切開を加え，外鼻を皮弁状に挙上することで鼻腔内の展開が可能になる．鼻腔内の腫瘍に対しては鼻翼の展開のみで

[*1] Takashi NURI，〒569-8686　高槻市大学町 2-7　大阪医科薬科大学形成外科，准教授
[*2] Koichi UEDA，同，教授

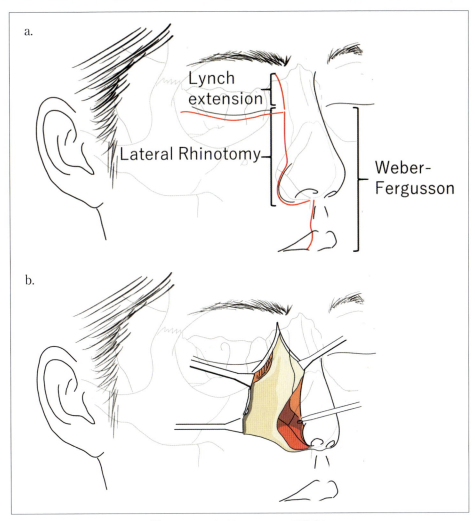

図 1. Lateral rhinotomy のデザイン
a：必要な展開の大きさによって，皮膚切開を頭側(Lynch extension)および口唇側や下眼瞼(Weber-Fergusson)に延長することができる．
b：鼻錐体部の骨切りや，上顎の骨切りを組み合わせることで，鼻腔深部の上咽頭や外側の上顎洞へのアプローチが可能となる．

アプローチが可能であるが，篩骨洞や上顎洞内側へアプローチするには頭側に皮膚切開を esthetic unit に沿って延長し展開の範囲を拡大する必要がある[1]．切開を内眼角まで延長し，内眼角靭帯の縫い代を確保して内側へ皮弁を挙上すれば眼窩の内側壁や鼻錐体部まで露出が可能である(図 1-a)．鼻前頭管や篩骨篩板へは鼻骨の骨切りを行うことでアプローチが可能である．その際は鼻骨上顎縫合の外側で縦に骨切りを行い，鼻根部は水平に骨切りを行うことで，皮弁に鼻骨を含めて挙上を行う．また上顎骨の骨切りを加えることで上咽頭へのアプローチの際に大きく術野を確保できる(図 1-b)．

＜合併症＞

Lateral rhinotomy による合併症は主なものに鼻内の過剰な痂皮の形成，嗅覚障害，知覚鈍麻，瘢痕が挙げられる．近年では瘢痕を目立たなくするために，切開を鼻の側壁(side wall)と頬部の境界ではなく，サブユニットの鼻背(dorsum)と側壁(side wall)の境界での切開を推奨する報告も見られる[1]．

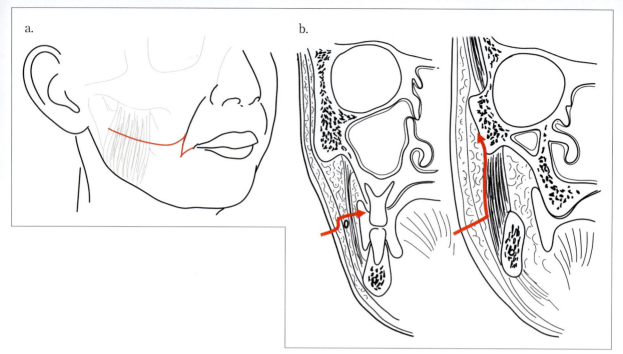

図 2. Jaeger 法
a：口角から法令線に一致させた Z 形成を介して，耳介の数 cm 前まで切開を加える．
b：口角から口輪筋と頬筋を切開しながら後方へ進む．耳下腺乳頭より後方ではステノン管より頭側で切開を進める．咬筋の前縁に近づいたら神経刺激器を用いて神経を確認しながら咬筋の筋膜上を剥離しながら切開を進めて頬骨に至る．咬筋下を剥離すれば下顎骨にもアプローチできる．

(文献 2 より改変)

Jaeger 法

頬部の切開により外側から直接頬骨へ至るアプローチ法である．鼻唇溝の部分に Z 形成を行うことで，皮膚の拘縮を予防する．口唇から口輪筋と頬筋を水平に切開し，ステノン管より頭側で粘膜に至り，後方へは咬筋の前縁まで切開を加えたのち，神経刺激器で顔面神経を確認する．咬筋上で皮弁を挙上することで頬骨に至る．また顔面神経に注意しながら咬筋を切離し，下顎骨へ至ることが可能である(図 2)．

＜合併症＞

本法は頬部の皮膚切開から直接顔面骨の側方へアプローチを行うため，ステノン管の損傷や顔面神経麻痺が予想される．一方で，Brusati ら[2]は 9 例に本法を行い，唾液ろうや顔面神経麻痺は 1 例も生じなかったと報告している．特に神経刺激器による神経の確認が合併症回避に重要であると述べている．

Midfacial degloving 法

Midfacial degloving 法は 1969 年に Casson ら[3]によって報告された方法で，鼻腔内や篩骨洞へのアプローチに用いられる．口腔内と鼻腔内のアプローチで文字通り外鼻周囲の軟部組織を剥離する方法で，Lateral rhinotomy と異なり体表に瘢痕を生じない．

＜手術方法＞

鼻腔粘膜にボスミン含有タンポンガーゼを充填して血管を収縮させたのちに，外側鼻軟骨(ULC：upper lateral cartilage)と大鼻翼軟骨(LLC：lower lateral cartilage)の間に切開(IC 切開；intercartilaginous incision)を加える．LLC の下縁で挙上する方法も報告されているが，皮弁側

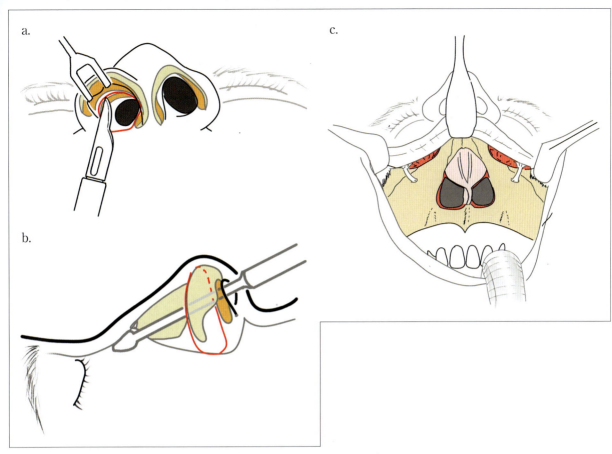

図 3．Midfacial degloving 法
a：IC 切開から内側は鼻中隔粘膜を切開し，尾側から外側にかけては梨状孔縁切開へ連続させる．
b：IC 切開から ULC 上を鼻骨まで剥離し，鼻骨から外側の上顎まで剥離する．
c：口腔前庭切開より骨膜下に剥離を進め，鼻腔内からの切開と連続させることで中顔面の皮膚を文字通り degloving させることができる．

に LLC を含めて挙上する方法が一般的である．IC 切開を梨状孔縁まで延長し，さらにその切開を梨状孔縁に沿って鼻腔底側へと延長する．内側では先ほどの IC 切開と連続するように鼻中隔側に切開を加えるが，LLC は皮弁に含めて挙上を行うため，通常の Open Rhinoplasty よりも後方での切開となる．梨状孔縁に沿った切開から剪刀を用いて，骨膜上まで切開を加えておく（図 3-a）．IC 切開から ULC 上を鼻骨まで骨膜下に鼻骨から外側の上顎上までを剥離する（図 3-b）．次に上口腔前庭粘膜に切開を加えて上顎前面から梨状孔縁までを骨膜下に剥離を行う．骨側から先ほどの梨状孔縁切開へ貫通するように骨膜切開を加え．内側では LLC と鼻中隔軟骨の間を剥離切開しながら皮弁を頭側に挙上していく．LLC は皮弁側へ含まれ，ULC および key stone area は残る．鼻骨および上顎骨の骨切りを追加することで篩骨篩板や上咽頭へのアプローチが可能となる（図 3-c）．

＜合併症＞

Midfacial degloving 法では鼻前庭部を円周状に切開することから鼻前庭部の狭窄を生じることがあり，Price らは Midfacial degloving 法を用いた 48 例中 2 例で手術による修正を要したと報告している[4]．これを避けるために IC 切開を行わずに梨状孔縁の切開から頭側に外側鼻骨骨切りを行う方法などが報告されている[5)6]．Jeon ら[6]は鼻骨の骨

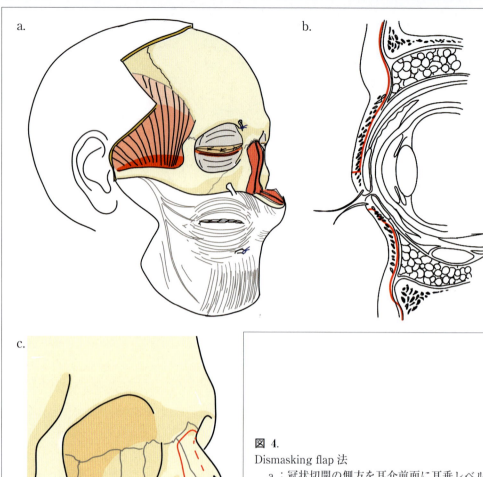

図 4.
Dismasking flap 法
　a：冠状切開の側方を耳介前面に耳垂レベルまで延長し皮弁を挙上する.
　b：眼周囲では眼輪筋は皮弁に含めて眼窩隔膜上で挙上する.
　c：鼻腔内の腫瘍切除の際は鼻骨の骨切りを行い，鼻骨および鼻軟骨を皮弁につけて挙上することで視野が確保できる.

切りを加えた Midfacial degloving 法によって手術を行った 12 例で鼻前庭部の狭窄は 1 例も認めなかったと述べている.

・知覚神経麻痺

Price ら[4]は Midfacial degloving を行った 48 例全例で眼瞼と歯牙の知覚鈍麻が生じたと報告している. Joen ら[6]は鼻骨骨切りを加えた方法で 12 例中 5 例に同様の知覚鈍麻が生じたが一過性であったと述べている.

Dismasking flap 法

Dismasking flap 法は, 顔面および頭蓋底の手術のためのアプローチ法として 1993 年に Tajima ら[7]によって報告された方法である. 両側冠状切開による中頭蓋底へのアプローチでは皮弁の牽引によって顔面神経が過度に牽引されることや, ワーキングスペースが狭くなるなどの問題点があったため, Dismasking flap 法では両側冠状切開に眼窩周囲の処理を加えることで, 頭側から中顔面へのアプローチが可能となり, 前頭部から顔面

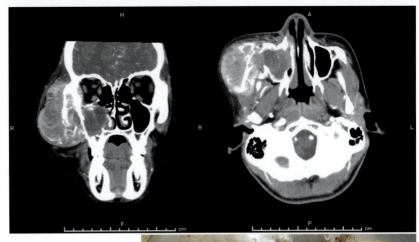
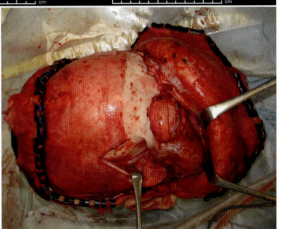

図 5.
症例
16 歳,男性
　a：右頬骨から眼窩内および上顎洞内に至る Ewing 肉腫
　b：右片側の Dismasking flap 法により,側頭から上顎までを展開し,腫瘍を一塊に切除した.

上 2/3 と外側では翼口蓋窩や頬骨弓を外せば側頭下窩までの術野が展開できる(図 4-a).

＜手術方法＞

Dismasking flap の挙上は通常の冠状切開と同様の切開から骨膜下または骨膜上の層で眼窩上縁まで至る.眼窩上縁で眼窩上神経を同定し,縫い代を確保してこれを切離する.ここで皮弁を一旦戻し,眼瞼の切開を加える.下眼瞼は睫毛下切開を行い,上眼瞼は重瞼線に沿って切開を加え,いずれも眼窩隔膜と眼輪筋の間を剝離し骨膜に至り,眼窩縁で骨膜を切開する.腫瘍などの部位によって展開範囲は異なるが,内・外眼角靭帯は剝離の必要がなければ骨膜に残したまま,骨膜切開はその前方で行う(図 4-b).骨膜下剝離をさらに尾側へ進めると眼窩下神経が同定できる.田嶋らは眼窩下神経も眼窩上神経同様に縫い代を確保して切離し,梨状孔縁より Midfacial dismasking の要領で鼻腔側に切開を加え,鼻中隔を処理すれば口腔前庭の裏面まで完全に Dismask できると述べている.骨の骨切りを行い,鼻骨および鼻軟骨を皮弁につけて挙上することで視野が確保できる(図 4-c).側方の展開を広げるには,耳介前面を耳垂レベルまで延長し一旦深側頭筋膜上で皮弁を挙上した後に,頬骨弓を外し,側頭筋弁を尾側に避けると側頭下窩へのアプローチも可能となる.

＜合併症＞

・眼瞼外反

Dismasking flap 後の合併症として最も報告されているものは兎眼と眼瞼の外反である.Yano ら[8]は 26 例の検討で 23.8％に兎眼を,28.6％に眼瞼の外反を認めたと報告している.これは眼窩周囲の操作によって眼輪筋の緊張がなくなることが原因と考えられている.ほとんどが経過とともに改善するが,Fujimoto ら[9]は Dismasking flap を用いた 14 例中 2 例で兎眼の修正手術が必要であったと述べている.解剖学的な研究では眼輪筋のヘ

の顔面神経は外眼角より下方30°の方向へ2.5 cm
程度離れた部分で顔面神経頬骨枝より分岐し，眼
輪筋の裏面から筋肉の走行に対して直角に周囲か
ら分布していることがわかっており[10]，皮弁の挙
上の際にはこの部分に注意した．眼窩周囲の操作
と骨膜下での挙上が必要で，後に拘縮が予測され
る症例では下眼瞼の引き上げや Tarsorrhaphy を
考慮するべきである[9]．

・顔面神経麻痺

Dismasking flap 術後に顔面神経麻痺の報告が
散見される．これは手術操作によって生じる物
で，経過とともに改善する場合が多い．Ohno ら
は Dismasking flap を行った小児患者の5例のう
ち3例に顔面神経麻痺が生じたと述べているがい
ずれも完全に回復している[11]．Koda ら[12]は23例
中1例で House-Brackmann Grade V の顔面神経
麻痺を生じたと報告しているが，手術によるもの
ではなく術前に浅側頭動脈より抗がん剤を投与し
たことによるものと結論付けている．

頭蓋顔面正中部より鼻咽腔，頭蓋底へのアプ
ローチ法を紹介した．実際の手術では腫瘍のサイ
ズや部位によってこれらのアプローチに加えて骨
切りが必要となり，頭蓋顎顔面領域の手術に慣れ
ておく必要がある．

参考文献

1) Hussain, A., et al.：Lateral rhinotomy through
   nasal aesthetic subunits. Improved cosmetic out-
   come. J Laryngol Otol. **116**(9)：703-706, 2002.
   Summary　Lateral rhinotomy において外鼻の
   subunit に沿った切開法を行うことで，本法の合
   併症の1つである顔面の瘢痕を目立ちにくくした．

2) Brusati, R., et al.：Jaeger's jugal extended inci-
   sion to approach the pterygomaxillary region.
   Int J Oral Maxillofac Surg. **18**(5)：298-301, 1989.
   Summary　Jaeger 法の詳しい解説と，9例の症例
   についての合併症の有無や，回避方法について詳
   しく述べられた論文．

3) Casson, P. R., et al.：The midfacial degloving pro-
   cedure. Plast Reconstr Surg. **53**：102-103, 1974.
   Summary　Midfacial degloving 法について初め
   て報告された論文．

4) Price, J. C., et al.：The versatile midface deglov-
   ing approach. Laryngoscope. **98**：291-295, 1988.
   Summary　Midfacial degloving 法についての後
   ろ向き検討．

5) Krause, G. E., Jafek, B. W.：A modification of the
   midface degloving technique. Laryngoscope. **109**
   (11)：1781-1784, 1999.

6) Jeon, S. Y., et al.：Hemifacial degloving approach
   for medial maxillectomy：a modification of mid-
   facial degloving approach. Laryngoscope. **113**
   (4)：754-756, 2003.
   Summary　Midfacial degloving 法に鼻骨骨切り
   を加えることで，合併症を軽減した試み．

7) Tajima, S., et al.：Extended coronal flap-'Dis-
   masking flap' for craniofacial and skull base sur-
   gery. Bull Osaka Med Coll. **39**：1-8, 1993.
   Summary　Dismasking flap について初めて報告
   された論文．

8) Yano, T., et al.：Indication for and limitation of
   the facial dismasking flap approach for skull
   base surgery to achieve the best esthetical and
   functional results. Ann Plast Surg. **78**(1)：49-53,
   2017.
   Summary　Dismasking flap による蓋底手術の適
   応と限界について調査した論文．

9) Fujimoto, T., et al.：Retrospective assessment of
   the dismasking flap procedure as a craniofacial
   approach. J Neurosurg Pediatr. **7**(4)：345-350,
   2011.
   Summary　Dismasking flap 法を用いた14症例
   の長期的な経過について調べられた論文．

10) Hwang, K.：Surgical anatomy of the lower eyelid
    relating to lower blepharoplasty. Anat Cell Biol.
    43(1)：15-24, 2010.
    Summary　下眼瞼の解剖について詳しく示され
    た論文．

11) Ohno, K., et al.：The approaches and outcomes
    of skull base surgery for pediatric sarcoma after
    initial therapy. Auris Nasus Larynx. **38**(2)：208-
    214, 2011.
    Summary　頭蓋底に対するアプローチ法と合併
    症などのアウトカムについて後ろ向きに検討し
    た論文．

12) Koda, H., et al.：Facial dismasking flap for
    removal of tumors in the craniofacial region.
    Laryngoscope. **117**(9)：1533-1538, 2007.
    Summary　Dismasking flap の手術手順と23症
    例の臨床経験が詳細に述べられている．

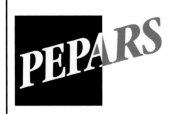

◆特集/Basic Surgical Techniques を極める！
切開とアプローチ，創閉鎖と縫合・吻合

切開とアプローチ
口腔内の切開とアプローチ

山下　昌信*

Key Words：口腔内アプローチ(transoral approach)，上顎口腔前庭アプローチ(maxillary vestibular approach)，下顎口腔前庭アプローチ(mandibular vestibular approach)，骨膜下剝離(subperiosteal dissection)，顔面骨格(facial skeleton)

Abstract　中顔面骨格や下顎骨への到達法として最も頻用されるのが，口腔内切開からのアプローチである．この到達法は術野に素早くかつ安全に到達でき，得られる術野も比較的広い．また体表に瘢痕を残さない点で整容性において優れる．上顎口腔前庭アプローチは，頬骨や上顎骨などの中顔面骨格への到達法として用いられる．骨膜下での剝離操作で術野を広範に展開することが可能なこの術式では神経損傷や血管損傷などの合併症も稀で汎用性が高い．下顎骨全域への到達法として下顎口腔前庭アプローチが用いられる．正中部の下顎口腔前庭切開からはオトガイから下顎体部を直視下に操作可能である．オトガイ神経周囲組織の剝離により術野はさらに拡大する．下顎枝前縁の切開からは下顎枝および下顎角部，臼歯部の頬側に到達が可能である．これらの切開を適宜連続させることで下顎骨全域の手術操作が可能となる．

はじめに

　中顔面骨格や下顎骨への到達法として最も頻用されるのが，各種口腔内切開からのアプローチである．これらの到達法はいずれも術野に素早くかつ安全に到達でき，得られる術野も比較的広い．また体表に瘢痕を残さない点で整容性において優れる．本稿では，頬骨や上顎骨などの中顔面骨格への到達法として上顎口腔前庭アプローチを，下顎骨への到達法として下顎口腔前庭アプローチについてそれぞれ述べる．

口腔内切開の基本

1．術前準備

　歯科衛生士管理の下，術前より口腔管理による口腔衛生状態の維持改善を行う．経口挿管の場合，口唇牽引による術野展開の際に気管チューブ固定用のテープが手術操作の支障となることがある．可能であれば縫合糸による歯牙への縫合固定を考慮する．

　動揺歯や，顎変形症治療の場合は歯科矯正装置の緩みがないかなどを，必ず確認する．

　十分な止血効果を得るために，手洗い前に粘膜切開部にエピネフリン含有リドカイン液を注入しておく．口腔内切開のみの手術であっても絶えず顔面全体が確認できるように，頭部顔面全域から尾側は頚部に至るまでを術野としてドレーピングを行う．切開に先立ち口唇および口角皮膚に軟膏を塗布し，口唇の牽引や器機の接触による組織損

---

* Masanobu YAMASHITA，〒920-0293　石川県河北郡内灘町大学1-1　金沢医科大学形成外科，准教授

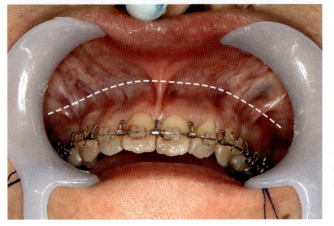

図 1.
上顎口腔前庭アプローチにおける粘膜切開線
左右第一大臼歯間で歯肉歯槽粘膜移行部より約 5 mm 頭側で行う．

傷を予防する．切開部粘膜に適度な緊張をかけた状態で切開を開始する．

2．適切な手術器機を使用する

単極式電気メス：尖端が細いニードルチップタイプが使いよい．粘膜切開のみならず咀嚼筋など骨に強く付着する組織の剝離にも有効である．手術器械との接触による口唇周囲の熱傷には十分留意する．

骨膜剝離子：常によい状態を保つ[1]．切れの悪い剝離子は使用しない．骨形態に合わせた各種サイズ，弱弯，強弯のものを用意する．

吸引管：よく詰まるので複数あると便利である．術野を妨げない細めのものから使いよい太めのものまで各種そろえる．

鈎：術野の深さや牽引組織とその状態に応じて各種鈎を準備する．

サージカルヘッドライト：無影灯のみでは照らしきれない深い術野において明瞭な視野の確保にかかせない．なるべく明るい光源を準備する．

上顎口腔前庭アプローチ

上顎骨や頬骨などの中顔面骨格への到達法のうち最も頻用されるのが上顎口腔前庭アプローチである[2]．口腔内粘膜切開により行われるこの到達法は，手技自体はとてもシンプルで素早く術野に到達できる．また骨膜下を確実に剝離し正しく術野を展開すれば血管損傷による術中大量出血や顔面神経損傷による術後表情筋麻痺などは非常に稀であり，きわめて安全な到達法と言える．

上顎口腔前庭アプローチの術野において重要な神経に眼窩下神経がある．この神経は三叉神経第2枝の終末枝で，同側顔面の頬，外鼻，上口唇の知覚神経である．眼窩の正中で眼窩縁より 7〜10 mm 尾側の眼窩下孔を通り体表にいたる．

1．切開

上顎口腔前庭切開は，単極式電気メスを用いて左右第一大臼歯間で歯肉歯槽粘膜移行部より約 5 mm 頭側で行う（図 1）．粘膜に垂直に切開を行うと粘膜下層が現れる（図 2）．ここでメスの角度を骨に対して垂直とし，骨膜を含めて骨上で再び切開する．正中部では鼻腔内に切開が及ばないように留意する．

2．剝離・展開

次いで，オベゲザー骨膜剝離子を用いて骨膜下に剝離を行う．骨膜剝離の範囲は術式ごとに異なる．頬骨骨折では外側バットレスの骨折線から頬骨体部の裏面にいたる小範囲の剝離でよい．上顎骨折や上顎骨骨切り，多発顔面骨骨折などでは外側および内側バットレスの他，梨状孔や上顎結節周囲など必要に応じ剝離範囲を広げる．

上顎洞前壁の剝離を頭側に進めると眼窩下孔が現れる（図 3）．骨膜下の剝離では眼窩下神経そのものが直接術野に露出することはなく，そのため手術操作による神経損傷は稀である．神経牽引による頬部知覚障害は起こり得るが，多くの場合は一過性である．神経孔周囲の剝離により上顎骨頬

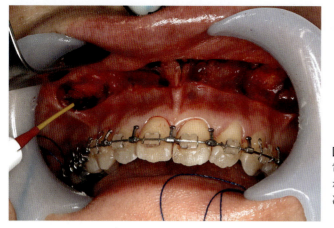

図 2.
電気メスで粘膜を切開すると粘膜下層が現れる．
次いで骨にいたる切開を行う．

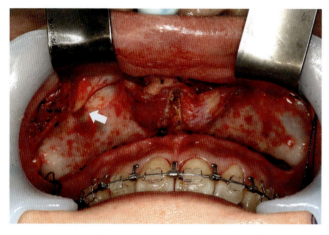

図 3.
中顔面全域の骨が露出した状態
右側では眼窩下孔が確認できる（矢印）．

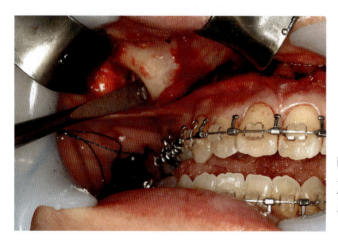

図 4.
上顎洞外側壁の剝離
骨から決して離れずに骨膜下に剝離子を進める．

骨周辺の視認性はよくなるが，必要がなければこの剝離は控える．

外側バットレスでの剝離を頭側に進めると咀嚼筋である咬筋の起始が現れる．この起始は白色の強靭な組織として骨に強く付着しており，骨膜剝離子による剝離は難しい．単極式電気メスを用いて必要量の切離を行う．

頬骨下稜から上顎洞の外側壁を背側に進み上顎結節から翼突上顎接合部にいたる剝離には強弯の骨膜剝離子を用いる（図4）．翼突上顎接合部の剝

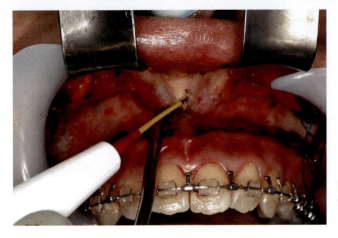

図 5.
前鼻棘の剝離は電気メスを使用する.

離は盲目的操作となる．ここの剝離では軟部組織内に剝離子が進まないよう十分留意する．口腔内の歯槽弓後方から上顎結節あたりに手指を置き，粘膜上から骨膜剝離子の先端を触知することで，剝離操作範囲が確認できる．

正中部では前鼻棘近傍の剝離も電気メスを使用するとよい(図 5)．梨状孔縁で外下方のあたりから鼻腔粘膜の剝離に移る．鼻腔粘膜の剝離時は多少出血するが気にしない．頭側は下鼻甲介まで，後方は硬口蓋後端まで十分に行う．鼻腔底は梨状孔を過ぎると急峻に尾側に落ち込むため，この形状を意識して剝離を行う．

すべての操作が正しく骨上で行われれば，出血は少ない．外傷例などで血管の破綻が潜在する場合は時にそれなりの出血が起こり得る．一連の操作において，深部からの出血に対しては X 線造影糸が圧着された綿状パッド(サージカルパティ)の充填による止血を行う(図 6)．充填したことを忘れてしまったり後で見つからなくなってしまうので，コメガーゼは絶対に使用しない．骨表面からの出血は放置するか，単極式電気メスによる焼灼で対応する．骨蠟による止血は必要ないことが多い．

3. 閉 創

梨状孔縁の骨膜下剝離を行った例では，鼻翼の拡がりを防止するために閉創時の Alar cinch 縫合を行う．創内から鼻筋停止部である鼻翼基部をすくうイメージで縫合糸をかける(図 7)．これを両側に行う．鼻翼が極端に変形することがないようほどよい緊張で縫合する(図 8)．

粘膜および粘膜下層の縫合は 1 層縫合でよい．骨膜の縫合は必要ない．ドレーンも使用しない．

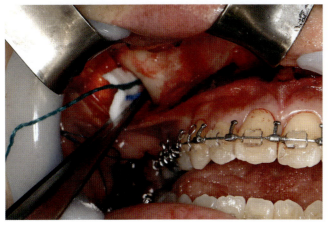

図 6.
翼突上顎接合部からの出血に対してX線造影糸が圧着された綿状パッド(サージカルパティ)の充填による止血を行う.

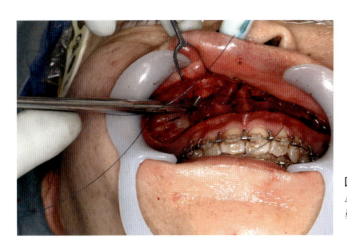

図 7.
Alar cinch 縫合
鼻翼基部をすくうように縫合糸をかける.

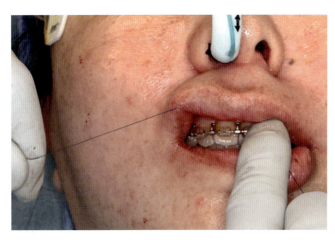

図 8.
鼻翼が軽度内側に位置するようにほどよい緊張で縫合する.

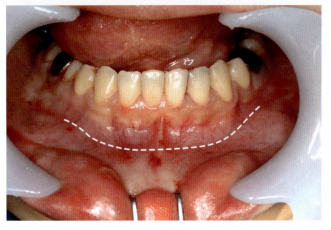

図 9.
オトガイ部では両側第一小臼歯間の歯肉歯槽粘膜移行部より約 10 mm 唇側で粘膜切開を行う．

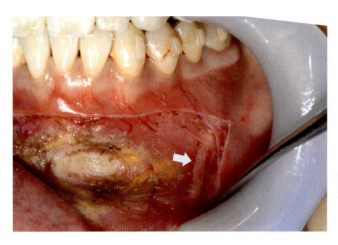

図 10.
粘膜直下にオトガイ神経下唇枝を認める（矢印）．

下顎口腔前庭アプローチ
（オトガイから下顎体部にかけてのアプローチ）

　下顎骨への到達法のうち，オトガイから下顎体部への到達法にはオトガイ下切開に代表される経皮アプローチと口腔内からの下顎口腔前庭アプローチ[3]に大別される．後者は上顎骨への到達法と同様，下顎骨へ素早く安全に到達できることが特徴である．

　下顎口腔前庭アプローチの術野において重要な神経はオトガイ神経である．この神経は三叉神経第3枝から分枝した下歯槽神経の終末枝で，オトガイ部皮膚や下口唇の知覚神経である．第二小臼歯の根尖近傍，下顎骨体部頭尾側のおおよそ中央に位置するオトガイ孔を通り体表にいたる．先天疾患例では時に思いもかけない位置にオトガイ孔がある．術前に3次元 CT 画像で正確な位置を確認しておく．

1．切　開

　電気メスを用いて両側第一小臼歯間の歯肉歯槽粘膜移行部より約 10 mm 唇側で，まず粘膜のみの切開を行う（図 9）．外側では粘膜直下にオトガイ神経下唇枝が現れることがある（図 10）．神経を損傷しないよう，粘膜切開をやや歯肉側へと進める．側切歯の尾側に左右一対のオトガイ筋が現れる（図 11）．閉創時の縫い代として数 mm の筋腹を残すように切開を行う．筋切離後，正中部ではそのまま骨膜を切開し骨に到達する．外側では前述の如くオトガイ神経下唇枝の歯肉側で粘膜下組織および骨膜切開を行う．単純なオトガイ形成術や正中部のみの整復固定術などでは外側への粘膜切開延長は必要ない．

2．剝離・展開

　骨膜下に剝離を行う．術野を外側に広げる際

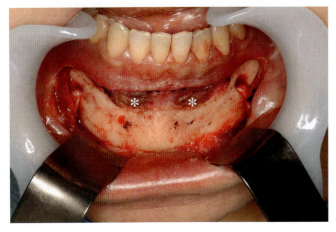

図 11.
左右一対のオトガイ筋
起始より数 mm を残して切離する(＊).

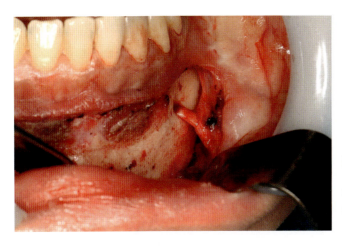

図 12.
オトガイ神経孔の全周にわたり骨膜を剝離挙上するとオトガイ神経の各分枝が透見される.

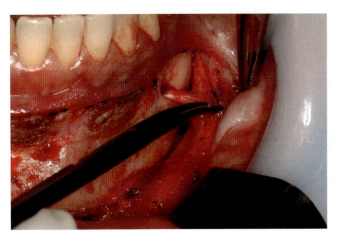

図 13.
オトガイ神経の走行に沿って剪刀あるいはメスで神経周囲組織を切開する.

は，オトガイ神経周囲の骨膜下剝離を行う(図12). 骨折整復固定などではこの剝離操作だけで十分なことが多い. 骨切りや輪郭形成, 再建例などでさらに術野の展開が必要な場合は以下の操作を追加する. まずオトガイ神経孔の全周にわたり骨膜を剝離挙上すると, オトガイ神経の各分枝が透見される. 骨膜からオトガイ神経周囲へと連続する組織に, 剪刀もしくは15番メスを用いて神経の走行に沿って切開を行う. ついで神経周囲組織の全周切開を行う(図13). 一連の操作でオトガイ

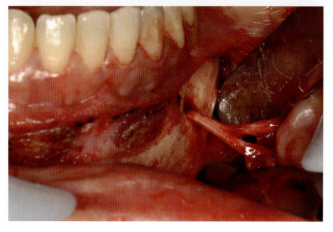

図 14.
オトガイ神経周囲組織を全周で切離することでより広い術野が得られる．

神経孔周囲の術野は格段に広くなる(図14)．過度な牽引による神経の断裂には十分留意する．術後の神経麻痺は多くの場合一過性であるが時に残存することがあり，術前に十分な患者説明を要する．

3．閉　創

閉創に先立ってまずオトガイ筋を縫合する．4-0吸収糸を用いて左右それぞれ1針ずつ縫合する．その後粘膜および粘膜下層をひとすくいとした1層縫合で閉創する．犬歯から小臼歯にかけては縫い代の組織量が少なくまた粘膜も裂けやすいために創離開が起こりやすい．同部位では特に丁寧な縫合を心がける．

下顎口腔前庭アプローチ
（下顎角，下顎枝へのアプローチ）

下顎骨への到達法のうち，下顎角部や下顎枝への到達法は下顎角尾側のRisdon切開などに代表される経皮アプローチと下顎枝前縁粘膜切開からの下顎口腔前庭アプローチ[4]に大別される．経皮アプローチは下顎枝後縁や下顎下縁など，口腔内アプローチからではやや深いと感じられる部位を直視下に置き手術操作を加えることが可能で，汎用性が高い到達法と言える．皮切から骨への到達過程においては常に顔面神経の走行に留意しこれを愛護的に扱う必要がある．一方，下顎口腔前庭アプローチにおいては，経皮アプローチで時に起こり得る顔面神経下顎縁枝の損傷をきたすことがない．また，目立ちやすい頚部の瘢痕を避けることができることも利点の1つである．治療対象を選択し，適切な手術器械や内視鏡の使用を考慮することで，その適応を拡大することが可能である．また，この術野を前述のオトガイ部粘膜切開と連続させることで，下顎骨全域への到達が可能となる広い術野が得られる．

1．切　開

対側の臼歯部にマウスプロップを装着し開口位とする．スイートハートリトラクター(舌側)，チークリトラクター(頬側)，オベゲザートーアップリトラクター(尾側)で切開部を大きく展開する．電気メスで下顎枝に沿って粘膜切開を行う(図15)．閉創時の縫い代を残すため，臼歯から10

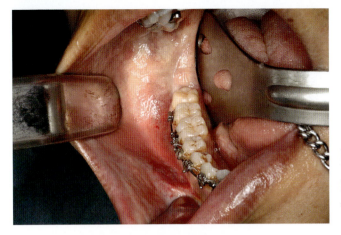

図 15.
下顎枝へのアプローチにおける口腔内術野
開口位をとることで下顎枝全域の展開が容
易となる.

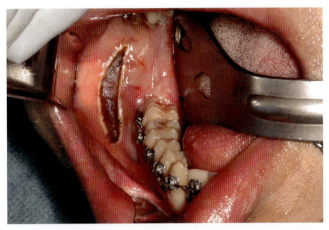

図 16.
粘膜および粘膜下層を切開すると頬筋が現
れる.

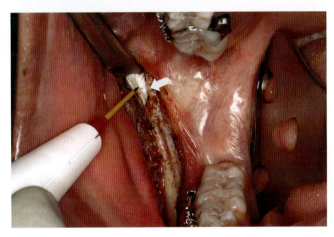

図 17.
筋突起に停止する側頭筋(矢印)
必要に応じ電気メスで切離する.

mm 頬側を切る.粘膜を切開すると頬筋が現れる(図16).次いで電気メスの凝固モードで頬筋を切開する.その際,前方の臼歯部から頬筋切開を行うと,誤って頬部軟部組織内に進むことなく正しく下顎骨骨膜に達することができる.骨膜を視認しながら頬筋切開を頭側に進め下顎枝前縁を露出した後骨膜を切開し下顎骨を露出する.大臼歯の遠心には舌神経が走行している.この部位の軟部組織内には絶対に近寄らない.

2.剝離・展開

骨膜剝離子を用いて術式に応じた範囲での骨膜剝離を行う.頭側では下顎切痕の高さで側頭筋が強固に付着しているため,剝離の際は電気メスを併用するとよい(図17).下顎角部では咬筋と内側

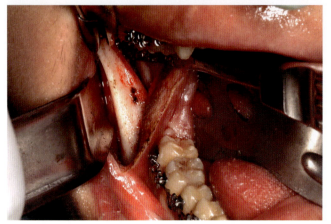

図 18.
下顎枝を明示する.
オトガイ部切開と連続させることで下顎骨全域への到達が可能となる.

翼突筋が muscle sling を形成しそれぞれ骨に強固に付着している. 剝離の際, 強弯の骨膜剝離子やストリッパーは形状が合わないと使いづらい. 同部位の剝離ではハーギス下顎体リトラクターが安全で使いよい(図18).

3. 閉　創

粘膜および粘膜下層, 頰筋をひとすくいとした1層縫合を行う. 骨膜は縫っても縫わなくてもよい. ドレーンを留置する際は縫合創から口腔内に導出するが, リークが見られる場合は縫合創近傍の粘膜 stub 切開から導出するとよい. オトガイ下皮膚からの導出でもよいが, 同部位の瘢痕は目立つことが多い.

まとめ

口腔内切開からのアプローチは, 中顔面から下顎にいたる顔面骨格への到達法の基本手技である. 顔の治療を担当するものとして, 形成外科医は顔面に瘢痕を残さずに安全に素早く顔面骨格へ到達可能な本法を習熟するべきである.

参考文献

1) Wolfe, S. A.：Paris in 1974-75. A man from Héric：The life and work of Paul Tessier, MD, father of craniofacial surgery：volume I. 245-259, Lulu.com, 2011.
　Summary　骨膜下剝離においては常によく整備された手術器械を使用すること.

2) Ellis, III, E., Zide, M. F.：Approaches to the Maxilla. Surgical approaches to the facial skeleton. 2nd ed, 111-136, Lippincott Williams & Wilkins, Philadelphia, 2006.
　Summary　顔面骨格へのアプローチについて詳細に記述された書籍.

3) 井上義一：レベル 10　下顎骨骨折　オトガイ部骨折. コンパス　顔面骨折の治療. 坂本好昭編. 241-251, 克誠堂出版, 2022.
　Summary　わかりやすいイラストで口腔内切開法が解説されている.

4) 山下昌信：【Maxillofacial Surgery】下顎枝矢状分割骨切り術の実際. PEPARS. 156：35-42, 2019.
　Summary　下顎骨骨切り術における下顎枝への到達法を連続写真を通してステップバイステップで解説.

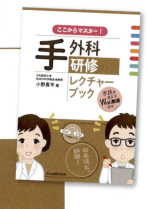

ここからマスター！
好評 手外科研修レクチャーブック

日本医科大学形成外科学教室准教授　小野真平 著

2022年4月発行
B5判　360頁　オールカラー
26本のweb動画付き
定価9,900円(本体9,000円+税)

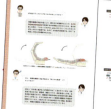
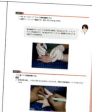

手外科のキホンを、会話形式のレクチャーで楽しく学ぶ！
手技の実際はSTEP by STEPと26本の動画で丁寧にわかりやすく解説しました！

目次

総論
A. 押さえておくべき手指の解剖
B. 診察
臨床写真の撮り方
FDS test、FDP test
C. 治療の一般原則
【手術の準備・器材】
指ターニケット
鉛手
【麻酔・デザイン】
指ブロック
腋窩ブロック
局所麻酔の極量とボスミンの濃度
手指手術の切開法
手のファンクショナル・エステティック ユニット
【術後・リハビリ】
術後の患肢挙上
手の浮腫を解消する6 pack hand exercise

各論
A. 外傷
【覚えておきたいERで遭遇する手指の外傷処置】
爪下血腫
爪下異物
爪周囲炎・爪周囲膿瘍
爪甲脱臼に対するSchiller法
釣り針の抜去法
瘭疽・指腹部膿瘍
犬や猫による動物咬傷
破傷風
蜂窩織炎
肘の皮膚剥脱創
肘内障に対する徒手整復
【マスターしておきたい手指の基本手術】
a. 皮膚
指の小範囲の皮膚欠損に対するwet dressing
指の皮膚欠損に対する植皮術
指交叉皮弁
母指球皮弁
神経血管茎V-Y前進皮弁
逆行性指動脈島状皮弁 原法
逆行性指動脈島状皮弁 変法
橈骨動脈穿通枝皮弁
背側中手動脈穿通枝皮弁
b. 腱・骨・神経
腱断裂(Zone Ⅱ)に対する屈筋腱縫合
指の末節骨骨折に対する経皮ピンニング
指の副子(アルミ副子)
神経断裂に対する神経縫合

B. 異常瘢痕・瘢痕拘縮
指の瘢痕拘縮—Z plasty—
第1指間の瘢痕拘縮—5-flap Z plasty—
指の瘢痕拘縮に対する digitolateral flap
C. 炎症・変性疾患
化膿性腱鞘炎
ばね指に対する腱鞘切開術
ばね指に対するステロイド注射
D. 腫瘍・腫瘍類似病変
指の粘液嚢腫(ミューカスシスト)
グロームス腫瘍(爪床上)
グロームス腫瘍(爪床下)
指の外傷性表皮嚢腫(粉瘤)
手関節ガングリオン
腱鞘ガングリオン
腱滑膜巨細胞腫
内軟骨腫　　　　　　　ほか

詳しい内容はこちらまで

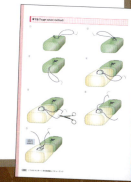

全日本病院出版会
〒113-0033　東京都文京区本郷 3-16-4
http://www.zenniti.com
Tel:03-5689-5989
Fax:03-5689-8030

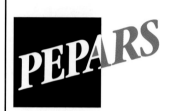

◆特集/Basic Surgical Techniques を極める！
切開とアプローチ，創閉鎖と縫合・吻合

切開とアプローチ
頸部の切開とアプローチ

東野　琢也*

Key Words：皮膚切開(skin incision)，形成外科的手技(plastic surgery procedures)，頭頸部がん(head and neck neoplasms)，頸部郭清術(neck dissection)，頭頸部再建(head and neck reconstruction)，マイクロサージャリー(microsurgery)

Abstract　頸部は，頭部と体幹の間の広くない領域に多くの構造物を含む．呼吸，嚥下，摂食，会話機能に重要な役割を担っている領域であり，また，衣服から露出する部位でもあるため，その手術に際しては機能的にも整容的にも十分な配慮が必要である．本稿では，頸部の切開とアプローチについて，主に頭頸部再建に関連することを例に挙げながら，気を付けるポイント，注意点とコツなどを述べた．頸部郭清についても簡単に触れた．重要なことは，頸部の解剖に十分に精通して，予定する皮膚切開のデザインで必要で十分な術野を確保できるか，温存すべき重要な頸部構造物の損傷を回避できる皮膚切開とアプローチになるか，作成される頸部皮弁の血流は先端まで十分であると予想されるか，術後の手術瘢痕は目立たないようにする工夫が十分であるかを，念頭に置いて皮膚切開をデザインし，アプローチすることである．

はじめに

　頸部の切開とアプローチについて，主に頭頸部再建に関連することを例に挙げながら，気を付けるポイント，注意点とコツなどを述べる．頸部郭清についても簡単に触れる．

頸部の解剖

　頸部は，頭部と体幹の間にあり，頭部と体幹を接続している．決して広くない領域に喉頭や気管を含む気道，咽頭や頸部食道を含む食道，頸動脈，頸静脈，甲状腺，副甲状腺，頸椎，頸髄など，生命の維持にも直結する多くの構造物を含み，呼吸，嚥下，摂食，会話機能に重要な役割を担っている．

　頸部は，体表を露出部と非露出部に分類すると露出部であり，その手術にあたっては，機能的な側面はもとより整容的な側面も重視する必要がある領域である．

　ここですべての頸部の解剖を網羅することは難しいが，少なくとも以下に挙げる構造物は手術の際に解剖学的な位置や深さを認識しておく必要がある；広頸筋，喉頭，気管，咽頭，頸部食道，総頸動脈，内頸動脈，外頸動脈，顔面動脈，上甲状腺動脈，舌動脈，後頭動脈，頸横動脈，内頸静脈，

---

* Takuya HIGASHINO，〒277-8577　柏市柏の葉6-5-1　国立がん研究センター東病院形成外科，科長

総顔面静脈，前頸静脈，外頸静脈，迷走神経，舌神経，舌下神経，甲状腺，副甲状腺，頸椎，頸髄，椎骨動脈，顎下腺，耳下腺の下極，顔面神経下顎縁枝・頸枝，頸部リンパ節，胸鎖乳突筋，副神経，胸管，腕神経叢，鎖骨，鎖骨下動脈，鎖骨下静脈，腕頭動脈，舌骨上筋群，舌骨下筋群，斜角筋群，僧帽筋，その他の筋肉，胸骨柄．実際にはさらに細かく分けられ，また，挙げきれていない構造物があり，それぞれが重要な機能を担っているため，手術を行うにあたっては頸部の解剖に十分に精通する必要がある．

頸部は体表から視診または触診で確認できる構造物が多い．下顎辺縁，舌骨，甲状軟骨，輪状軟骨，甲状腺，気管，両側の頸動脈，胸鎖乳突筋，外頸静脈，鎖骨，下顎角，乳様突起，僧帽筋，椎骨棘突起・横突起など，皮膚切開をデザインする際に参考にする．また，それらは体位によって皮膚との位置関係が変化するので注意する．

術前の準備

頭頸部再建の場合，術前に患者を診察後，予定される腫瘍の切除範囲，頸部郭清の範囲，気管切開の予定の有無などを切除医に確認しておくとともに，予定される皮膚切開についても切除医と認識を共有しておく．切除の際に温存された頸部の皮膚の血流が悪くなりそうな部分がないかや，皮膚が合併切除される部分がないかも確認する．使用する移植組織の種類や予定する移植床血管によっても皮膚切開の位置や範囲を変更した方がよいこともあるので切除医と情報を共有しておく．これらのほとんどは，頭頸部再建以外の頸部の手術でも同様である．

前頸部から頸部側方の手術では，通常は，肩枕を入れて頸部伸展位になるように調整しておいた方が術野の展開が容易となる．手術の目的に応じて頸部伸展位や回旋位を選択する．

皮膚切開

頸部の皮膚切開とアプローチは，手術の目的や病変の位置により様々である．① 予定する皮膚切開のデザインで必要で十分な術野を確保できる

か，② 温存すべき重要な頸部構造物の損傷を回避できる皮膚切開とアプローチになるか，③ 作成される頸部皮弁の血流は先端まで十分であると予想されるか，④ 術後の手術瘢痕は目立たないようにする工夫が十分であるか，を念頭に置いて皮膚切開をデザインする．重要度としては，前述の①〜④ の順番になると考えているが，皮膚切開をデザインする上で基本的には，まず Relaxed skin tension line に沿った皮膚切開をデザインすることから考えるとデザインの検討過程を進めやすい．Relaxed skin tension line に沿った皮膚切開は目立たない手術瘢痕を手に入れる最も基本的な考え方であるが，最後に考えるとそれまでの過程で考えていた皮膚切開を大幅に変更する必要を生じることがしばしばであるのは頸部以外の他の身体の部位の手術と同様である．まず Relaxed skin tension line に沿った皮膚切開を基本に，そこから手術の目的や病変の部位に応じて位置を変更したり Relaxed skin tension line に直交する皮膚切開に変更したり直交する皮膚切開を追加したりすることを考える．頸部の手術歴がある場合は，以前の手術瘢痕を利用できるかどうかを検討し，また，以前の手術瘢痕をまたぐ皮膚切開をデザインすると頸部皮弁の血流が不安定になるので十分に注意する．Relaxed skin tension line に直交する皮膚切開を加える場合はジグザグにしたり S 字状など曲線状にすると瘢痕拘縮を予防したり瘢痕を目立たなくしたりする効果を期待できるので導入することを検討する．放射線治療歴の有無でも頸部皮弁の血流の状態が変わる可能性があるため注意しておく．さらに，手術歴と放射線治療歴の両方がある部位では組織の癒着が著明で通常のような剥離操作やアプローチが困難なことがあるので皮膚切開とアプローチについては十分に検討しておく．頸部皮弁のどのあたりの血流が不安定になりそうかを予想しておき，頸部皮弁が壊死した場合はどの組織が露出することになるかや，下床の組織が露出した際に対応できるかどうかなどを予想しておくことも大切である．短い皮膚切開から十分な術野を確保できることが最もよいが，皮膚切開が短いために術野を十分確保できなかったり，

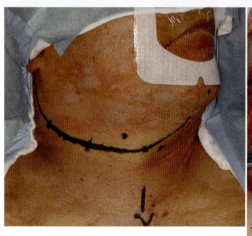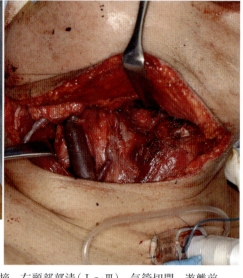

図1. 症例1：舌癌に対して舌亜全摘，右頸部郭清（Ⅰ～Ⅲ），気管切開，遊離前外側大腿皮弁移植術が施行された．
a：皮膚切開のデザイン．おおむね relaxed skin tension line に沿った皮膚切開のデザインになっている．
b：頸部郭清，腫瘍切除，気管切開術後の状態

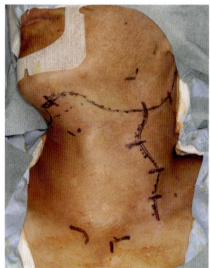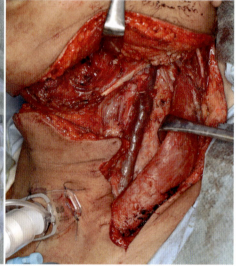

図2. 症例2：舌癌に対して舌半切，両側頸部郭清（左Ⅰ～Ⅳ，右ⅠB），気管切開，遊離前外側大腿皮弁移植術が施行された．
a：皮膚切開のデザイン．水平方向の relaxed skin tension line に沿った皮膚切開に，レベルⅣの頸部郭清術を施行しやすいように垂直方向の皮膚切開が追加されている．垂直方向の皮膚切開は拘縮予防のためにS字状にデザインされている．
b：頸部郭清，腫瘍切除，気管切開術後の状態．図1-bと比較すると術野の見え方の違いがわかりやすい．

術野を確保するために皮膚を筋鈎で過剰に引きすぎて創縁を損傷したりすると目立たない手術瘢痕を獲得することができない．皮膚切開を延長する場合にどの方向にどのくらいの長さを延長するか，をあらかじめ検討しておく．皮膚切開の前には，閉創するための皮膚縫合がしやすいように皮膚切開線と直交する浅い傷を皮膚につけておくと，閉創の時の皮膚を合わせるメルクマールになり有効である．また，再発する可能性のある疾患の場合は，将来再発した時に再度同じ皮膚切開を利用して救済手術ができるかどうかも考慮して皮膚切開の位置を決めることも必要である．

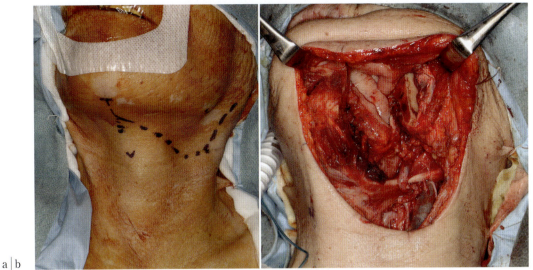

a|b

図 3．症例 3：下顎歯肉癌に対して下顎区域切除（左下歯牙 2 番から左下顎
角の範囲），左頸部郭清（Ⅰ～Ⅲ），気管切開，遊離前外側大腿皮弁移
植，下顎再建プレートを用いた下顎再建術が施行された．
a：皮膚切開のデザイン．下顎区域切除を施行しやすいように頤下の皮膚切開は頤部に向かっている．
b：頸部郭清，腫瘍切除，気管切開術後の状態．十分な術野が確保されている．

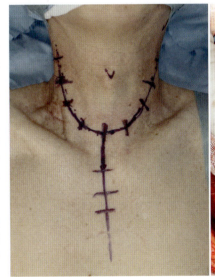
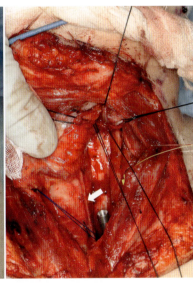

a|b

図 4．
症例 4：頸部食道癌に対して喉頭温存
頸部食道切除，両側頸部郭清，遊離空
腸移植術が施行された．
a：皮膚切開のデザイン．U 字状の
皮膚切開がデザインされている．
さらに，胸骨正中切開を併用する
可能性があったため頸部の皮膚切
開から胸部に連続する垂直方向の
皮膚切開も念のためデザインされ
ている．
b：頸部郭清，腫瘍切除術後の状態．
胸骨正中切開は必要なく腫瘍を切
除できたため U 字状の皮膚切開だ
けで手術を行った．喉頭と反回神
経（白矢印）が温存されている．

頸部郭清術

　頸部郭清術は，頭頸部癌の頸部リンパ節転移に対する外科的治療法として広く施行されている．従来は根本的頸部郭清術（radical neck dissection）が原則的に行われてきたが，現在では疾患の進行に応じて胸鎖乳突筋，内頸静脈，副神経，その他の組織を温存する保存的頸部郭清術が多く行われている[1)～4)]．郭清する部位や範囲，原発巣の部位や範囲に応じて皮膚の切開線は変更される．いくつかの例を挙げるので参考にされたい（図 1～4）．頸部郭清術では筋膜に沿った剥離が基本になる．これは頸部郭清術以外の頸部の手術でも参考になるため，頸部郭清術に精通することは形成外科医にとっても重要である．

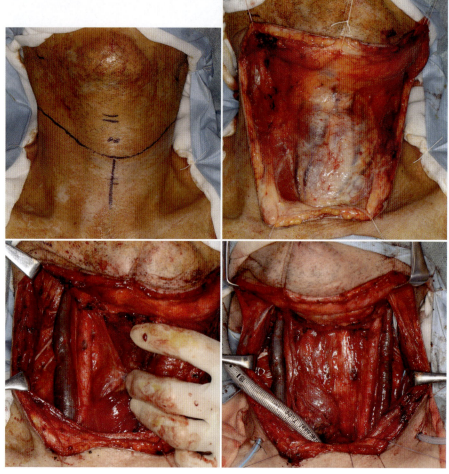

図 5-a～d. 症例 5：下咽頭癌に対して下咽頭喉頭全摘，甲状腺左葉切除，両側頸部郭清（両側Ⅱ～Ⅳ，左Ⅵ），遊離空腸移植術が施行された．
a：皮膚切開のデザイン．Y 字状の皮膚切開がデザインされている．
b：広頸筋の裏面を剝離して頸部皮弁を挙上したところ．十分は術野が確保されている．
c：右頸部郭清術（Ⅱ～Ⅳ）が終了した状態
d：両側頸部郭清，腫瘍切除術後の頸部の状態

症　例

比較的理解しやすい下咽頭喉頭全摘の例を挙げて頸部郭清術や頸部郭清後の様子を供覧する（図5）．

症例 5：下咽頭癌（左梨状陥凹，扁平上皮癌，cT4aN0M0，cStage ⅣA）の 70 歳代の男性．咽頭痛を自覚され，下咽頭腫瘍を指摘された．生検で扁平上皮癌と診断された．下咽頭喉頭全摘，甲状腺左葉切除，両側頸部郭清術（両側Ⅱ～Ⅳ，左Ⅵ）が行われ，遊離空腸移植で再建した．

手術は，頭頸部外科医により，Y 字状の皮膚切開からアプローチされた（図 5-a）．皮膚切開の前に止血の目的で 20 万倍ボスミンが局所注射された．広頸筋裏面で頸部皮弁が挙上され，術野が確保された（図 5-b）．外頸静脈や大耳介神経は露出されなかった．頸部郭清は両側Ⅱ～Ⅳ，左Ⅵの範囲で施行された（図 5-c, d）．甲状腺左葉は切除された．両側胸鎖乳突筋，副神経，内頸静脈は温存された（図 5-d）．肩甲舌骨筋が処理され，深頸筋膜上で郭清組織が剝離されていた．深頸筋膜の下に頸横動脈が確認された（図 5-e）．頭側では副神経が確認され，温存されていた（図 5-f）．上甲状腺動脈は，頸部郭清中に甲状腺に入る部分で確認

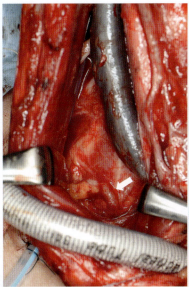
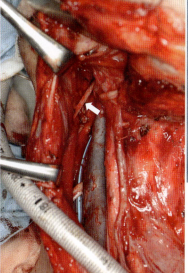
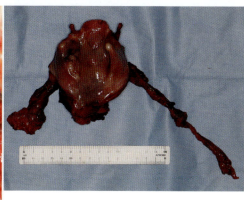
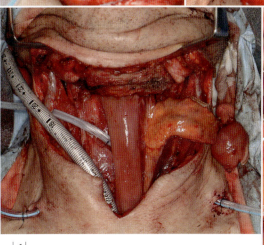
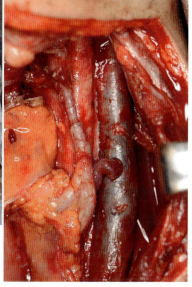

図 5-e〜i. 症例5：下咽頭癌に対して下咽頭喉頭全摘，甲状腺左葉切除，両側頸部郭清（両側Ⅱ〜Ⅳ，左Ⅵ），遊離空腸移植術が施行された．
 e：右胸鎖乳突筋内側の郭清野の尾側の状態．深頸筋膜の下に右頸横動脈を確認できる（白矢印）．
 f：右胸鎖乳突筋内側の郭清野の頭側の状態．右副神経を確認できる（白矢印）．
 g：両側頸部郭清，腫瘍切除術後の切除標本．両側の頸部リンパ節と下咽頭，喉頭が一塊に切除されている．
 h：空腸弁移植術後の状態
 i：左上甲状腺動脈と左内頸静脈に移植空腸の動静脈が血管吻合されている．

でき，また，外頸動脈の内側では筋膜の下に上甲状腺動脈の分岐部を確認できた．下咽頭喉頭全摘は頭側は切り上がりはなく喉頭蓋谷のレベルで切除され，気管は第 2-3 気管輪間で切除され，食道側は気管と同じ高さで切除された（図 5-g）．腫瘍切除と同時進行で，外科医により上腹部正中切開

から約 20 cm の空腸弁が採取された．空腸弁採取部は用手的に端々吻合されて閉腹された．両側頸部郭清，下咽頭喉頭全摘後に形成外科医が再建術を行った．移植空腸弁を縫着後に，移植床血管として左上甲状腺動脈と左内頸静脈を用いてそれぞれ血管吻合した（図 5-h, i）．血流再開後の移植空

腸の血流は良好であった．永久気管孔を造設した
あとモニター空腸を体表化して皮膚縫合して閉創
し，手術を終了した．手術時間は7時間50分，空
腸弁の阻血時間は2時間34分であった．

術後の経過は特に問題なかった．

術後管理

頸部には手術の際にドレーンを留置して，術後
は排液量が十分に少なくなってから抜去するのが
よい．リンパ漏や手術部位感染の有無にも留意す
る．頭頸部再建例では頸部のドレーンは術後4日
目以降に1日排液量が10mL以下になったのを確
認して抜去している．放射線治療歴のある症例と
根本的頸部郭清術が施行された症例は，術後7日
目以降に1日排液量が10mL以下になったのを確
認して抜去している．術後の呼吸や嚥下機能の状
態に注意を払うことも重要である．

まとめ

頸部の切開とアプローチについて，主に頭頸部
再建に関連することを例に挙げながら，気を付け
るポイント，注意点とコツなどを述べた．頸部郭
清についても簡単に触れた．

参考文献

1) Crile, G. : Excision of cancer of the head and neck. With special reference to the plan of dissection based on one hundred and thirty-two operations. JAMA. **47** : 1780-1786, 1906.
Summary　根本的頸部郭清術についての有名な報告.

2) Robbins, K. T., et al. : Neck dissection classification update : revisions proposed by the American Head and Neck Society and the American Academy of Otolaryngology-Head and Neck Surgery. Arch Otolaryngol Head Neck Surg. **128** : 751-758, 2002.
Summary　頸部郭清術について基本的な概念が明確にまとめられている.

3) 大峡慎一，松本文彦：【必見！ エキスパートの頸部郭清】舌がんに対する頸部郭清術 level Ⅰ～Ⅲ. 耳鼻咽喉科・頭頸部外科. **95** : 881-885, 2023.
Summary　舌癌に対する頸部郭清術についてわかりやすくまとめられている.

4) 向川卓志：必見！ エキスパートの頸部郭清術】喉頭・下咽頭がんに対する頸部郭清術 level Ⅱ～Ⅳ. 耳鼻咽喉科・頭頸部外科. **95** : 891-895, 2023.
Summary　喉頭・下咽頭がんに対する頸部郭清術についてわかりやすくまとめられている.

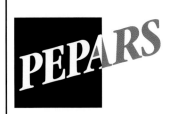

◆特集/Basic Surgical Techniques を極める！
切開とアプローチ，創閉鎖と縫合・吻合

切開とアプローチ
胸部・乳房の切開とアプローチ

瀧　京奈[*1]　佐武利彦[*2]

Key Words：乳房切除(mastectomy)，乳輪縁切開(periareolar incision)，外側切開(lateral incision)，自家組織乳房再建(autologous breast reconstruction)，吻合血管(anastomotic vessel)

Abstract　胸部・乳房の創は整容性や知覚，上肢の運動に関与し，患者のQOLに大きく影響する．乳癌に対する乳房切除術は，その後の乳房再建における整容性に直結するため，形成外科医と乳腺外科医が協力して切開線を決定することが望ましい．意識すべき点は，乳房皮膚や乳頭乳輪の血流の温存，乳房形態の対称性の維持，患者のQOLの保持である．遊離皮弁による乳房再建を計画する場合には，吻合血管へのアプローチのしやすさの観点から切開線を決める必要がある．本稿では，整容性の高い乳房再建を行うための乳房の切開と，吻合血管の選択に基づく切開線位置の決定ならびにアプローチのための工夫について，基本的な考えと，我々が行っている工夫について述べる．

はじめに

　胸部・乳房の創は，整容性や知覚，上肢の運動に関与し，患者のQOLに大きく影響する．乳癌に対する乳房切除術は，その後の乳房再建における整容性に直結するため，形成外科医と乳腺外科医が協力して切開線を決定することが望ましい．胸部・乳房皮膚の切開において，意識すべき点は，乳房皮膚や乳頭乳輪の血流の温存，乳房形態の対称性の維持，患者のQOLの保持である．血流の温存のためには解剖の理解が必要であり，乳房形態の対称性の維持のためには術前のデザインが重要である．患者のQOLを低下させないために，患者の背景に配慮した切開線の位置決定が重要となる．遊離皮弁による乳房再建を計画する場合には，吻合血管へのアプローチのしやすさの観点から切開線を決める必要がある．吻合血管の選択に基づく切開線位置の決定ならびに，アプローチのための工夫について述べる．

解　剖

1．乳房への血流[1)]

　乳房の主な栄養血管は，内胸動脈穿通枝，外側胸動脈(外側乳腺枝)，肋間動脈穿通枝，胸肩峰動脈穿通枝がある．また，ドレナージする静脈には内胸静脈，胸肩峰静脈，外側胸静脈，肋間静脈や，皮静脈である胸腹壁静脈，外頸静脈，前頸静脈が関与している．皮下剝離によって，乳房の外側は，皮静脈，伴行静脈ともに切除されてしまう可能性が高く，内側では皮静脈は温存される可能性が高いため，乳房の外側は内側に比較してドレナージが悪くなる危険がある．

2．乳頭乳輪への血流[1)]

　乳頭皮膚への栄養血管は，乳頭近傍を走行する動脈からの枝である．乳頭皮膚の主なドレナージ

[*1] Kyona TAKI，〒930-0194　富山市杉谷2630
富山大学形成再建外科・美容外科
[*2] Toshihiko SATAKE，同，教授

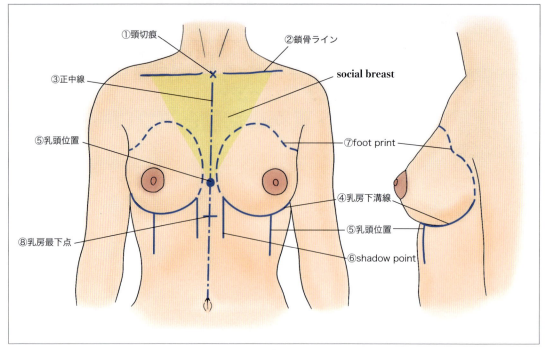

図 1. 術前デザイン

経路は，多角形静脈網と動脈の伴行静脈であり，乳輪縁切開で 2 系統の静脈が鬱血すると乳頭部分壊死を招く危険性がある．

3．乳房の知覚神経

乳頭乳輪の主な知覚神経は，第 3〜5 肋間神経前外側枝と，第 2〜5 肋間神経内側枝である．

術前デザイン（図 1）

術前デザインは立位で行う．① 頸切痕，② 鎖骨ライン，③ 正中線（頸切痕〜臍），④ 乳房下溝線，⑤ 乳頭位置，⑥ shadow point（乳房下溝線が乳房に隠れる位置），⑦ foot print（乳房が胸壁へ付着する部分のアウトライン），⑧ 乳房最下点をマーキングする．乳頭位置は胸骨正中にもマーキングを行う．シャツのボタンを 2 つ程度外した時に見える，デコルテから谷間に至る乳房内側〜上胸部の領域は "social breast"[2] と呼ばれている．social breast にキズ痕がなく，左右対称性が保たれていることが，患者の QOL 保持につながる最も重要なポイントである．また，切開線は上肢挙上時に伸びにくい方向にデザインすることが望ましい．

切開位置の決定のための要素

1．腫瘍の位置と大きさ

腫瘍の位置，腫瘍と皮膚との距離，乳頭との位置関係，大きさは皮膚切開線の位置の決定に影響する．特に，乳房切除や部分切除の場合，皮膚切開位置は腫瘍の位置に規定される．

直上皮膚の切除が必要かどうか，組織生検のための穿刺部位も含めた切除を行うかどうかを乳腺外科医とも相談する．

2．術　式

TM（total mastectomy）/SSM（skin sparing mastectomy）/NSM（nipple sparing mastectomy）/部分切除/OPBCS（oncoplastic breast conserving surgery）/乳房縮小術（挙上術）

A．TM（図 2）

腫瘍と乳頭乳輪を含む皮膚を紡錘形に切除することが基本である．腫瘍辺縁のマージンは 2 cm 程度が理想であるが，皮膚浸潤がなければ腫瘍の大きさや位置によって変更する[3]．この際も social breast に切開線が来ないように切開線を工夫する．また，切開線が上肢側へ伸びる方向の場合，

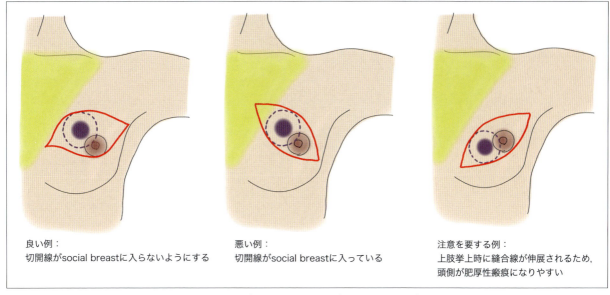

図 2. TM(total mastectomy)における切開線

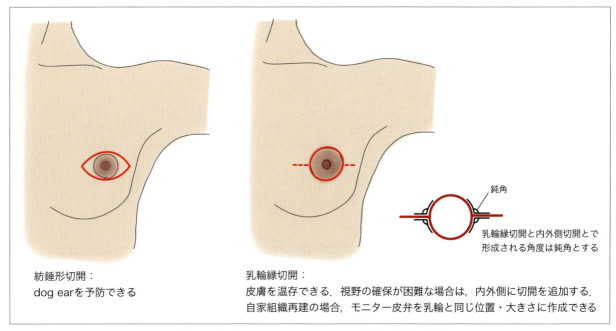

図 3. SSM(skin sparing mastectomy)における切開線

上肢挙上時に縫合線が伸展され頭側が肥厚性瘢痕になりやすいため注意を要する．

B．SSM(図3)

乳輪を中心とした紡錘形切開もしくは乳輪縁切開を行う．切開線が短いと両端に dog ear ができやすいが，十分に長さを確保した紡錘形切開であれば dog ear を予防できる．今後，遊離皮弁による乳房再建を計画しモニター皮弁を乳頭乳輪部に出す場合には，乳輪に沿った切開で十分である．乳輪に沿った切開の場合，乳輪が小さい場合に視野が制限されるため，内外側に切開を追加する．その際，乳輪と内外側切開との間に作成される皮弁は，皮下脂肪が薄い場合，壊死しやすいため，鈍角になるように切開線を置く．

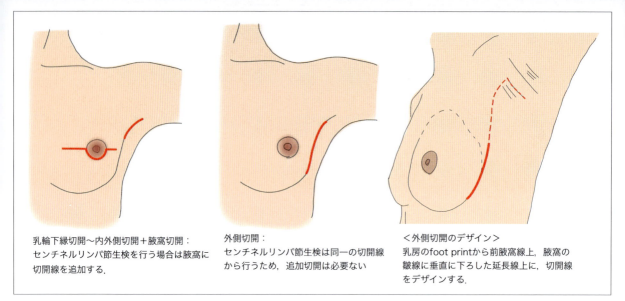

図 4. NSM(nipple sparing mastectomy)における切開線

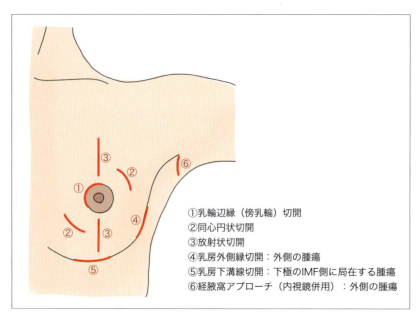

図 5. 部分切除における切開線

C．NSM（図 4）

乳輪下縁切開〜内外側切開＋腋窩切開（センチネルリンパ節生検）もしくは，外側切開で行う．遊離皮弁による再建を予定している場合，外側切開の切開線は胸背動静脈へのアプローチを考えて foot print から腋窩への延長線上にデザインする．外側切開は，センチネルリンパ節生検のための追加切開が不要で，創部が目立ちにくいという利点がある．

D．部分切除（図 5）

腫瘍の局在により，切開位置は次から選択する．① 乳輪辺縁（傍乳輪）切開，② 同心円状切開，③ 放射状切開，④ 乳房外側切開，⑤ 乳房下溝線切開，⑥ 経腋窩アプローチ（内視鏡併用）．腫瘍が皮膚と近接している場合には皮膚を合併切除する必要がある．全ての切開は腫瘍を十分に取り切れる大きさとし，乳房全摘術に移行する可能性を考えてデザインする．

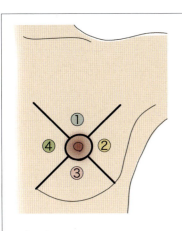

①頭側
左右より乳腺組織を充填する．乳房皮膚は乳輪へ寄せるように縫合する

②外側
頭尾側より乳腺組織を充填する．乳房皮膚は，外側は放射状に，乳輪周囲は乳輪へ寄せるように縫合する

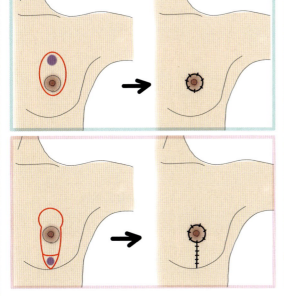

③尾側
左右より乳腺組織を充填する．乳輪を頭側へ移動させ，下極は放射状に縫合する

④内側
頭尾側より乳腺組織を充填する．乳房皮膚は，内側は放射状に，乳輪周囲は乳輪へ寄せるように縫合する

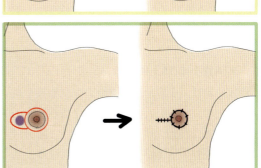

図 6．OPBCS（oncoplastic breast conserving surgery）における切開線

E．OPBCS（図 6）

乳房温存術が普及するにつれて，癌の根治性を確保し（oncology），乳房の変形を防ぐ手術（plastic surgery）として oncoplastic surgery という概念が広く普及した．小さな乳房は volume displacement の手技は適応しにくいと言われているが，volume replacement の手技ではドナーサイトの犠牲が伴うため，その適応は慎重に行うべきである[4]．Volume displacement では，死腔を埋めることと，乳頭乳輪の位置と血流の保持が重要となる．ここでは，volume displacement のための切開方法を，Sabel MS らのデザイン[5]を一部抜粋し提示する．乳房の欠損範囲を図のように，頭側を①，外側を②，尾側を③，内側を④とし，それぞれの場合の充填方法を示す．

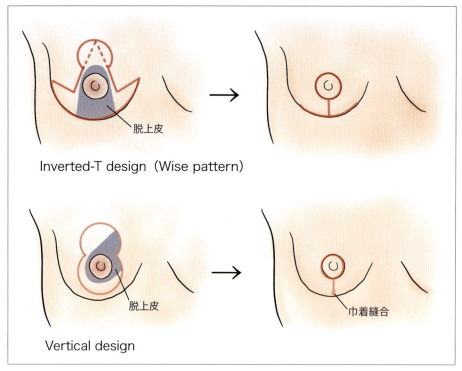

図 7. 乳房縮小術(挙上術)における切開線

F．乳房縮小術(挙上術)(図7)

乳房縮小術は,皮膚,脂肪組織および乳腺を減量することで,乳房肥大に伴う身体症状と形態の改善を目的として行われる手術である[6]．乳房再建の際に,健側の下垂が強い場合や,再建側に比べてボリュームが大きい場合に,健側に対して行われる場合もある．

我々は,主にinverted-T design(Wise pattern)とvertical design[7]を使用している．inverted-T designはWiseが報告した方法で,尾側の乳腺と皮膚の減量が容易であるため,高度の下垂や皮膚余剰が生じやすい症例で適応となる．

一方,vertical designは,術後瘢痕が乳輪周囲と尾側の縦切開のみである点で有用である．上内方茎とすることで内胸動脈穿通枝からの血流を確保できるため乳頭乳輪への血流が良好で,知覚温存も良好である．尾側創部の末端は巾着縫合することで,乳房の丸い形態の維持も可能である．

切除後の血流評価

切除後の血流評価にはICG蛍光血管造影が有用である(図8)．乳房切除の際に皮弁を薄く形成した場合や,筋鈎の牽引を行った場合,ICG検査で血流を評価して皮膚血流不良部位の有無について評価しておく．血流不良部位があれば,血管拡張薬の投与や,可能であれば血流不良部位のトリミングを行う．

切開位置の選択と吻合血管へのアプローチ方法

1．SSM/乳輪下縁～内外側切開

吻合血管は内胸動静脈である．絹糸と開創器を用いて展開し,内胸動静脈へアプローチする(図9)．

2．外側切開

吻合血管は胸背動静脈,外側胸動静脈である．吻合血管へアプローチできるように,外側切開線から腋窩の皺線まで切開線を延長する．腋窩の皺線との交点は90°以上とする．開創器と筋鈎を用

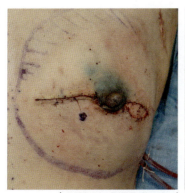
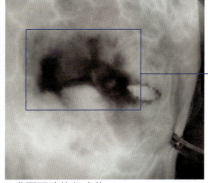

左NSM + DIEP flap による乳房再建施行直後

ICG蛍光血管造影で乳房皮膚の造影不良域あり

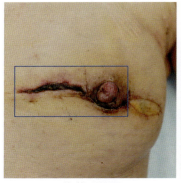
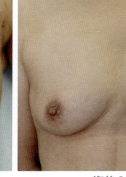

術後2週間　　　　　術後6か月

・ICG造影不良域に一致して皮膚壊死，創傷治癒遅延あり
・乳輪内側の創部は瘢痕治癒した

図 8. ICG 蛍光造影検査による皮膚血流の評価

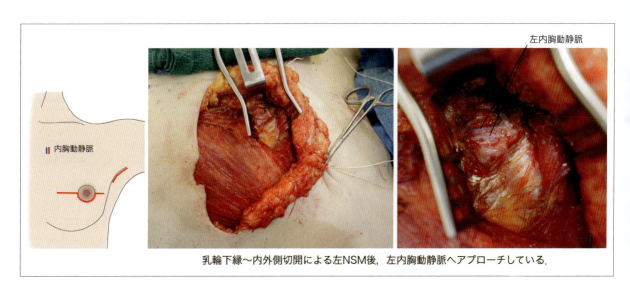

乳輪下縁～内外側切開による左NSM後，左内胸動静脈へアプローチしている．

図 9. SSM/乳輪下縁切開～内外切開における吻合血管へのアプローチ方法

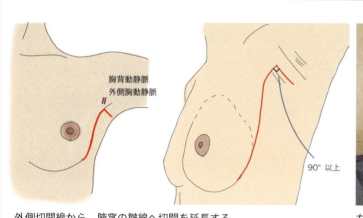

外側切開線から,腋窩の皺線へ切開を延長する.
foot print～前腋窩線と腋窩の皺線との交点は 90°以上とする.

左NSM後,左胸背動静脈へアプローチしている.

図 10.外側切開における吻合血管へのアプローチ方法

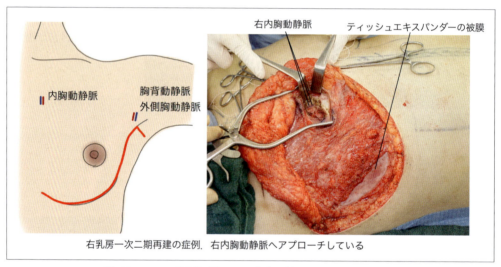

右乳房一次二期再建の症例.右内胸動静脈へアプローチしている

図 11.IMF～外側切開による吻合血管へのアプローチ方法

いて展開し,胸背動静脈や外側胸動静脈へアプローチする(図 10).

3.IMF(inframammary fold)～外側切開

吻合血管は内胸動静脈もしくは胸背動静脈,外側胸動静脈である.胸背動静脈,外側胸動静脈へ吻合する場合には,腋窩の皺線までの切開の延長が必要である.創部が目立ちにくく,内胸動静脈にもアプローチが可能である.D区域の皮膚血流が保たれず皮膚壊死に至る可能性が高いため,一次二期や二次二期などティッシュエキスパンダーを挿入した症例(乳房皮膚の血流がdelayされている場合)で適応となる(図 11).

まとめ

胸部・乳房の切開において重要なのは,皮膚や乳頭乳輪の血流の温存,乳房形態の対称性の維持,患者のQOLの保持である.特に,胸骨正中の乳頭位置から鎖骨までの範囲に切開線を置かないように留意することで,術後の患者満足度が大きく変化する.一方で,整容性だけでなく,癌の根治性や血管へのアプローチのしやすさを常に念頭に置きながら,切開線をデザインすることが重要である.

参考文献

1) 今西宣晶：【乳房再建マニュアル—根治性，整容性，安全性に必要な治療戦略—】乳房再建で知っておきたい乳房の解剖. PEPARS. **183**：1-8, 2022.

2) Khouri, R. K., Biggs, T. M.：Your natural breasts：a better way to augment reconstruct and correct using your own fat. 158, San Pedro Publishing, 2012.

3) 国立がん研究センターの乳癌手術. 木下貴之編. 南山堂，2016.

4) ：乳房オンコプラスティックサージャリー —根治性と整容性を向上させる乳がん手術—. 矢野健二，小川朋子編. 12-13, 克誠堂出版，2014.

5) Operative technique in breast, endocrine, and oncologic surgery. Sabel, M. S., ed. 100-101, Wolters Kluwer, 2024.

6) 新城　憲：【乳房の美容手術　私の治療戦略】乳房縮小術—美容外科，ならびに再建外科における健側手術—. PEPARS. **212**：26-35, 2024.

7) Concepts and principles of breast reduction surgery, vertical scar mammaplasty. Hall-Findlay, E., Hamdi, M., ed.13-29, Springer, 2018.

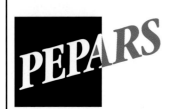

◆特集/Basic Surgical Techniques を極める！
切開とアプローチ，創閉鎖と縫合・吻合

切開とアプローチ
手の切開とアプローチ

小野　真平*

Key Words：手(hand)，指(finger)，皮膚切開線(skin incision line)，Bruner 切開(Bruner's incision)，側正中切開(midlateral incision)

Abstract　手の外傷や腫瘍は日常診療で頻繁に遭遇するが，その治療に不慣れな形成外科医は少なくない．手術の治療成績を向上させるためには，深部再建の知識や技術に加え，皮膚軟部組織の適切な扱いに習熟することが不可欠である．血流の良好な皮膚軟部で深部を覆うことや，適切なアプローチの選択，愛護的かつ鋭的な組織展開を行うことが治療結果を左右する．本稿では，手の部位ごとの皮膚特性，皮膚切開線デザインの原則，アプローチにおけるコツやピットフォールを解説する．特に，Bruner のジグザグ切開や側正中切開といった部位ごとに適した切開法を取り上げ，術後の瘢痕肥厚や拘縮を予防するデザインの重要性を強調した．本稿が形成外科医の技術向上に寄与し，手外科に対する苦手意識の克服に役立つことを期待する．

はじめに

手の外傷や腫瘍は日常診療で頻繁に遭遇する．しかし，その診断や治療に不慣れな形成外科医も少なくない．手の解剖は他部位と比較して複雑であり，また手外科という独立した診療科が存在することが，形成外科医が手の診療に対して漠然とした苦手意識を抱く一因となっていると考えられる．

手の手術の治療成績を向上させるためには，深部再建に関する知識や技術に精通することはもちろんであるが，皮膚軟部組織の扱いに習熟することも重要である．血流が良好な皮膚軟部で深部を覆うことは，良好な組織修復に直結する．また，正しいアプローチを選択し，愛護的な組織の取り扱い(atraumatic technique)および鋭的な組織展開(sharp dissection)を行うか否かで，治療成績には大きな差が生じる．

本稿では，形成外科医が手術を行う上で知っておくべき皮膚切開の原則，アプローチのコツおよびピットフォールについて部位ごとに解説する．本稿が，形成外科医が手外科に対する苦手意識を克服する一助となることを願う．

総　論

1．手の各部位における皮膚特性

手の手術における皮膚切開線は，上級医のデザインを単に模倣するのではなく，その原則を理解した上で，症例に応じた根拠のあるデザインが求められる．そのためには，手の部位ごとの皮膚特性を理解する必要がある．

手掌の皮膚は角質が厚く，伸展性が乏しい．また，直下に位置する手掌腱膜と密接に連結しているため，滑走性(皮膚が下層組織に対してどの程

---

* Shimpei ONO，〒113-8603　東京都文京区千駄木 1-1-5　日本医科大学付属病院形成外科・再建外科・美容外科，准教授

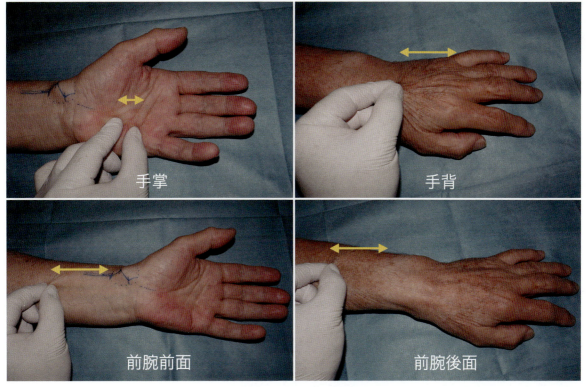

図 1. 手の皮膚滑走性
皮膚滑走性とは，皮膚が下層の組織に対してどの程度滑りやすいか，つまり皮膚が動きやすい（黄矢印）性質のことを指す．手の掌側の皮膚は下にある手掌腱膜と密接に連結しているため滑走性が低く，一方で，手背や前腕の皮膚は滑走性が高い．

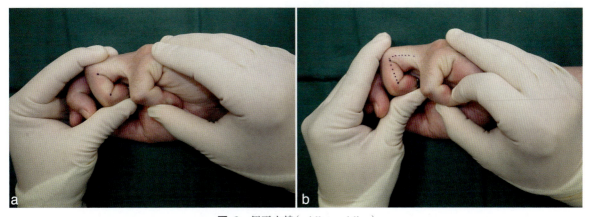

図 2. 側正中線（midlateral line）
a：指を屈曲させた状態で皮膚皺線の最も背側のポイントをマーキングする．
b：そのポイントをつないだ線を指先および MP 関節に向かって延長した線が側正中線となる．

度滑りやすいか，つまり皮膚が動きやすい性質）が低く，確実な把持を可能にしている（図1）．特に，手掌の皮膚とその直下にある手掌腱膜の連結は皮線の直下で発達している．一方で，手背の皮膚は伸展性と滑走性に富み，手掌と手背の境界に

は側正中線が位置している（図2）．前腕の皮膚特性は，前面および後面ともに手背のそれに似ており，結果として手掌部のみが特異な性状を有している．

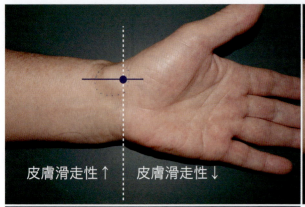
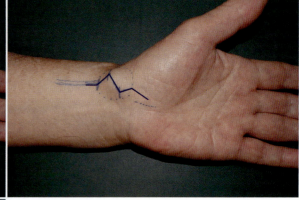
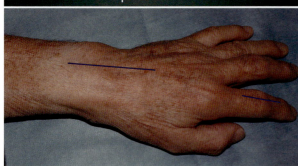

図 3.
a：皮膚滑走性の差が大きい部位をまたぐ縦方向の縫合線は，特に●部で瘢痕が肥厚化しやすい．
b：縫合線をジグザグ状にすることで張力を分散する．
c：手関節や指の背側は長軸方向の直線切開でも術後瘢痕は肥厚化しづらい．

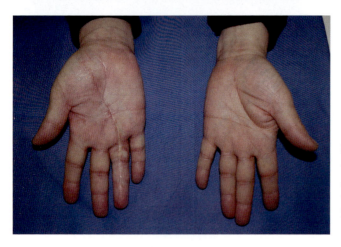

図 4.
手掌内であっても皮膚滑走性が極めて不良な皮線部と比較的良好な周囲皮膚にまたがる縫合線は，将来的に肥厚性瘢痕や瘢痕拘縮を引き起こしやすい．

2．皮膚滑走性と縫合線の関係

皮膚滑走性が異なる2つの領域にまたがる縫合線は，瘢痕が肥厚化しやすく，特にそれが関節部にある場合，瘢痕拘縮の原因となりやすい．この現象は主に長軸方向の縫合線で見られ，手指の屈伸運動（長軸方向の曲げ伸ばし）によって縫合線に張力がかかることが主な要因である．

例えば，皮膚滑走性が不良な手掌から滑走性が良好な前腕前面にまたがる長軸方向の直線縫合線では，張力が最もかかりやすい手首皮線部で肥厚性瘢痕や瘢痕拘縮が生じやすい（図3-a）．このため，同部位で縫合線にかかる張力を分散させる目的で，縫合線をジグザグ状にデザインしたり（図3-b），三角弁を追加することが望ましい．一方で，手関節や指の背側の皮膚は一様に皮膚滑走性が良好であり，部位ごとの皮膚滑走性の変化が少ないため，長軸方向の直線デザイン（図3-c）であっても術後瘢痕が肥厚化することなく成熟することが多い．また，手掌内であっても，皮膚滑走性が極めて不良な皮線部と比較的良好な周囲皮膚にまたがる縫合線は，将来的に肥厚性瘢痕や瘢痕拘縮を引き起こしやすい（図4）．

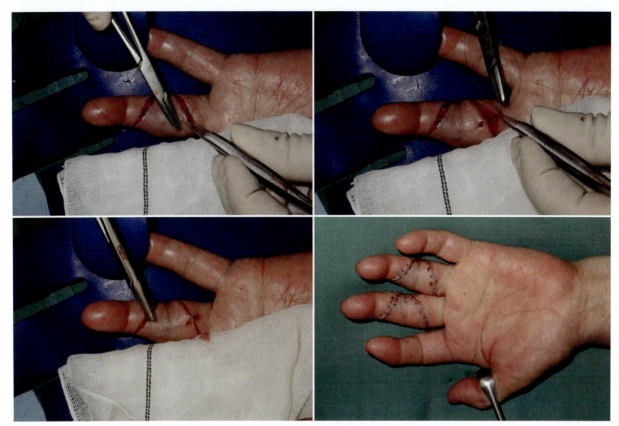

図 5. 手の掌部の皮膚縫合
表層縫合の 1 層のみで行う．Stay suture に垂直マットレス縫合を使用し，創縁を外反させるとよい．

3．手術操作

手の手術では，他の部位に比べて鈍的操作や組織の挫滅が術後の可動域制限や疼痛に直結しやすいため，手術用ルーペ（または顕微鏡）を用いた atraumatic technique と sharp dissection が重要である．具体的には，皮膚創縁を無鉤鑷子で直接把持せず，フック鑷子やスキンフックを使用して組織の挫滅を最小限にする．また，皮膚自体ではなく皮下組織を把持し，鋭的剝離を基本とし，神経や血管周囲では Stevens 剪刀やマイクロモスキート鉗子を用い，無理な引き広げによる損傷を避ける．止血はバイポーラを基本とし，電気メスは筋層以下の深部に限って使用する．

皮膚縫合は，手背や側正中線部では真皮縫合と表層縫合の 2 層で行うが，神経が豊富で外的刺激を受けやすい手掌部では縫合部の圧痛や異物反応のリスクを考慮し，真皮縫合を避けて表層のみの 1 層で行うことが多い．また，手の手術では術後早期から早期運動療法を行うことが多いため，縫合部の離開や創縁の損傷を防ぐために，創縁からやや幅広く糸をかけて密に縫合することが求められる．さらに，手掌部では創縁が内反しやすいため，垂直マットレス縫合を stay suture として加え，創縁を外反させ，隙間を結節縫合で埋めるとよい（図 5）．

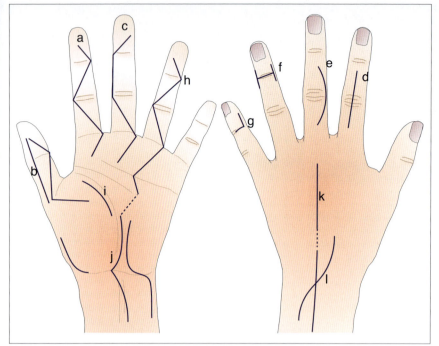

図 6. 手の基本的な皮膚切開線
指の掌側では Bruner のジグザグ切開と側正中切開を組み合わせることが多い．ジグザグ切開を手掌部まで延長する際には，各指から手根管の切開を目指してデザインする．
指や手関節の背側では長軸方向の直線またはゆるやかな曲線でデザインする．

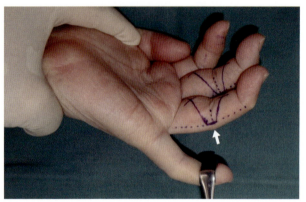

図 7. Bruner のジグザグ切開のデザインの工夫
Bruner のジグザグ切開の三角弁の先端は，鋭角ではなく，やや鈍角(台形弁になる)にデザインすると安全である．

各 論
―部位別の皮膚切開線―

1．指(掌側)

指の掌側アプローチの基本は，Littler が記載し，Bruner によって普及した掌側ジグザグ切開である(以下，Bruner のジグザグ切開)[1](図 6-a)．このアプローチは，指を屈曲した際の皺線の最も背側のポイントで約 90°の角度で交わる斜めの皮膚切開を組み合わせたものである．Littler はかつ

て，掌側の皮線に対して垂直に皮膚切開を行うと縦方向の瘢痕拘縮を引き起こす可能性があるため，避けるべきだと提言した[2]．これに対し，皮線に対して斜めの角度で皮膚切開を行うと，切開部にかかる張力を分散することができ，瘢痕の肥厚化や瘢痕拘縮のリスクを最小限にすることが可能である．同時に，Bruner のジグザグ切開は深部の展開がしやすいという利点も持つ．一方で，三角弁の先端はメスの刺入角度や術中の不適切な把持により血流不良に陥りやすいため，術中操作には十分な注意が必要である．当施設では，三角弁の不適切な把持による挫滅損傷を避けるため，5-0ナイロンを通してモスキート鉗子で牽引する方法を採用している．また，三角弁の頂点をやや鈍角にデザインする(台形弁にする)(図 7)とさらに安全性が向上する．なお，三角弁(台形弁)の頂点は側正中線まで確実に届かせた方がよい．

皮膚切開時には，メスを皮膚に対して垂直に刺入する．ただし，三角弁(台形弁)の頂点部分のやや正中側に神経血管束が存在するため，深く切り込みすぎてそれらを損傷しないよう注意が必要である．皮弁を挙上する際には，神経血管束および

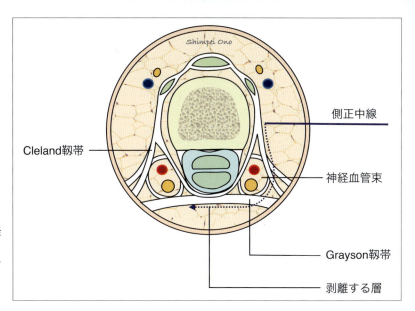

図 8.
指の横断面の解剖
神経血管束は靱帯に守られており，神経の方が動脈よりも掌側に位置する．Grayson 靱帯は PIP 関節で最も厚く，その構造を確認しやすい．

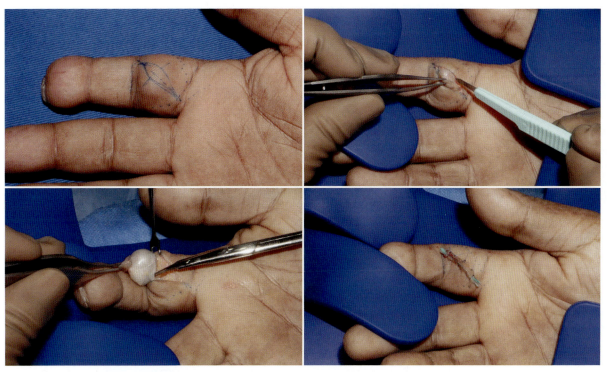

図 9．指掌側の外傷性表皮囊腫を Bruner のジグザグ切開を応用して切除した例
もしこの皮膚切開で展開が不十分であれば，中枢側および末梢側に皮膚切開を容易に延長することができる．

屈筋腱鞘よりも浅い層をメスで鋭的に挙上する．神経血管束の掌側には，薄い線維層である Grayson 靱帯が存在する(図8)．この靱帯を切離すると，脂肪が膨隆して外に飛び出し，その内部に指神経および指動脈が位置する．正常解剖では，指動脈は指神経のやや背側に位置している．Bruner のジグザグ切開は屈筋腱や指神経の修復に使用されるのはもちろん，腫瘍の切除などにも応用可能である(図9)．

指のもう1つの有用なアプローチは側正中切開

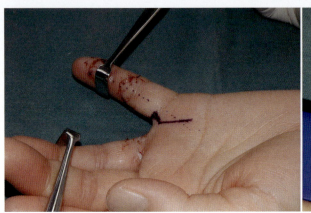
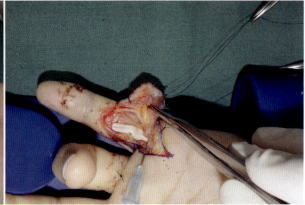

図 10. Brunerのジグザグ切開と側正中切開を組み合わせて屈筋腱損傷部を展開した例
a：指間に切り込むと同部は瘢痕拘縮をきたしやすいため，それを避けるように小さな三角弁を追加する工夫をしている．点線は屈筋腱の走行を示している．
b：皮弁には糸をかけて牽引し，屈筋腱縫合に必要な十分な術野が確保されている．神経血管束は，指神経が指動脈よりも掌側にあるのがわかる．

a|b

である（図2，図6-b）．側正中切開の利点として，掌側だけでなく背側にも同時にアプローチできることが挙げられる．そのため，切断指の再接着や指への遊離皮弁を行う際に頻用される．また，手術瘢痕が手掌に及ばないため，術後の把持時における圧痛を最小限に抑えることができる．側正中切開は，橈側と尺側のいずれでも選択可能な場合，示指，中指，環指では尺側，小指では橈側を選択する（いわゆる contact surface 側を避ける）ことで，術後瘢痕の感覚過敏を最小限に抑えることができる．ただし，これは絶対的な基準ではない．側正中切開では，特に基節骨のレベルで，皮膚直下を指神経の背側枝が掌側から背側に向かって斜めに走行するため，可能な限りこの神経枝を温存する．また，側索が確認されることも多いため，基節骨にアプローチする際には側索を背側に牽引するのがよい．なお，神経血管束は切開線よりも掌側に位置している．

Brunerのジグザグ切開と側正中切開は，治療対象の位置や疾患に応じて柔軟に選択するべきである．実際には，これらの切開法を組み合わせることが多い（図6-c，図10）．

2．指（背側）

指への背側アプローチは，通常，正中で長軸方向の直線切開（図6-d）または曲線切開（図6-e）を基本とする．可能であれば，皮神経や皮静脈は極力温存するべきである．皮膚切開線の長さを十分に確保することで，指の背側のみならず側面まで広範囲に展開することが可能となる．DIP関節の背側についても基本的には長軸方向の直線切開が適用可能であるが，後爪郭の皮膚は例外的に滑走性が不良であり，皮膚直下に爪母が位置するため，一般的にはDIP関節上の皮線と側正中線に沿ったH状切開（図6-f），L状切開（図6-g），Y状切開などが用いられることが多い[3)4)]．これらの切開を行う際には，爪母および終末腱を損傷しないよう慎重に進める必要がある．解剖学的研究によれば，終末腱の末節骨付着部から爪母の近位端までの平均距離は1.2 mmとされている[5)]．

3．指 間

指間部への皮膚切開および縫合線は，術後に肥厚性瘢痕や瘢痕拘縮を生じやすい．そのため，皮膚切開線をデザインする際には，極力その部位への進入を避けることが望ましい．具体的には，図10のように指間部を避けたデザインとし，さらに皮線をまたぐ部分に小さな三角弁を追加することで，上記のリスクを低減することができる．

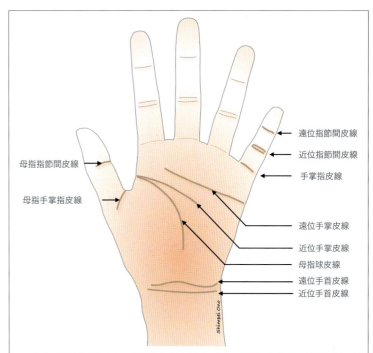

図 11.
手の皮線

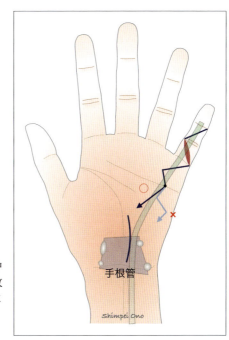

図 12.
手掌の Bruner のジグザグ切開を中枢側に延長する場合は，手根管開放術の皮膚切開と連続性を持たせるようにする．

4．手部（掌側）

指の掌側と同様に，Bruner のジグザグ切開を基本とする．手掌部の手掌指皮線，遠位手掌皮線，近位手掌皮線など（図 11）に対して斜めに切開線を引き，皮線にぶつかる度に約 90°の角度で向きを変えるようにデザインする．特に腱や神経を展開する場合は，その走行に沿ったデザインを心がける．この展開を中枢側に広げる場合は，手根管アプローチの皮膚切開と連続性を持たせるようにする（図 6-h, j，図 12）．手根管アプローチは，手根管開放術で用いることが多い．母指球皮線（図 11）に沿い，その尺側に約 3 cm のカーブ状の皮膚切開をデザインする．余談ではあるが，皮線に一致した皮膚切開線は術後の瘢痕が目立ちにくいとい

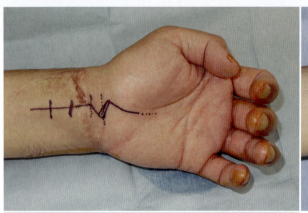
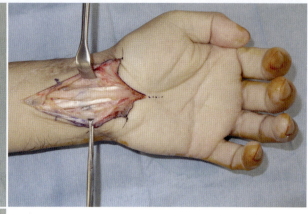
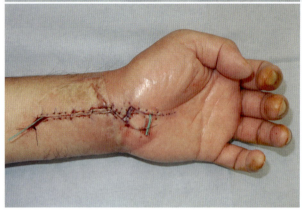

a	b
c	

図 13. 手根管アプローチ
通常，母指球皮線に沿い，そのやや尺側に(2〜)3 cm 程度の小切開を加え，手根管を開放する方法が一般的である．一方で，屈筋腱の滑膜切除やコンパートメント症候群の減圧が必要な場合には，より近位まで展開を広げることがある．この際，手掌から前腕に移行する部位にジグザグ切開や三角弁を加えることで，皮膚にかかる張力を分散させ，肥厚性瘢痕や瘢痕拘縮の発生を予防することが推奨される．

う利点があるものの，手掌腱膜と連続する皮下の線維組織が密集しているため，展開が難しく推奨されない．

5．手部(背側)

手背では，どの方向に皮膚切開を行ったとしても，術後に瘢痕が肥厚化したり瘢痕拘縮を生じることは少ない．一方で，MP 関節，中手骨，伸筋腱などへのアプローチが多いため，骨軸に沿った長軸方向の直線切開または曲線切開が選択されることが多い(図 6-k)．指の背側アプローチと同様に，皮神経および皮静脈は極力温存するべきである．特に，橈骨神経浅枝や尺骨神経背側枝は，不用意な過剰牽引や損傷によって難治性の神経痛が後遺症として残る可能性があるため，愛護的に保護することが重要である．

6．手関節部(掌側)

前述の手根管アプローチが頻用される．一方で，中枢側まで広く展開する場合は，手掌から前腕に移行する部位にジグザグ切開や三角弁を加えることで(図 6-j，図 13)，張力を分散させ，肥厚性瘢痕や瘢痕拘縮を予防することが推奨される．同部を切開する際には，正中神経の掌側枝を損傷しないよう十分に注意する必要がある．この掌側枝は，手首皮線の約 5 cm 近位で正中神経の掌橈側から分岐し，神経幹と約 2 cm 並走した後，手首皮線の近位約 0.8 cm で前腕筋膜を貫通し，橈

側枝と尺側枝に分かれる．横手根靱帯を露出し，その尺側を意識して切開することで掌側枝を温存しながら安全に手根管内に進入することが可能である．

7．手関節部（背側）

手背と同様に，基本的には長軸方向の直線切開が多く選択される（図6-l）．橈骨神経浅枝や尺骨神経背側枝を損傷しないように，愛護的に保護する．

結　論

手の外科治療において，皮膚切開のデザイン，アプローチの選択，組織の愛護的な取り扱いは，治療成績に直結する重要な要素である．本稿では，部位ごとの皮膚特性や皮膚切開の原則，アプローチの際のコツとピットフォールに関して解説し，形成外科医が手外科治療に対する苦手意識を

克服し，安全かつ効果的に手術を行えるための指針を示した．

参考文献

1) Bruner, J. M.：The zig-zag volar digital incision for flexor tendon surgery. Plast Reconstr Surg. **40**：571-574, 1967.
2) Littler, J. W.：Principles of reconstructive surgery of the hand. Am J Surg. **92**(1)：88-93, 1956.
3) Leibovic, S. J.：Instructional course lecture：Arthrodesis of the interphalangeal joints with headless compression screws. J Hand Surg Am. **32**(7)：1113-1119, 2007.
4) Katzman, S. S., et al.：Use of a Herbert screw for interphalangeal joint arthrodesis. Clin Orthop Relat Res. (**296**)：127-132, 1993.
5) Shum, C., et al.：Examination of the anatomic relationship of the proximal germinal nail matrix to the extensor tendon insertion. J Hand Surg Am. **25**(6)：1114-1117, 2000.

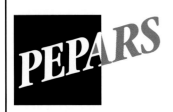

◆特集／Basic Surgical Techniques を極める！
切開とアプローチ，創閉鎖と縫合・吻合

切開とアプローチ
皮膚・皮下腫瘍切除における切開とアプローチ

野村　正[*1]　中浜　都[*2]

Key Words：良性皮膚腫瘍(benign skin tumor)，皮下腫瘍(benign subcutaneous tumor)，悪性皮膚腫瘍(malignant skin tumor)，皮膚切開(skin incision)，囊胞(cyst)

Abstract　皮膚・皮下腫瘍切除の際の切開やアプローチに求められる最重要事項として，腫瘍を確実に切除・摘出することは言うまでもない．確実な腫瘍切除に加えて，"きれいな瘢痕"とすること，さらに顔面では contour に対する配慮も必要である．顔面においては，一定程度の皮膚切除を要する色素性母斑では，RSTL，皺線，解剖学的メルクマールならびに aesthetic unit を念頭に置きながら，病変の大きさや向きを総合的に判断し，皮切や縫合の向きを個別に検討する．粉瘤や囊胞型静脈奇形など囊胞を有する皮膚腫瘍に対しては，紡錘形切開の頂点から剝離を進めると被膜の損傷が少ない．被膜の剝離は病変の浅い部分では，メスで削ぐような操作を行い，深部では囊胞を球状に見立ててその接平面に平行に鈍的剝離を進めていくと操作が容易となる．

はじめに

皮膚・皮下腫瘍切除の際の切開やアプローチに求められる最重要事項として，腫瘍を確実に切除・摘出することは言うまでもない．さらに残すべき組織はできるだけきれいに残し，過不足のない切除を心掛けることも必要である．我々形成外科医には確実な腫瘍切除に加えて，"きれいな瘢痕"とすることが求められる．一度皮膚にメスを入れると，例外なく瘢痕が生じるため，皮膚切開やアプローチは極めて重要である．さらに顔面では contour に対する配慮も必要である．本稿では，皮膚・皮下腫瘍切除の際に有用な切開やアプローチに関する基本的な手術手技について私見を交えながら述べる．

腫瘍切除の基本姿勢

腫瘍切除に際しては，大きく分けて，術前の評価，皮膚切開(皮切)デザインならびに術中の手術手技に分けられる．術前評価の詳細は省略するが，まずは皮膚腫瘍か皮下腫瘍か，腫瘍の可動性が良好か否かを診断し，鑑別診断を複数挙げて，診断の絞り込み作業を行う．その際，臨床所見や画像所見などを総合的に判断して「臨床診断」を下すことが重要である．もちろんこの段階では「疑い」で構わない．悪性腫瘍が疑われる場合は，「生検」を検討する．生検には病変の一部を採取する部分生検/切開生検(incisional biopsy)や病変を全切除する全切除生検(excisional biopsy)がある．全切除生検を選択した場合，後に悪性腫瘍であることが判明すると追加広汎切除において初回手術時瘢痕から safety margin をつけるため，結果的に本来切除すべき範囲よりも大きく切除しなければならない可能性が生じることを念頭に置く．四肢の軟部腫瘍の切開生検では，長軸に対して平行の皮膚切開を行うこと，剝離操作を最小限とする

[*1] Tadashi NOMURA，〒650-0017　神戸市中央区楠町 7-5-2　神戸大学医学部附属病院形成外科・美容外科，病院教授
[*2] Miyako NAKAHAMA，同大学医学部附属病院形成外科・美容外科

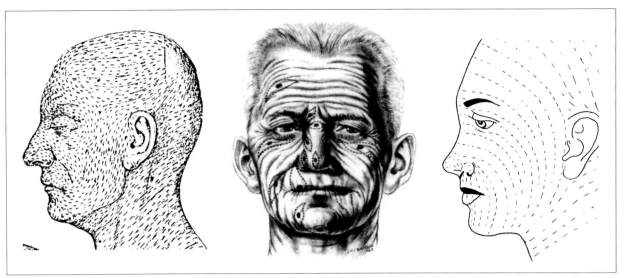

図 1. 過去に提唱された顔面の切開線
a：Langer の皮膚割線．生体の外科手術を想定したものでないことを念頭に置く．（文献 1 より引用）
b：Kraissl の皺線（文献 3 より引用）
c：Borges の relaxed skin tension line．外眼角部，鼻部やオトガイ部上部では Kraissl の皺線と方向が異なる．（文献 4 より引用）

ことや十分な止血操作を行うことが重要である．

皮膚切開のデザイン

皮切に関しては，どの向きに切開するかという点が極めて重要である．歴史的には，Langer の皮膚割線（図 1）が有名であるが，これは屍体の皮膚を鋭利なスパイクで損傷させた際の創の形態的な研究である[1]．外科的な皮切を念頭に置いたものではなく，1892 年に Kocher がこれらの線を外科的切開の位置を決めるガイドラインとして使用することを推奨したことが欧米における外科の教科書で頻繁に引用されることに至ったと推察され，生体への利用自体が根拠のないものとされている[2]．Kraissl の皺線 "anti-muscular lines" は運動に伴って生じる皺線であり，多くは筋肉の走行に対して垂直に生じる[3]．顔面では前額部の横線，眼瞼では外眼角の放射状の線，口唇周囲では縦線が代表的なものである（図 1-b）．若年者で顔面の皺がわかりにくい場合は，患者に強閉瞼，眉毛挙上，口唇閉鎖や口角挙上させたりするが，全身麻酔の場合は麻酔導入前に皺線をマーキングしておく．近年では，Borges の relaxed skin tension line（RSTL）が広く知られている（図 1-c）[4]．RSTL は生体における皮膚にかかる緊張を緩めた状態や肢位での皮膚の緊張方向に一致するとされ，この方向に沿う皮切が皮膚の緊張が少なく，望ましいとされている[4]．簡易的に示指と母指で皮膚をつまみ寄せて，皺が平行となる方向が RSTL である．皮膚腫瘍切除においても RSTL に沿うように切開もしくは切除後の瘢痕を設定するのがよい．しかし，実際は例外も多くあり，瞼縁や口唇など自由縁付近では形態や機能を考慮して縦の楔状切除が一般的であるし，Hair line 付近は，これに平行となる向きが目立たない．また，眉間部中央部は縦，中央よりやや外側で眉毛よりも内側部位は斜めにした方がよい．RSTL よりもむしろ aesthetic unit を考慮した方がよいとの意見もある[5]．顔面では，一般に鼻唇溝や鼻翼溝など陥凹する部位では，これに平行に切開すると大きな間違いはなく，これは aesthetic unit の outline に相当する．特に色素性母斑では，もともとの病変の形状から理想的ではない方向に縫合線を設定せざるを得ないことも

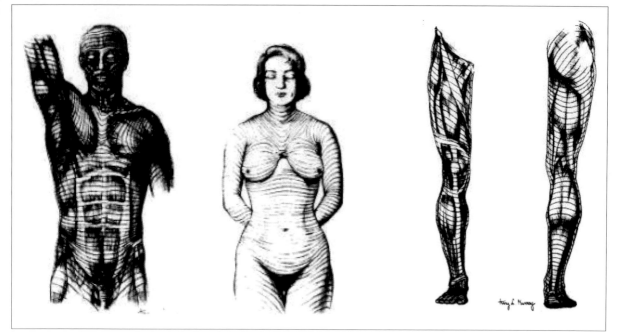

図 2. Kraissl の皺線（体幹, 四肢）

（文献 3 より引用）

ある．RSTL，皺線，解剖学的メルクマールならびに aesthetic unit を念頭に置きながら，病変の大きさや向きを総合的に判断し，皮切や縫合の向きを個別に検討する．

一方，Kraissl の皺線では体幹のうち男女で胸部に違いがあるものの，鎖骨部以外概ね横線が基本となり，四肢では短軸に平行となる（図 2）．我々は体幹のうち特に乳頭部付近より尾側の胸腹部は，皮膚に余裕があって乳頭など解剖学的メルクマールの変位が生じない場合はできるだけ横方向の縫合線になるよう心掛けている（図 3）．四肢では，筋肉の走行に直交する Kraissl の皺線が広く知られており，これは四肢の短軸方向に一致する．特に肘や膝など関節付近では短軸方向の切開が好まれるが，関節間の中央付近では長軸や短軸どちらでも相違ない印象である．悪性が除外できない軟部腫瘍に対しては前述の通り長軸に平行がよいし，手関節部は自傷行為と紛らわしい短軸方向の切開を避ける配慮も必要である[5]．緩やかな S字状切開である lazy S 切開は皮下に広範囲に広がる病変の展開に有用である．特に関節にまたがるような病変は関節部の皺を利用して，lazy S 切開をデザインするが，欠点として trap door 様変形を生じる点である（図 4）．

良性腫瘍に対する切開・アプローチ法

切開のポイントとしては，切開した皮膚断面の厚みや角度が一定となることが理想である．その断面は縫合時の adaptation を考慮して"ハの字型"が理想とされている．デザイン後，切開の長軸に対してできるだけ正対すると切開しやすい．デザインの頂点から切開を始め，術者（手前）側に向かって切開を進めていく．短軸に正対する場合は，右利きの場合は左から右へとメスを進めていく．メスは 45°程度立てて，デザインに沿って滑らせるようにすると切れがよい．その際，切開には力は不要で，メスを力強く握ったり，皮膚面に強く押しつけたりしても決して有効には切れない．肩をリラックスさせることも重要で，鉛筆やペンを持つイメージを持つとよい．皮切断面を"ハの字型"とするには，メスを皮膚面に対して垂直ではなく切開部の外側に少し倒して切開する必

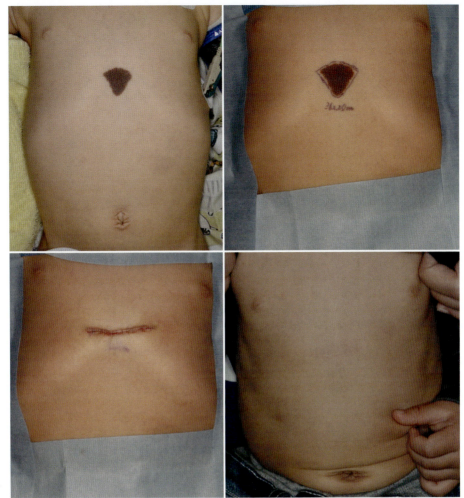

図 3. 胸部色素性母斑症例
a：術前
b：手術デザイン．縦 31×横 20 mm の母斑を 1 mm マージンで切除し，病変は縦方向に長かったが，皺線を意識して，瘢痕が横方向となるよう縫合し，両側の dog ear を修正した．
c：縫合直後
d：術後 6 か月所見．瘢痕は比較的目立たない．

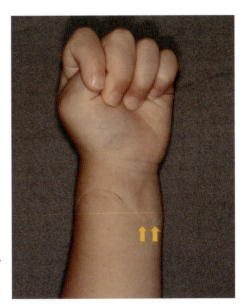

図 4.
Lazy S 切開後の瘢痕
前腕静脈奇形摘出に際して Lazy S 切開を行った．術後瘢痕は比較的細いが，弁状部分にやや盛り上がりを生じている（矢印）．

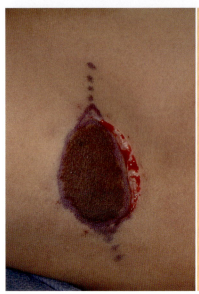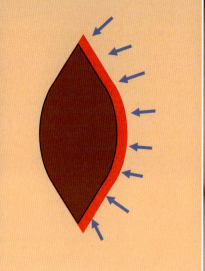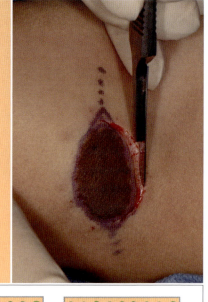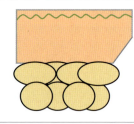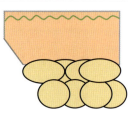

図 5. 皮膚切開の実際
a：1 回目の皮膚切開．真皮中層が見えている．
b：2 回目の皮膚切開のシェーマ．1 回目の切開で開いた真皮の外側を切開する(矢印)．
c：2 回目切開の臨床写真
d：切開後の皮膚断面図のシェーマ

要があるが，メスの角度の調整がうまくいかないと切開した皮膚が過度に薄くなることもあり，この方法にはある程度の経験を要する．我々は1回目の切開では，皮膚面に対して垂直にメスをあてて真皮中層を目途に切開を開始する．2回目の切開では，開いた創の外側(残す側)を切ると真皮断端が適度に"ハの字型"となる(図5)．2回目の切開で，再度頂点から手前側に切っていくと，切開すべき皮膚の緊張が徐々に失われ，過度に斜め切りとなることも適切に創を2～3分割して，手前側から順次切開するとある程度皮膚の緊張が保たれるため，切開しやすい．眼瞼など薄い皮膚は1回目の切開で皮膚全層を切開する．

1. 良性皮膚腫瘍
• 主に皮内に限局する病変

【疾患】色素性母斑，母斑細胞性母斑，脂腺母斑，表皮母斑，青色母斑

① 母斑細胞性母斑，通常型青色母斑など

正円のドーム状腫瘍であることが多い．腫瘍辺縁に紡錘形に皮膚切開線をデザインする．短径と長径は1：2.5～3程度とするとバランスがよい．脂肪層をわずかに付着させ，剪刃などで鋭的に切除する．

② 色素性母斑，脂腺母斑，表皮母斑

病変辺縁に沿って病変を切除する．切除の長軸端をスキンフックで牽引しながら創縁両端を寄せて，それぞれの創縁を寄せて，生じた dog ear を修正すればよい．色素性母斑や脂腺母斑は1 mm程度のマージンをつけて切除し，脂肪層を少し付着させて剪刃などで鋭的に切除する．成人で20 cmを超える病変，小児では生下時の頭頸部12 cm以上，四肢・体幹部で6 cm以上は先天性巨大色

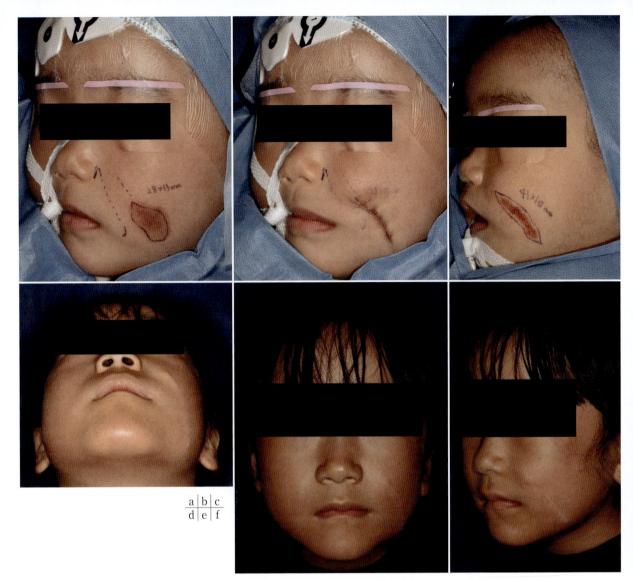

図 6. 左頰部色素性母斑症例
a：初回の分割切除．28×13 mm の母斑に対して長細く病変が残るように切除した．
b：初回手術縫合後
c：2 回目手術．初回手術より 4 か月後に行った．Dog ear の切除のため両端は長く切除した．
d～f：術後 4 年 10 か月時所見．頰部の丸みがやや失われ，輪郭が変形している．

素性母斑とされており[6]，深部における母斑細胞の存在を考慮し筋膜上切除を検討する．1 回の切除で縫合部に過度の緊張がかかる場合は，分割切除を考慮する．単純縫縮で解剖学的なメルクマールに左右差が生じる場合は，皮弁術やティッシュエキスパンダー法を検討する．頰骨部や下顎部など凸面の丸みを帯びた部位の線状瘢痕は皮膚切除や瘢痕拘縮の影響で特有の丸みが消えて平坦化するなど contour が乱れやすい傾向がある．さらに皮膚腫瘍切除に伴う dog ear によって変形が強調される場合もあり，その場合は皮切を延長するが限界もある(図 6)．

• 囊胞状病変

【疾患】粉瘤(表皮囊腫)，外毛根鞘腫，囊胞型静脈奇形など

小さな粉瘤に対するデルマパンチを用いたいわ

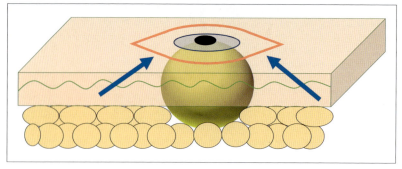

図 7. 粉瘤切除のイメージ図
Pit(黒丸)と皮膚菲薄部(グレー)を含むように余裕を持たせて紡錘形皮切線(赤)をデザインする．皮切部頂点(矢印)は被膜との距離に余裕があるため，剝離操作の自由度があり，こちらから被膜を見つけると被膜損傷が少ない．

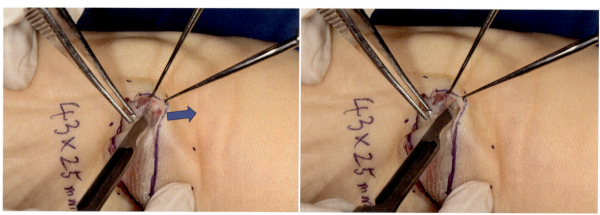

図 8. メスによる被膜の剝離操作(足底囊胞型静脈奇形症例)
被膜にメスを押し当てて，メスの軸に対して垂直方向(矢印方向)にメスを動かすと，被膜損傷のリスクの低い剝離操作が可能となる．

ゆるくりぬき法は割愛する．

＜デザイン＞

皮膚との癒着部(粉瘤の場合は pit)や皮膚が菲薄化している部位を触診や視診で確認し，マーキングしておく．同部を中心に長軸を RSTL などに合わせて紡錘形の皮膚切開を行う．皮切を小さくし過ぎると，メスで皮切を加えた際に被膜破損を生じやすくなるため癒着部分から少し余裕をもってデザインするとよい(図 7)．

＜切開と剝離＞

局所麻酔を行う場合は，切開線の外側に注射し，投与量も必要最小限にとどめて，囊胞内に注入しないようにする．投与量が多くなると囊胞内の圧が高まり，pit から角化物が漏出して術野汚染の原因となる．粉瘤や静脈奇形では，まずは被膜の確認が重要で，これが確認できれば，あとは被膜に沿って剝離していくだけである．粉瘤の多くは囊胞が球状であり，紡錘形皮膚切開の頂点部分は皮切から被膜まで最も距離が離れている部位であり，剝離操作に自由度があるため，慣れないうちはこの部位から剝離を進めると被膜損傷が少ない．被膜の剝離は術者が得意な方法でよいが，被膜が真皮に接している場合は鈍的剝離では被膜損傷のリスクが高まる．メスを被膜に押し当て，メスの長軸に対して垂直に動かすことで被膜表面を削るように剝離すると被膜の損傷が少ない(図 8)．ある程度剝離を進めると深部は付着する結合組織から被膜は比較的容易に剝離することが可能であり，鈍的剝離でも対応可能となる．その際，モスキートペアンや曲剪刃などを用いるが，被膜

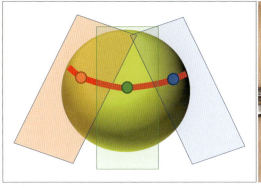
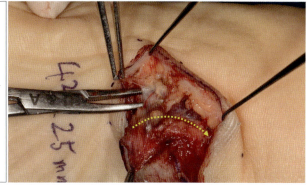

図 9. モスキートペアンによる被膜の剝離操作(足底囊胞型静脈奇形症例)
a:腫瘍(黄色球)の剝離すべき部分(赤線)に対して接平面をイメージし,この面に対して平行にモスキートペアンを広げればよい.
b:臨床写真(足底囊胞型静脈奇形症例).剝離すべき方向(破線矢印)を示す.被膜に付着している結合組織を接平面と平行に剝離する.広げた部分は電気メスや剪刀で切離する.

に対して先端を突き立てるのではなく,病変を球体と見立てて,剝離すべき部分に接平面をイメージし,これに対して平行に剝離作業を進めていく(図9).

2. 良性皮下腫瘍

【疾患】脂肪腫,皮様囊腫

一方,皮下腫瘍の場合は,皮膚は切開のみにとどまり,腫瘍を「摘出」することとなる.

剝離操作は皮膚腫瘍の囊胞状病変と同様である.

悪性皮膚腫瘍に対する切開・アプローチ法

悪性皮膚腫瘍に関する切除縁については各種ガイドラインで詳細な解説があるため割愛する.悪性腫瘍切除で重要なのは,深部を確実に切除することと切除時の腫瘍汚染を生じないことである.腫瘍がすでに潰瘍化している場合は,滅菌のフィルム材などで表層を被覆し,無用な腫瘍汚染をできるだけ避ける.切開線デザイン後にエピネフリン入り局所麻酔薬を注射する場合は,切開線よりも外側に注射する.切開後は目的とする層まで到達し,切除部位の裏面を確認しながら,剪刀や電気メスで深部を切除する.悪性腫瘍の場合,深部はバリアたる組織も含めて摘出することが多く,腫瘍を露出させないように摘出する.したがって,腫瘍の裏面は肉眼的には確認できないため,

術前のプランニング通りに解剖を確認しながら摘出する.腫瘍の硬結を用手的に確認しながら摘出することも検討する.腫瘍側のフックの展開は,フックが外れると腫瘍を穿刺することもあるため慎重に行う.フックは腫瘍を穿刺するリスクがあるため,摘出側にはできるだけ用いないようにする.ナイロン糸などを腫瘍外の摘出側の一部にかけて牽引することも考慮する.

まとめ

皮膚・皮下腫瘍切除における切開とアプローチについて述べた.顔面において皮膚切除を伴う腫瘍切除ではRSTL,皺線,解剖学的メルクマールならびにaesthetic unitを念頭に置きながら,病変の大きさや向きを総合的に判断し,症例に応じて検討する.囊胞状皮膚皮下腫瘍では,病変の剝離操作が重要であり,主に我々の方法について紹介した.

参考文献

1) Langer, K.: On the anatomy and physiology of the skin. I. The cleavability of the cutis.(Translated from Langer, K.(1861). Zur Anatomie und Physiologie der Haut. I. Uber die Spaltbarkeit der Cutis. Sitzungsbericht der Mathematisch-

naturwissenschaftlichen Classe der Kaiserlichen Academie der Wissenschaften, 44, 19.). Br J Plast Surg. **31**(1)：3-8, 1978.

2) Lemperle, G., et al.：The direction of optimal skin incisions derived from striae distensae. Plast Reconstr Surg. **134**(6)：1424-1434, 2014.

3) Kraissl, C. J.：The selection of appropriate lines for elective surgical incisions. Plast Reconstr Surg. **8**(1)：1-28, 1951.

4) Borges, A. F.：Relaxed skin tension lines(RSTL) versus other skin lines. Plast Reconstr Surg. **73**(1)：144-150, 1984.
Summary　代表的な皮膚切開線と RSTL を比較した重要な論文.

5) 林　礼人：【皮膚診療スキルアップ 30 ポイント】外来外科手術のスキルアップ　私の皮膚外科重要ポイント集. MB Derma. **203**：153-161, 2013.

6) Marghoob, A. A., et al.：Large congenital melanocytic nevi and the risk for the development of malignant melanoma. Aprospective study. Arch Dermatol. **132**：170-175, 1996.

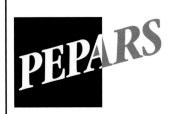

◆特集／Basic Surgical Techniques を極める！
切開とアプローチ，創閉鎖と縫合・吻合

創閉鎖と縫合・吻合
創閉鎖の基本

中川　雅裕*

Key Words：閉創(wound closure)，縫合(suture)

Abstract　創閉鎖には，1次治癒である創の縫合によるものと，2次治癒である広義の上皮化を得るという2種類がある．創の縫合では，①壊死組織や異物などをできるだけ残さない，②皮膚や組織を愛護的に扱う，③血行のよい atraumatic な創面とする(必要ならデブリドマンを行う)，④確実に止血を行う，⑤各層を解剖学的に正確に合わせ，創面を接合させる，⑥死腔をつくらない，⑦皮膚に張力をかけない，などが重要である．また2次治癒の上皮化を得る方法として，軟膏処置や創傷被覆材貼付による保存療法 NPWT や植皮などがある．

はじめに

　創閉鎖には1次治癒と2次治癒があり，1次治癒は創の縫合であり，2次治癒は広義の上皮化を得るための軟膏処置や創傷被覆材貼付による保存療法からNPWT，植皮なども含まれる．しかし，形成外科医として，創をできるだけ早く治癒させ，将来的にきれいな傷あとにすることを考えると，創閉鎖の基本は縫合となる．また，術後の合併症である Surgical Site Infection(SSI)や肥厚性瘢痕・ケロイドを起こさないことも重要である．これら合併症を予防するには，手技だけではなく，様々な配慮が必要となる．創縫合の手技に関しては他稿に譲り，ここでは創縫合の基本的な原則とそのコンセプトについて解説する．

創縫合のコンセプト

　創縫合はすべての外科の最も基本的な手技である．創縫合においては，形成外科では真皮縫合を早期より取り入れて瘢痕の少ない縫合法に力を入れてきた．真皮縫合は最近では全ての外科系診療科で基本的な手技となっている．真皮縫合も重要であるが，ここでは創全体の縫合における基本的な7つの原則とそれらのコンセプトを解説する．

　創縫合の7つの原則を表1に示す．

① 壊死組織や異物などをできるだけ残さない

　創閉鎖の際は，壊死組織と異物がないことを確認する．特に外傷の際はよく確認する．深筋膜は血流がはっきりしないことが多く，壊死がわかりにくいため特に注意が必要である．また，金属プレートや乳房インプラントなどの人工物を挿入する際は，できるだけ人工物が皮膚面に触れないようにし，挿入前後に洗浄を行い，人工物に接する

---

* Masahiro NAKAGAWA，〒431-3192　浜松市中央区半田山 1-20-1　浜松医科大学形成外科，教授

表 1. 創縫合の原則

① 壊死組織や異物などをできるだけ残さない
② 皮膚や組織を愛護的に扱う
③ 血行のよい atraumatic な創面とする（必要ならデブリドマンを行う）
④ 確実に止血を行う
⑤ 各層を解剖学的に正確に合わせ，創面を接合させる
⑥ 死腔をつくらない
⑦ 皮膚表面に張力をかけない

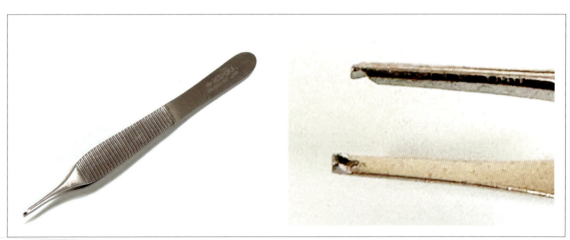

図 1. 有鈎アドソン鑷子
先端は 1 鈎と 2 鈎になっているが，皮膚側は 2 鈎でかるく掴む．

創面はできるだけ血流のよい組織で被覆する．基本的には皮下を縫合する糸はモノフィラメント吸収糸がよい．創部はよく洗浄する方がよい．創の洗浄には体温程度に加温した生理食塩水を用いる．洗浄は，術野に侵入した細菌を洗浄により希釈し，感染の機会を減らすという効果がある．どのくらいの量の生理食塩水で洗浄を行うかについては，データがなく確立していない[1]．

洗浄には，消毒薬は不適切であるとされている．消毒薬は細菌を死滅させ減らす効果もあるが，皮膚，脂肪組織，筋膜などにおいて，正常組織もダメージを受け，また好中球や線維芽細胞，ケラチノサイトなどの創傷治癒因子に対して有害であり，生理食塩水で洗浄を行った際の SSI が 1.7％であるのに対し，消毒薬で洗浄を行うと SSI の発生率は 5.8％であったという報告がある[2]．

② **皮膚や組織を愛護的に扱う**

皮膚はもちろんのこと，脂肪組織や筋膜も愛護的に扱う．皮膚の切開は，創全長で深さを均一にするように進め，組織を剝離する際も同じ層で均一な厚さで組織を切開する．全ての層で切開線がガタガタになったり凸凹となったりしないようにする．また，組織を二度切りせず，できるだけ短く有効なラインで組織を切開するようにする．そうすることで組織自体の損傷が少なくなり，毛細血管の損傷も少なく組織の血流が温存される．そのためには，電気メスを使用する際は，ゆっくりと動かし連続して長く切開する方がよい．電気メスで短く振るようにして切開すると組織の二度切りになりやすい．また，鑷子で皮膚を掴む際に皮膚が傷つくことがあるため注意が必要である．皮膚縫合で有鈎鑷子を使用する際は，皮膚側を 1 鈎側で掴むと傷がつきやすいため，皮膚側を 2 鈎側で軽くあてる程度にして，強く掴んで傷を付けないよう配慮する（図 1）．

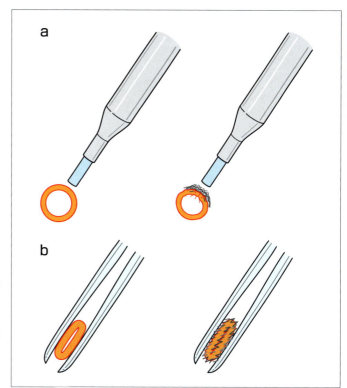

図 2.
電気メスによる止血
　a：電気メスをあてるだけでは血管表面のみが焼灼され血管内腔が完全にシールドされていないことがある．
　b：血管の止血はバイポーラで行うか，鑷子でつまんでから，鑷子に電気メスをあてる．

③ 血行のよい atraumatic な創面とする

創縁の血流が悪い場合は，血流の悪い部分をデブリドマンする必要がある．筋鈎などで創を強く引いたりすると創縁に挫滅が起こる．また，真皮縫合も浅い層まで糸をかけると，皮膚表面の血流が悪くなることがある．真皮の浅い縫合では縫合糸が術後に皮膚から出てくることや，瘢痕の原因ともなる．真皮縫合の際は，真皮の厚さの半分から 1/3 程度の深さまでしか針をかけないようにする．初心者は浅く皮膚ぎりぎりに真皮縫合しないと皮膚の面がきちんと合わないと考えがちであるが，浅筋膜縫合などで真皮にかかる緊張を減じてやると，真皮縫合が浅くなくても皮膚面がきちんと合うので，深層の減張も重要になる（図 2）．

④ 確実に止血を行う

止血を確実に行い，血腫を予防する．血腫が生じると創の癒合不全や SSI が起こりやすい．また出血量が多い場合は，再び開創して，止血する．止血方法は，出血源に電気メスをあてるだけでは，血管表面を凝固しただけで，内腔がしっかりとシールドされていない可能性があるので，バイポーラや，鑷子で血管を掴み，鑷子に電気メスをあてるようにして血管全体を凝固しシールドさせる（図 3）．また，創洗浄を行う際は，洗浄中や洗浄後も出血がないかを確認する．

⑤ 各層を解剖学的に正確に合わせ，創面を接合させる

手術で切開された各々の解剖学的層をきちんと縫合して連続性を確保し，段差のない縫合をしなければならない．筋肉，深筋膜，浅筋膜，真皮，皮膚などの各層を縫合する．筋膜は筋膜に，脂肪層は脂肪層に，真皮は真皮に，表皮は表皮というように，各層が隙間なく接着していることが理想である[3]．特に層がずれた状態で縫合すると，皮下で硬い瘢痕を生じやすく，創哆開の原因となり，創縁のずれを生じやすい．

組織の強固さにより縫合を締め付ける張力も変える．筋肉や脂肪を糸で強く締め付けると裂けてしまう．深筋膜など深い部位の比較的強固な層の縫合で創面の張力を減じるようにし，創面が自然に密着するような創閉鎖を行い，それが真皮に対する減張縫合となるように工夫すべきである[4]．

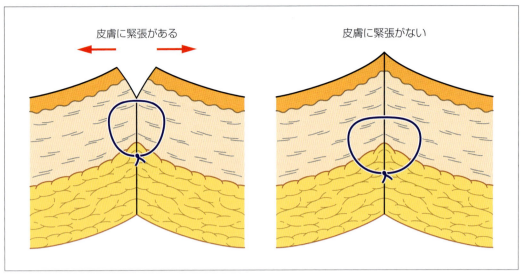

図 3. 真皮縫合の深さ
皮膚に緊張がかからなければ真皮縫合を浅くしなくても皮膚面はきちんと合う.

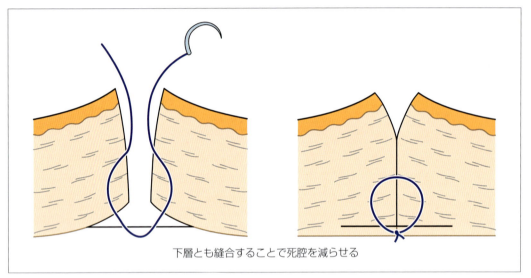

図 4. 死腔予防のアンカースーチャー
死腔の予防のためにアンカースーチャーを行うことも有用である.

⑥ 死腔をつくらない

死腔があると血腫の原因や漿液腫が貯留し、そこから SSI が生じることがあるため、死腔をつくらないことが重要になる。死腔をつくらないためには、前述にもあるように手術で切開された各々の解剖学的層の連続性を確保し、段差のない縫合がなされなければならない。深筋膜や浅筋膜を縫合して、脂肪組織や皮膚の創面に緊張を与えないことが必要である。また層ごとの縫合で、浅層と深層の間に死腔ができそうな場合は、縫合の際に深層にアンカースーチャーして死腔をなくす(図 4).

また、縫合だけで死腔が残りそうな際には閉鎖式陰圧ドレーンを挿入する。切開創面から浸出液が漏出するため、陰圧ドレーンは、この貯留を防ぎ、また陰圧により適切な力で脂肪組織を密着させるため脂肪層の死腔を防ぐことには適している[5][6].

⑦ **皮膚表面に張力をかけない**

皮膚に張力がかかると，創哆開の原因になるだけではなく，肥厚性瘢痕やケロイドの原因にもなる．真皮縫合は，皮膚を外反させ，皮膚表面に緊張をかけずに縫合することで，瘢痕の幅を狭くすることを目的としている．しかし，術後の肥厚性瘢痕やケロイドの予防には，真皮の緊張をできるだけ少ない状態で縫合するのがよく，筋膜など強固な組織で縫合し，皮膚にかかる張力を最小限にした縫合が必要となる[7]．そのため，真皮縫合だけではなく，深筋膜縫合や浅筋膜縫合が重要である．

各層の縫合方法

1．深筋膜の縫合

深筋膜と筋肉の間を，針がかける bite 幅程度に剥離し，0 や 2-0 程度のモノフィラメント吸収糸で縫合する．深筋膜は強固な組織なので縫合することで，創面全体の幅が狭くなり，表層の脂肪組織や皮膚の張力が減じ，死腔もできにくくなる．しかし，四肢の場合で深筋膜の欠損がある場合に，深筋膜を強く縫合するとコンパートメント症候群が起こる場合があるので注意を要する．

2．浅筋膜縫合

浅筋膜は脂肪層にある疎な筋膜であり，脂肪層のやや深層に存在する．脂肪層を切開すると浅筋膜は収縮し，脂肪組織の間に引き込まれるために，縫合の際に見つけにくいことがある．鑷子で脂肪組織内を牽引して，抵抗がある部分に浅筋膜がある．鼠径部など体の部位によっては，浅筋膜は 1 層ではなく何層かあることがある．

我々は浅筋膜の縫合の際に同時に上下の脂肪組織も含んで縫合している．脂肪組織の縫合は基本的に行わない方がよいとされていたが[5]，脂肪組織には線維性隔壁があり，ある程度の膜構造があると考えている．しかし，脂肪組織の線維性隔壁は弱いので，強く緊張をかけて縫合する必要はない．隙間なく脂肪同士が密着し，死腔ができない程度とし，縫合間隔（pitch）も広くてよいと考えている．20 cm 程度の創であれば 5～6 針程度で，死腔ができない程度でよい．また，最近，前向き研究で，脂肪層を縫合した方が表在性 SSI，漿液腫，血腫，創全層剥離の発生率が減少するという論文が報告された[8]．

3．真皮縫合

真皮縫合は通常モノフィラメントの吸収糸を用いて単純結節縫合で行う．最近，返し（barb）付き縫合糸が発売された．この糸を用いると，結紮は不要で連続縫合となる．水平と垂直のどちらの連続縫合も可能であり，どちらにも差はないとされている．この糸を用いた長所は，従来の単純結節縫合による真皮縫合よりも縫合時間が早い．また，真皮内に結紮の結び目を残さないことで SSI の発症予防に役立っている可能性がある．緊張の強い真皮縫合でも，創全長に緊張を分散することができるなどが挙げられる．一方短所は，真皮を連続水平マットレス縫合した場合，皮膚を外反させるのが難しいことや，縫合表面にある程度の歪みが生じることである[9]．

4．皮膚縫合

ナイロン糸による皮膚縫合は，単結紮縫合と連続縫合がある．真皮縫合によって創縁が合っているため，皮膚縫合は横方向には緊張はかけず，創縁の上下のずれを合わせる形で縫合していく（図5）．密に縫合したり，糸を締めすぎて皮膚に緊張をかけると，術後の皮膚の浮腫により創縁の血流が悪くなったり，糸による瘢痕が残ることがある．縫合は露出部や非露出部，部位や真皮の厚さなどで，通常 5-0～7-0 の黒ナイロン糸を選択する．真皮縫合を行っている場合はできるだけ早期に 3～7 日程度で抜糸する．

スキンステープラーはステンレス鋼製のステープルを用いて皮膚を縫合する方法である．スキンステープラーを用いると時間が短縮できるが，スキンステープラーは太い上に金属と皮膚の生体反応により，刺入孔の瘢痕が目立つことが多い[9]．整形外科領域ではスキンステープラーより糸での縫合の方が SSI は少ないという報告もある[10]．

また，皮膚縫合用の接着剤である，シアノアク

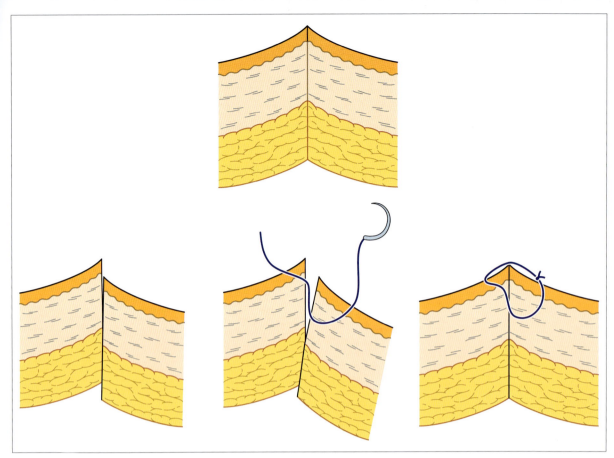

図 5. 皮膚縫合
皮膚面に上下のずれがあった場合は高い方は浅く皮膚をかけ，深い方は深く皮膚をかけることでズレを矯正する．

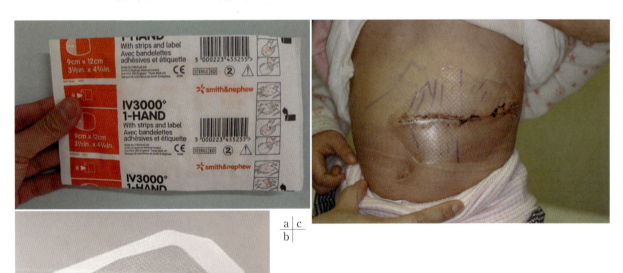

図 6.
高水蒸気透過性フィルムドレッシング材(IV3000 ドレッシング)
フィルム下に浸出液が溜まりにくく，透明であるため創部の観察も容易で，抜糸の必要性がない．

リレートモノマー（ダーマボンド，ジョンソン・エンド・ジョンソン株式会社）を用いると，手術時間の短縮，術後の抜糸が不要，術後処置の簡便化，手術直後よりシャワーが可能でQOLの向上などが報告されている[11]．特に小児においては，抜糸の必要がないため有用であると考えるが，顔面で用いる場合は，眼内に入ったりしないよう配慮が必要である．

　高水蒸気透過性フィルムドレッシング材（IV3000ドレッシング，スミス・アンド・ネフュー株式会社）を貼付することで，皮膚縫合をせずに，創管理も大幅に簡略化できる（図6）．高水蒸気透過性のため，フィルム下に浸出液が溜まり剝がれることが少ない．また，透明であるため創部の観察も容易で，抜糸の必要性がない．しかし，シアノアクリレートモノマーとは異なり，接着性がよいのでドレッシング材を剝がす際に若干の痛みが生じる．リムーバーを用いると痛みを軽減し，剝がしやすくなる．永松らは手術時間が大幅に短縮され，医療費コストも削減されると報告している[12]．

　シアノアクリレートモノマーや高水蒸気透過性フィルムドレッシング材を使用する際は，真皮縫合で，皮膚縫合面の高さをきっちりと合わせる必要がある．皮膚縫合面がきっちり合っていない場合は，合っていない部分のみナイロン糸で皮膚縫合したのちに高水蒸気透過性フィルムドレッシングを貼付することも可能である．

参考文献

1) 清水潤三：SSIを減らすための手術手技．INFECT CONTROL. **20**(8)：34-40, 2011.
   Summary　SSIに対するエビデンスをまとめた論文．
2) Leaper, D.：Antiseptics in wound healing. Nurs Times. **39**：63-64, 1996.
   Summary　創洗浄を生理食塩水と消毒薬で比較した論文．
3) 松村　一：トラブルのない創閉鎖―真皮縫合の正しい理解とその手技―．日ミニマム創泌内視鏡外会誌．**2**(1)：95-98, 2010.
4) 小川　令：【四肢における創閉鎖の工夫】基本的な縫合法．MB Orthop. **29**(2)：1-8, 2016.
   Summary　肥厚性瘢痕やSSIを生じない縫合法の工夫を説明した論文．
5) 菅原康志：感染を低減する創閉鎖法―真皮縫合の有用性―．日外感染症会誌．**6**(4)：267-271, 2009.
   Summary　真皮縫合の有用性や，真皮縫合の手技を説明した論文．
6) Allaire, A. D., et al.：Subcutaneous drain vs. suture in obese women undergoing cesarean delivery. A prospective, randomized trial. J Reprod Med. **45**：327-333, 2000.
   Summary　肥満女性で皮下脂肪縫合群とドレーン挿入群，両方ともしない群で合併症を比較した論文．皮下脂肪の縫合と同様に吸引ドレナージを使用することで，術後創合併症の発生率が低下する可能性がある．
7) 小川　令：理想的な皮膚，軟部組織，胸骨の縫合法．胸部外科．**65**(4)：324-330, 2012.
   Summary　肥厚性瘢痕を生じない創閉鎖法について記載した論文．
8) Madathil, J. P., et al.：A prospective study of sutured versus non-sutured subcutaneous fat tissue in laparotomy wound closure. Cureus. **16**(6)：e62034, 2024.
   Summary　皮下脂肪縫合群と縫合しない群で合併症を比較した論文．皮下脂肪縫合群は，表在性SSI，漿液腫，血腫，創哆開の発生率を減少させると報告している．
9) 橋川和信ほか：【四肢における創閉鎖の工夫】新しい材料を用いる皮膚縫合法．MB Orthop. **29**(2)：9-15, 2016.
   Summary　様々なデバイスを使用した創閉鎖を紹介．
10) Smith, T. O., et al.：Sutures versus staples for skin closure in orthopaedic surgery：meta-analysis. BMJ. **340**：c1199, 2010.
   Summary　整形外科における創閉鎖でスキンステープラーと糸による縫合を比較した論文．
11) 宮﨑邦夫ほか：皮弁採取部の閉創における2-オクチルシアノアクリレートの有効性．外科治療．**105**(5)：491-494, 2011.
   Summary　ダーマボンドによる創閉鎖の有効性について記載された論文．
12) 永松将吾ほか：縫合・術後処置・抜糸が不要な高水蒸気透過性フィルムドレッシング材（IV3000TM）の使用経験．手術．**64**(13)：1969-1976, 2010.
   Summary　皮膚縫合せずフィルムドレッシング材被覆にて創閉鎖を行った論文．

◆特集／Basic Surgical Techniques を極める！
切開とアプローチ，創閉鎖と縫合・吻合

創閉鎖と縫合・吻合
糸結びの基本

馬渡　太郎*

Key Words：糸結び(tie suture)，創閉鎖(wound closure)，男結び(Square knot)，女結び(Granny knot)

Abstract　縫合糸の選択と適切な結びは，外科手術の基本要素である．手術で用いられる糸結びには，男結び，女結び，外科医結びがあり，それぞれ両手結び，片手結び，鉗子結びに分類される．男結びおよび女結びでは，同一の糸の掛け方を行った場合でも，糸を引く方向によって，Flat knot, Sliding knot, あるいは捻れの状態になる．このため，糸の掛け方と引く方向が結びの形成に大きく影響を与えることを再認識する必要がある．糸結びには多くのバリエーションが存在するが，最も信頼性の高い男結びで4回結ぶ方法に習熟し，それを指導できるようになることが求められる．近年，抗張力維持期間が長い高機能な吸収性縫合糸やストロングスーチャーが登場し，広く普及してきている．一方，これらの高機能縫合糸では緩みやすいことがあり，特に糸結びに注意が必要である．

はじめに

「結べざるもの，切るべからず」

　糸結びは手術の基本的かつ重要な手技の1つである．しかし，糸結びの詳細を体系的に学ぶ機会は限られており，参考となる書籍も少ない．本稿では，意外と知られていない糸結びの詳細について述べる．

　一方で，手術における縫合の目的は，組織修復を可及的速やかに達成することである．組織修復が本来の支持強度の50%に修復されるまでの期間，縫合糸による抗張力のサポートが必要とされる．近年，吸収糸の性能が向上し，使用頻度が増加しているが，縫合部の破綻を防ぐためには，縫合糸の抗張力維持期間について十分な理解が求められる．

糸の結び方

　糸の結び方は，多くの場合，研修医時代に先輩医師から見よう見まねで学ぶことが主流となっている．連続した3次元的な糸結びの動作を2次元の図から理解するのは難しく，男結びという名称を知っていても，実際の結び目を自分で正確に確認することは困難である．特に，従来使用されていた Braid（編糸，後述）は結びやすく，比較的緩みにくいため，糸結びの重要性を意識する機会が少なかった可能性がある．

　正確に習得するためには，練習用として太めの直径数mmの2色の糸を用いると効果的である．

---

* Taro MAWATARI，〒810-0072　福岡市中央区長浜3-3-1　国家公務員共済組合連合会　浜の町病院診療部次長，整形外科部長，リハビリテーション科部長

男結び；Square knot(Reef knot)	女結び；Granny knot(Slip knot)
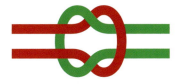 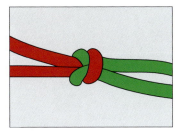	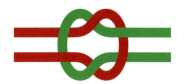 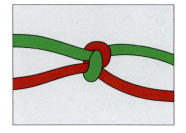
* 上下対称． * 1回目と2回目の手技が異なる． * 締めやすく，緩みにくい． * 逆に引っ張ると解ける． * 新石器時代から使われ，古代ローマ時代には，ヘラクレス結び． * 帯，靴紐，のし紙の結び方！ * 慶事	* 上下非対称． * 1回目と2回目の手技が同じ． * きちんと締めにくく緩みやすいが，いったん締まると解きにくい． * 結んだ後，糸が縦にでる． * 見た目が良くない． * 帯締めでこれはダメ． * 弔事

図 1．男結びと女結び

（文献 1，2 より引用）

男結び(Square knot, Reef knot)，女結び(Granny knot, Slip knot)，外科医結び(Surgeon's knot)

男結びと女結びの特徴を図1にまとめた．女結びでも適切に結べば，強度は男結びと同等である可能性があるが，一般的に女結びは締めにくく，緩みやすいため，男結びが推奨される．

外科医結びは，第1結紮の際に糸を2回絡ませる方法であり，これにより緊張の強い組織においても第2結紮の操作中に糸が緩みにくいという利点がある．しかし，以下のような問題点も存在する．

① 第1結紮の際に糸を2回絡ませることで結紮の幅が広くなり，結び目(knot)が大きくなる．創部にとって縫合糸は異物であり，大きな結び目は不利である．

② 第1結紮と第2結紮の間に隙間が生じ，緩む場合がある．

③ 緩みにくさを重視しているため，組織の強度を感知しながら最適な結紮を行うことが難しく，結果として組織を十分に締められなかったり，逆に締めすぎる可能性がある．

一方で，4回結びの最後に外科医結びを採用し，糸の断端を横に向きやすくする方法も存在する[8]．

Flat knot, Sliding knot, および"捻れ"

男結び，女結びともに，糸の掛け方と引く方向が重要である．糸を引く方向を誤ると，正確なFlat knotを形成できない場合がある．糸の引き方によっては軸糸に糸が巻き付いた形状で滑らせることができるSliding knotを形成することも可能

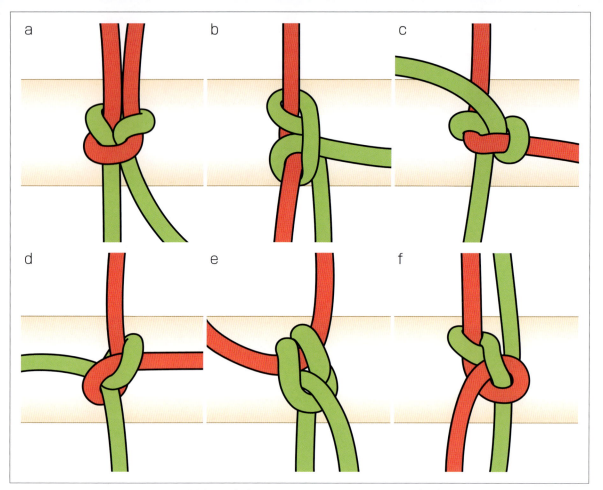

図 2. 男結びと女結びの Flat knot, Sliding knot と"捻れ"
a：男結び flat　　b：男結び sliding　　c：男結び"捻れ"
d：女結び flat　　e：女結び sliding　　f：女結び"捻れ"

(文献2より引用)

であるが，その他に糸が絡むだけの"捻れ"状態になることも多い(図2).

"捻れ"について言及した資料は少ないが，この状態で糸を引くと，緩みや糸切れ，さらには過剰な力が組織に加わるリスクが高い[2)3)].

糸結びの現状

筆者らが日本全国の整形外科医123人(エキスパートを含む)を調査した結果，両手結びにおいて女結びが98%を占めることが明らかとなった[1)]．多くの場合，意図的に女結びを選択しているわけではなく，伝統的にその方法が受け継がれているだけである．また，糸の掛け方だけでなく，引く方向も正確でないことが多く，最も頻繁に観察されたのは，女結びの糸の掛け方で右手をそのまま右に引く"捻れ"であった．片手結びの場合も同様に，糸の掛け方と引く方向が正しくない例が大半を占めていた．なぜ男結びの使用頻度がこれほど低いのかについては明確ではないが，従来使用されていた非吸収性 Braid では結び方への厳密なこだわりが不要であった可能性が考えられる．一方で，器械結びの場合は糸の掛け方が男結びになっている例が多かったものの，引く方向が正確でない例が目立った．整形外科医以外の外科医に尋ねても，結び方に自信があると答える医師はほとんどいないことが多く，おそらく診療科によらず，糸結びの理解は不十分であると思われる．

糸結びの手技

糸結びの手技には，両手法，片手法，鉗子法がある．

●両手法

両手を使って糸を持ち替える方法で，最も一般的な結紮方法である．両手を動かすため，比較的広い空間が必要となる．

●片手法

一方の手で糸結びの動作を行う方法である．糸の一方を短くする必要がある場合や，狭い空間での結紮に適している．

●鉗子法

糸が短い場合などに有用である．鉗子で縫合糸を傷つけないよう十分注意が必要である．

いずれの方法でも，男結び，女結び，外科結びを習得する必要がある．また，右手にハサミを持った状態でも結紮できるようになることが望ましい．

縫合糸の破綻

縫合糸が破綻する場合，以下の2つに分類される．

●結び目の破綻(knot failure)

結び目の滑脱やほどけにより発生する．破綻の約80%は結び方の選択に起因する．

●縫合糸の破綻(suture rupture)

過度の張力や剪断力によるものであり，特に結び目付近で発生しやすい．結び目部分では糸が曲がるため，張力が剪断力に変換される．Flat knotが形成されていない"捻れた状態"では，結び目が締まらず，組織や糸自体の破綻リスクが増加する．また，骨の辺縁部での剪断力や，手術器具による縫合糸の損傷も破綻の一因となる．特に，持針器やコッヘルで縫合糸を不用意に把持しないよう留意する必要がある[3]．

Monofilamentでは，結び動作を急ぐことで糸同士の摩擦が生じ，破綻しやすくなることがある．動作はゆっくりと行い，最後にじわっと締めることが推奨される．

Knotの強度

Knotの強度には以下の原則がある[3]．

- Square knot > Granny knot
- Flat knot > Sliding knot

結ぶ回数

結紮回数は縫合糸の種類によって異なる．

●Braid

通常はFlat knotで3回以上の結紮が推奨される．

●Monofilament

4回結紮で十分な引っ張り強度が得られる．3回では不十分であり，5回以上結んでも4回以上の強度は得られない[4]．Sliding knotを用いる場合，4回以上結ぶことが標準であり，5回が推奨される[3,5]．

特に重要なのは2回目の結紮であり，組織を適切に合わせるための重要なステップとなる．

男結びと女結びの実際

男結びと女結びの手技には，両手結び，片手結び，鉗子結びがあり，それぞれに多くのバリエーションが存在する．

●細い糸やBraidの場合

USP 2-0未満の糸では，結びを間違えても3回結紮することで大きな問題が生じる可能性は低い．しかし，可能であれば男結びでFlat knotを3〜4回形成することが推奨される．

●結び方の注意点

男結びでは，Flat knotを作るために2回目の糸を引く方向を1回目と逆にする必要がある．この操作により，左右の手が交差するため初めて行う際には違和感があるが，Flat knotの形成には不可欠な手順である．

女結びの場合，Flat knotを作るには1回目と2回目の糸の掛け方は同じであるが，2回目の糸を引く方向は1回目の引き方向から反時計回りに90°の方向となる．複数回にわたりFlat knotを形

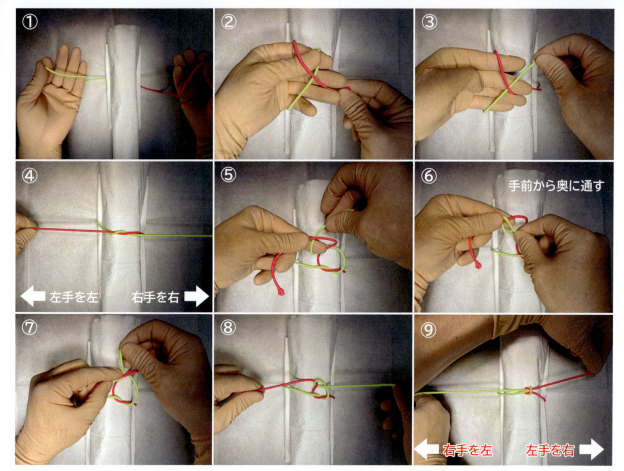

図 3-①～⑨．両手での男結び 4 回(Flat knot)の実際
①：左手で黄糸，右手で赤糸をとる．
②③④：左手の中指を使って赤糸をとり，左手糸抜き半結びを行う．
⑤⑥⑦：黄糸を奥から赤糸にかけ，手前から奥に通す．
⑧：ここでそのまま左手の赤糸を左に，右手の黄糸を右に引くと，Sliding knot になってしまう．
⑨：左手の赤糸は右に，右手の黄糸は左に，両手を交差させて引くと，Flat knot が完成する．

成する場合，毎回引く方向を替える必要があり，難易度が高い．

・鉗子結び

糸の掛け方を交互に変えることで男結びを形成することが一般的であるが，引く方向に注意を要する．

・外科結びを含む場合

1 回目で外科結びを行い，次に男結びを行う際も，糸を引く方向は 1 回目と逆になる．

本稿では，両手結びでの男結び Flat knot の結び方の詳細を図示し，特に筋膜や関節包縫合を念頭に，USP 2-0 以上の Monofilament を用いた場合に有用な男結びと Flat knot による 4 回結びを推奨する．すべての手技において，左手糸抜き半結びから開始する方法を基礎としている(図3,4)．

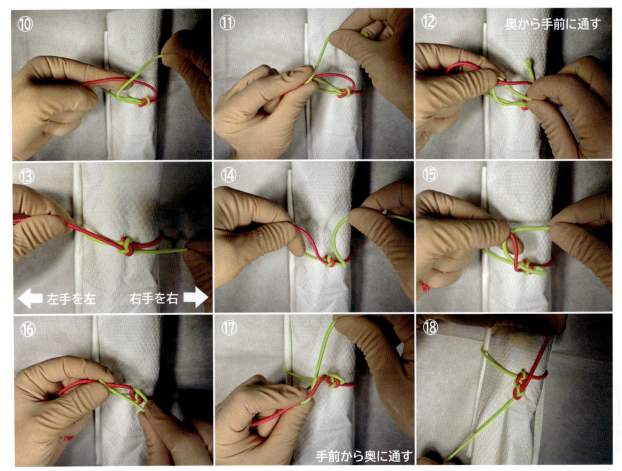

図 3-⑩〜⑱. 両手での男結び4回(Flat knot)の実際
⑩⑪⑫：糸を手前から赤糸にかけ，奥から手前に通す．
⑬⑭：ここでは左手の赤糸を左に，右手の黄糸を右に引くと，次の Flat knot が完成する．
⑮⑯⑰：黄糸を奥から赤糸にかけ，手前から奥に通す．(⑤⑥⑦と同様)
⑱：左手の赤糸は右に，右手の黄糸は左に，両手を交差させて引くと，Flat knot が完成する．
(⑱では結び目を明示させるために引く方向が左右になっていないが⑨と同様に左右に引く)

a | b

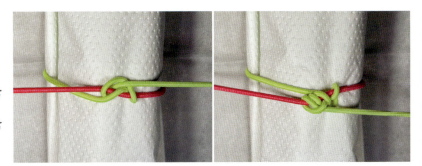

図 4.
a：右手の引っ張る方向を常に右として2回目結び後
b：右手の引っ張る方向を常に右として4回結び後

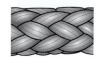

図 5. Monofilament（左）と Braid（右）

（文献 1 より引用）

糸結びチェックリスト

・縫合糸だけに負荷をかけない

縫合時には，縫合糸のみで強く締める必要がないように，助手が周囲の組織を適切に寄せておくことが重要である．「糸結びによって組織がうまく寄せられない」という質問があるが，そもそも緊張の強い離開した組織を縫合糸だけで引き寄せることがないよう留意したい．

・2 回目の結び(throw)の重要性

結紮において 2 回目の結びが特に重要である．この段階でしっかりと締めることで，組織が適切に密着し，結紮の信頼性が向上する．

・男結びでの Flat knot の形成

男結びで Flat knot を作る際は，糸を引っ張る方向を毎回逆にする必要がある．この動作は「ボクサーモーション」となり，交互に糸を引く方向を変えることで正確な Flat knot を形成できる．

・女結びで Flat knot を形成する場合

女結びでも適切に Flat knot が形成できれば，強度的には遜色ないとする報告がある．しかし，女結びで Flat knot を作るには，糸を引く方向を糸の掛かっている方向と直交させる必要があり，操作が複雑になるため注意を要する．

・USP 2-0 以上の太い Monofilament での糸結び

USP 2-0 以上の太い Monofilament を使用する場合，4 回結紮を行うことが推奨される．

縫合糸の種類

糸の選択は，必要とされる強度，抗張力維持期間，部位の深さ，術後の組織の緊張の強さなどを考慮して行う．近年吸収糸が発展し，使用頻度が高まっている．体内に異物を残さないという観点から吸収糸は魅力的であるが，それぞれの抗張力維持期間について十分な理解が必要である．

従来使用されていたサージロン™(Covidien)やニューロロン®(ETHICON)は非吸収性の Braid（編糸）である．近年普及している吸収糸には，Braid（例：Vicryl®(ETHICON)）と Monofilament（単糸，例：PDS®(ETHICON)，Maxon™(Covidien)）が含まれる．Braid は結びやすく，Knot が目立ちにくい一方，Monofilament は太いサイズでは結びにくく，適切に結ばないと緩みやすい．また，Knot が糸の手前に飛び出しやすいため，苦手意識を持つことも少なくない（図5）．

縫合糸のサイズと結び

縫合糸のサイズは USP 規格で表記される．日本

人の髪の毛の直径（約 0.08 mm）は USP 6-0 に相当する．一般的な使用例は以下の通りである．

• **皮下・真皮縫合**

USP 3-0 Braid（直径 0.3 mm）または USP 4-0 Monofilament

• **筋膜縫合**

東日本では USP0 号（直径 0.4 mm），西日本では USP1 号（直径 0.5 mm）Monofilament が多く用いられる（筆者調べ）．

• **Braid や USP2-0 未満の Monofilament**

Braid はしなやかで取り扱いやすく，緩みにくい．また，細い Monofilament は抗張力の要求が低いため，結び方に大きな問題が生じにくい．

• **USP2-0 以上の Monofilament**

抗張力の要求が高く，緩むリスクが大きいため，結び方に特に注意が必要である．

縫合部位と必要な抗張力維持期間

組織修復に必要な期間は部位により異なる．組織修復は「出血」，「炎症」，「増殖」，「リモデリング」という経過をたどり，本来の支持強度の 50% まで修復される期間が縫合糸によるサポート期間とされる．

• 表皮：3 ～ 4 日[6]
• 真皮：3 ～ 4 週間[7]
• 筋膜および関節包：6 週間以上

筋膜[8]や関節包縫合[9]では，6 週間以上の抗張力維持期間を有する縫合糸が適している．たとえば，Braid である Vicryl®（ETHICON）は 4 週目で抗張力が 25% に低下するが，Monofilament である PDS®（ETHICON）は 6 週目で 60% の抗張力を維持する．また，完全吸収期間はそれぞれ 2 か月と 6 か月以上と報告されており，筋膜や関節包縫合には Monofilament の使用が望ましい．

各種縫合材料

近年，抗菌コーティングを施した抗菌縫合糸（例：PDS Plus®（ETHICON），Vicryl Plus®（ETHICON））が開発され，骨・関節術後感染予防ガイドライン[10]においても術後の Surgical Site Infection（SSI）の発生を減少させる可能性が示唆されている．一方，従来頻用されていた skin stapler による創閉鎖は感染リスクが高く，縫合閉鎖と比較して SSI のリスクが 3 倍以上と報告されている[11]．

さらに，抗菌 Monofilament 吸収糸に棘（barb）が付いたノットフリー縫合デバイス（例：STRATAFIX®（ETHICON））が開発されている．

筋膜縫合用（例：STRATAFIX® SYMMETRIC PDS PLUS）は，結節操作不要で棘（barb）各点で組織を寄せることで，迅速かつ強固に創部が寄り，water-tight な縫合を実現できる点で有用とされている．

また，真皮縫合用（例：STRATAFIX® SPIRAL PDS PLUS）は片端タイプと両端タイプがあり，表皮に近いところで結び目がないため，従来の縫合法に比べ，異物感や創合併症リスク軽減の点でも有用とされている．

非常に高い材料強度を有する非吸収性縫合糸として，以下の製品が挙げられる．

• ポリエステル製：エチボンド®（ETHICON）
• 超高分子量ポリエチレン製：FiberWire®（Arthrex），UltraBraid®（Smith & Nephew），MaxBraid®（Zimmer Biomet）

これらの製品は，人工靱帯や専用アンカーを備えたシステム，半月板縫合用の糸，緊張調節機能を有するデバイス（例：TightRope®（Arthrex），ZipTight®（Zimmer Biomet））として幅広く臨床応用されている．ただし，摩擦係数が低く緩みやすい製品もあり，縫合や締結には注意が必要である．

おわりに

筋膜，関節包，真皮，皮膚など，縫合部位に応じて適切な糸の種類とサイズを選択することが求められる．筋膜や関節包においては，長い抗張力維持期間，細菌伝播の低減，組織損傷の少なさといった特性から，USP 2-0 以上の Monofilament 吸収糸が有用とされる．ただし，その使用に際し

ては糸結びに十分注意し，男結びによるFlat knot
を4回正確に形成することが重要である．

　糸結びでは，糸の掛け方だけでなく，引く方向
の正確さも非常に重要であり，捻れを避けて確実
にFlat knotを作ることが求められる．両手法，
片手法，鉗子結びなど，いずれの手技においても
糸の掛け方と引く方向を正しく理解し，確実に男
結びでFlat knotを形成できる技術を習得する必
要がある．

　また，助手や指導医として手術に関与する際に
は，対面から縫合を観察し，正確に指導できるス
キルを備えておくことが重要である．縫合方法は
一度習得すれば生涯にわたり役立つ手技であり，
その精度は手術全体の成功にも直結する．

　本稿が縫合糸の選択や糸結びの理解を深め，
日々の臨床における実践に役立つことを願う．

参考文献

1) 馬渡太郎：【糸と結び—整形外科的縫合マニュア
　ルー】糸を究める．MB Orthop. 34(9)：1-10, 2021.
2) 馬渡太郎：【連載 傷をきれいに治す〜外科的治療
　成功への第一歩〜】縫合糸と糸結びの知識．関節
　外科. 42(11)：114-119, 2023.
3) 寺島秀夫：感染症・合併症ゼロをめざす創閉鎖,
　炭山嘉伸，有馬陽一編，羊土社，2010.

4) Muffly, T.M.：Minimum number of throws
　needed for knot security. J Surg Educ. 68(2)：
　130-133, 2011.
5) Silver, E.,et al.：Knot security- How is it affected
　by suture technique material, size and number
　of throws. J Oral Maxilofac Surg. 74(7)：1304-
　1312, 2016.
6) 森重昌彦ほか：整形外科のドレッシングはいつま
　で必要か？　リスク因子の検討．日骨・関節感染
　会誌. 27：95-98, 2013.
7) Chantarasak, N.D., Milner, R.H.：A comparison of
　scar quality in wounds closed under tention
　with PGA(Dexon)and Polydioxanone(PDS). Br
　J Plast Surg. 42(6)：687-691, 1989.
8) 貞廣荘太郎ほか: 消化器外科手術に用いる縫合糸
　の選択条件—清潔, 汚染環境別の検討—. 日外感
　染症会誌. 6(4)：267-271, 2009.
9) Hedley, A.K., et al.：A posterior approach to the
　hip joint with complete posterior capsular and
　muscular repair. J Arthrop. 5 supple：S57-S66,
　1990.
10) 日本整形外科学会，日本骨・関節感染症学会監
　修，日本整形外科学会診療ガイドライン委員会，
　骨・関節術後感染予防ガイドライン策定員会編
　集：骨・関節術後感染予防ガイドライン，南江
　堂，2015.
11) Smith, T.O.,et al.：Sutures versus staples for skin
　closure in orthopaedic surgery：meta-analysis.
　BMJ. 340：c1199, 2010.

カラーアトラス 爪の診療実践ガイド 改訂第2版

編集 安木良博（佐賀記念病院／昭和大学）
田村敦志（伊勢崎市民病院）

2021年6月発行　B5判　274頁
定価7,920円（本体7,200円＋税）

さらに詳しくはこちら！

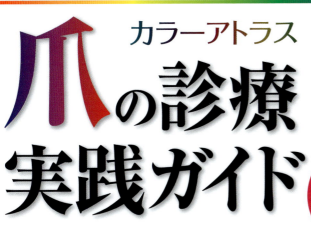

大好評書籍の改訂版がボリュームアップして登場！

爪の解剖や年代別特徴などの基礎知識から、画像診断、各疾患の治療法まで多数の臨床写真をもとに詳説。
特に過彎曲爪の保存的治療、薬剤による爪障害、生検の仕方を含めた爪部の病理組織、麻酔・駆血法についての新項目を加え、各分野のエキスパートが症例写真・文献・最新知見の追加等を行いました！基礎から実践まで徹底網羅した、爪診療に携わるすべての方必読の一書です！

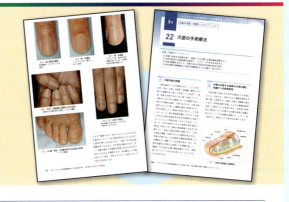

目次

Ⅰ章　押さえておきたい爪の基本
＜解剖＞
1. 爪部の局所解剖
＜病理＞
2. 爪部の病理組織診断にあたっての基礎知識（爪生検の仕方、正常な爪の組織像）
3. 爪の病理組織（非メラノサイト系疾患）
4. 爪部のメラノサイト系病変の病理診断
＜十爪十色—特徴を知る—＞
5. 小児の爪の正常と異常—成人と比較して診療上知っておくべき諸注意—
6. 中高年の爪に診られる変化—履物の影響、生活習慣に関与する変化、広く爪と靴の問題を含めて—
7. 手指と足趾の爪の機能的差異と対処の実際
8. 爪の変色と疾患—爪部母斑と爪部メラノーマとの鑑別も含めて—

＜必要な検査・撮るべき画像＞
9. 爪部疾患の画像検査—ダーモスコピー、X線、超音波、MRI—
10. 爪疾患の写真記録について—解説と注意点—

Ⅱ章　診療の実際—処置のコツとテクニック—
11. 爪疾患の外用療法
12. 爪真菌症の治療
13. 爪部外傷の対処および手術による再建
14. 爪の切り方を含めたネイル・ケアの実際
15. 薬剤による爪障害／爪囲炎と対処法（抗腫瘍薬を中心に）
16. 爪甲剥離症と爪甲層状分裂症などの後天性爪甲異常の病態と対応
≪陥入爪の治療方針に関する debate≫
17. 症例により外科的操作が必要と考える立場から
18. 陥入爪の保存的治療：いかなる場合も保存的治療法のみで、外科的処置は不適と考える立場から

19. 過彎曲爪（巻き爪）の保存的治療（巻き爪矯正を中心に）
20. 爪部手術の麻酔法と駆血法
21. 陥入爪、過彎曲爪の治療：フェノール法を含めた外科的治療
22. 爪部の手術療法
23. 爪囲のウイルス感染症
24. 爪囲、爪部の細菌感染症
25. 爪甲肥厚、爪甲鉤彎症の病態と対処

Ⅲ章　診療に役立つ＋αの知識
26. 悪性腫瘍を含めて爪部腫瘍の対処の実際—どういう所見があれば、腫瘍性疾患を考慮するか—
≪コラム≫
A. 本邦と欧米諸国での生活習慣の差異が爪に及ぼす影響
B. 爪疾患はどの診療科に受診すればよいか？
C. ニッパー型爪切りに関する話題

全日本病院出版会

〒113-0033　東京都文京区本郷 3-16-4　Tel:03-5689-5989
www.zenniti.com　　　　　　　　　　　Fax:03-5689-8030

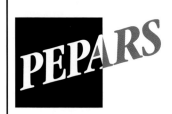

◆特集/Basic Surgical Techniques を極める！
切開とアプローチ，創閉鎖と縫合・吻合

創閉鎖と縫合・吻合
皮下縫合，皮膚縫合

山本　直人*

Key Words：皮膚切開(skin incision)，創傷治癒(wound healing)，真皮縫合(dermal suture)，縫合創(suture wound)，閉鎖療法(occlusive dressing therapy)

Abstract　皮膚の縫合は外科系医師にとって基本手技であり，トラブルが少ない確実な治癒と整容的な結果が求められる．理想的な縫合に求められる要素として，皮膚をできるだけ丁寧に取り扱い創縁の損傷を防ぐよう無傷的な操作を行う，筋層・筋膜・皮膚のそれぞれの層を違わずに層別に適切に縫合する，緊張が強い場合は下層の筋膜などの縫合でできるだけ創縁同士の緊張が少ない状態を作成する，必要とされる張力と部位に応じた適切な縫合糸を選択する，質の高い真皮縫合で正確に創縁を接合する，が挙げられる．

単純結節縫合は皮膚縫合の gold standard であり広く用いられている手技であるが，針糸の刺入部損傷と縫合糸の締め付けによる縫合糸瘢痕などの問題がある．真皮縫合は本邦では60年代に形成外科で初めて導入された縫合手技で，縫合糸の露出なく正確に創縁を接合し，長期に抗張力を維持できる縫合法である．整容面だけでなく，縫合創感染や創離開などのトラブルを減らす効果があり，現在では多くの診療科で標準的な皮膚縫合手技となっている．

皮膚の縫合は外科系医師にとって基本手技であり，トラブルが少ない確実な治癒と整容的な結果が求められる．ここでは縫合創の治癒過程とそれに基づいた適切な縫合法について述べる．

縫合創の治癒過程[1]

ラット背部に皮膚切開・縫合創を作成し，経時的に組織を採取し観察した実験[2)3)]での治癒過程を解説する．走査電子顕微鏡による縫合部の観察では，接合面の真皮コラーゲン線維間には微細な間隙があるが，経時的な線維組織での充填によりその連続性が構築され，縫合後の縫合面の抗張力が時間とともに回復する．縫合後4日ではほとんど線維組織の連続性は得られていない．7日目で連続性ができつつあるが，隙間が目立つ．14日では隙間が徐々に埋まって連続性の再構築が進んでいるのがわかる（図1）．

縫合後の縫合面の抗張力回復を計測した実験によれば[4)]，正常皮膚の破断強度を100%として，縫合後1週間で5%，2週間で10%，4週間で40%の回復で，最終的には80%までしか回復しない（図2）．縫合部の線維構造の再構築と抗張力回復には，数週間の単位で時間がかかるものと理解しておくべきである．

一方で皮膚表面においては，縫合創作成後の早期より創縁の角の部分は微小な壊死を起こし，壊死した真皮と正常真皮の間に両者を分けるように

---

* Naoto YAMAMOTO, 〒330-8503　さいたま市大宮区天沼町 1-847　自治医科大学附属さいたま医療センター形成外科，教授

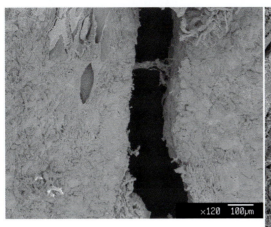
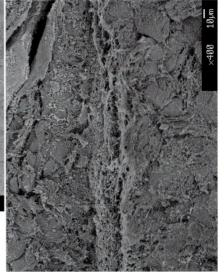
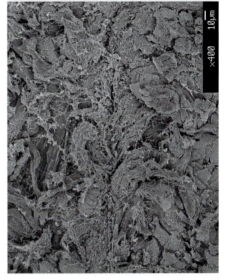

図 1.
ラット背部に作成した切開縫合創の治癒過程の観察．縫合部真皮横断面の走査電子顕微鏡所見
 a：縫合後4日目．真皮線維の創縁同士の連続性構築は見られていない．標本処理により離れている．
 b：縫合後7日目．連続性ができつつあるが隙間が目立つ．この段階で接合面の抗張力は正常皮膚破断強度の5%程度である[4]．
 c：縫合後14日目．隙間が徐々に埋まって連続性の再構築が進んでいるのがわかる．この段階で接合面の抗張力は正常皮膚破断強度の10%程度である[4]（HE×20）．
（文献1，2より引用）

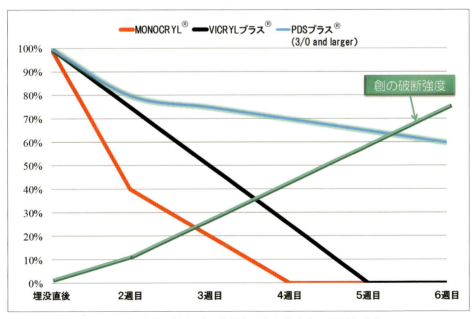

図 2．縫合後の接合面の抗張力回復と縫合糸の抗張力減退

（文献1，4より引用）

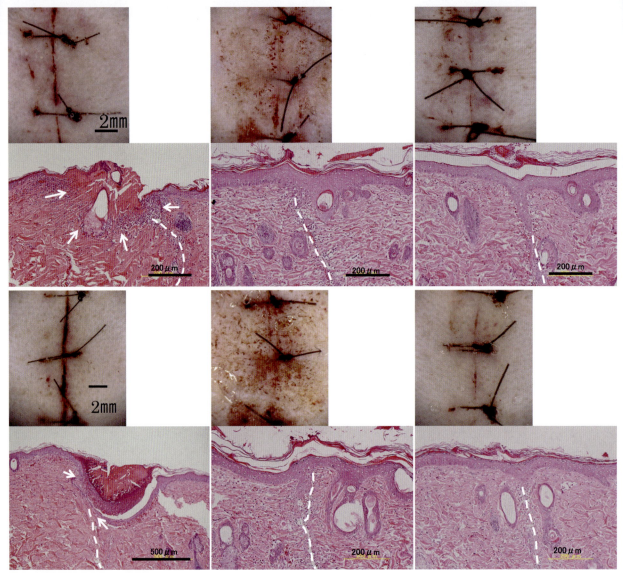

図 3-a, b. ラット背部縫合創の乾燥環境下と閉鎖環境下の治癒過程組織所見の比較
上段はダーモスコープ所見,下段は光顕所見(HE 染色)
左:ドレッシングなし(乾燥環境)
中:シアノアクリレート(閉鎖環境)
右:ハイドロコロイド(閉鎖環境)
a:縫合創作成後1日目.乾燥環境下のものでは創縁の微小壊死が始まり(矢印),ダーモスコープで創縁に痂皮付着があるが,閉鎖環境下ではそれらは見られず,すでに表皮の癒合が見られる.破線は縫合面を示す.
b:縫合創作成後2日目.乾燥環境下では壊死部を分けるように表皮進入がある(矢印).

(文献1,3より引用)

縫合面の深部方向に表皮が進入する.両側の進入上皮が癒合すると微小壊死部は痂皮としてはがれ落ち,微小な陥凹瘢痕を残して治癒する[1)2)](図3,図4).縫合創治癒過程における創縁の微小壊死に関しては,あまり知られていなかったが,60年代の論文[5)]にすでに詳細な記載がある.縫合法を学ぶ外科医においては知っておくべき現象である.

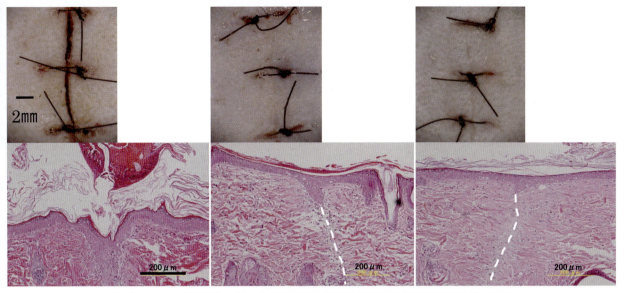

図 3-c. ラット背部縫合創の乾燥環境下と閉鎖環境下の治癒過程組織所見の比較
上段はダーモスコープ所見, 下段は光顕所見(HE 染色)
左：ドレッシングなし(乾燥環境)
中：シアノアクリレート(閉鎖環境)
右：ハイドロコロイド(閉鎖環境)
c：乾燥環境下では表皮が癒合し, 壊死部は痂皮となって剥がれ, 陥凹がある.
（文献 1, 3 より引用）

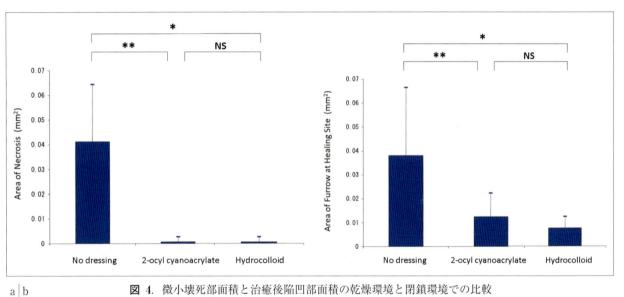

a│b　　**図 4**. 微小壊死部面積と治癒後陥凹部面積の乾燥環境と閉鎖環境での比較
a：縫合創作成後 1 日目の壊死部の面積
b：縫合創作成後 7 日目の陥凹部の面積
乾燥環境下が閉鎖環境下と比べ, 有意に壊死部面積が大きく, 陥凹部面積が大きい.
$P<0.01^{*}$, **, Mann-Whitney U-test, NS：not significantly different
（文献 1, 3 より引用）

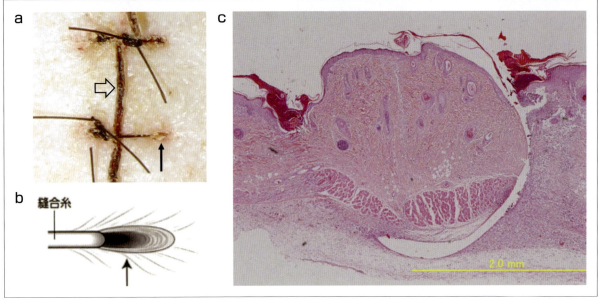

図 5. ラット背部切開創の 5-0 ナイロン糸で単純結節縫合 4 日目の所見
a, b：a：肉眼所見, b：刺入部の模式図
　針糸刺入口に痂皮が付着し, 周囲は軽度の紅斑を呈している. 刺入口は縫合糸の締めつけにより正中側に牽引され横長の楕円形を呈し, 刺入口の外側は内腔面が露出する（縦矢印). 縫合線上には微小壊死による痂皮が付着している（横矢印).
c：組織所見（HE×20). 刺入部の外側が大きく欠損し炎症性細胞浸潤がある. 縫合糸に沿って刺入口より上皮進入（ピアスホール化)が起こり, 縫合糸の周囲に瘢痕化が見られる.

（文献 6 より引用）

皮膚縫合における針糸刺入の問題点[6]

単純結節縫合は皮膚縫合の gold standard であり, 広く用いられている手技である. しかし針糸が表皮を貫いて刺入されることで発生する問題点として, ① 刺入部の損傷によるバリア機能の破綻と異物曝露による炎症, 感染のリスク, ② 縫合糸に沿って刺入口より上皮進入（ピアスホール化)が起こり表皮嚢腫形成やそれによる感染のリスク, ③ 縫合糸の締め付けによる縫合糸瘢痕（suture mark)が挙げられる（図 5). 強い縫合張力が必要な状況では, 太い糸で強く締めつけ, さらに長期間縫合糸をおいておくことでこれらの問題点はさらに顕在化する.

理想的な縫合手技[6]

創にかかる緊張を減弱し, 創縁組織の健常性を保ちながら正確な創縁同士の接合を行い, 縫合の抗張力が一定期間維持できることが理想的な縫合手技である. まとめると以下である.

① **無傷的な操作**：皮膚をできるだけ丁寧に取り扱い, 創縁の損傷を防ぐ. 鑷子, フック類の適切な使用を心がける.

② **層別の適切な縫合**：筋層, 筋膜, 皮膚のそれぞれの層を違わないで確実に縫合する

③ **創縁の減張**：創への緊張はケロイド・肥厚性瘢痕の最大の原因であり[7], 緊張の強い創を皮膚縫合のみで接合させようとすると, 創縁の皮膚に過剰な緊張がかかり創縁壊死やケロイド・肥厚性瘢痕の原因となり得る. そのために関節部

や体幹部，皮膚切除を伴った切開創など緊張が強い場合は，まず皮膚縫合の前に下層（浅筋膜など）をしっかりと縫合し，できるだけ創縁同士の緊張が少ない状態を作成した上で皮膚縫合を行う．

④ **適切な縫合糸の選択**：必要とされる張力に応じた強度の糸を用いる．組織反応の少ない糸を用いる．吸収糸の使用では吸収速度を考慮して用いる．

⑤ **質の高い真皮縫合による正確な創縁の接合**：皮膚表面の縫合糸の露出がない状態で，創縁を段差や隙間なく確実に接合する．

なお，確実な治癒は縫合手技だけに頼っては実現できず，創部汚染の除去，確実な止血と血腫予防，血流良好な組織同士の接合など，縫合以前の創傷処置を適切に行っておくことがまず必要である．

真皮縫合法について[6]

1．特　徴

前述の縫合糸が表皮を貫通することで起こる問題を解決するため，真皮深層から中間層に糸を掛けて縫合糸の露出なく創縁を正確に接合する方法である．抜糸不要であり，埋没された縫合糸により長期間にわたり接合部の張力が維持できる．

2．歴　史

1960年代後半に福田により米国形成外科医が行っていた真皮内に縫合糸を埋没して縫合する方法を，縫合糸瘢痕のないきれいな治癒を得るものとして「真皮縫合法 dermostitch」と称して紹介したのが本邦での真皮縫合法の始まりである[8]．同時期には同様の報告が相次いでいる[9)10]．なお，欧米の論文では subcuticular suture の名称が一般的である．また，第二次世界大戦中の日本陸軍病院の資料に経験的に真皮縫合を行っていた記述があるのは興味深い事実である[11]．

3．手　技

皮膚は単なる切開創でも皮膚自体の弾性特性により創が開く性質をもっている．また筋収縮・関節可動にもさらされ，常に一定の張力が存在し，縫合瘢痕の幅は拡大する傾向がある．福田の報告した真皮縫合[8]は，創縁をやや盛り上げた状態とし創縁の段差なく正確に切断面を接合する皮膚縫合手技であり，本邦ではこの手技が基本的な真皮縫合法として継承されている．軽度の隆起は創縁の張力により平坦化し，最終的に段差のない細い線状瘢痕を保ち，きれいな瘢痕が得られる．そのためには，創縁より少し離れたところで皮膚浅層をつかむように運針する"ハート形"の運針イメージを持つ．これにより創縁がやや隆起した状態で正確な創縁の接合性が得られる．この運針がうまくないと表層が開いてしまい，きれいな創縁同士の接合ができない（図6）．埋没の糸は創縁の接合に十分に耐える太さのものを選択する．一方で，創縁の盛り上げは頭頸部では控えめに行う．最後に表層の coaptation を整えるために縫合瘢痕が残らない程度に細い糸で浅くゆるく縫合するが，段差なく適切な接合が完成できていれば省いてよい．

4．縫合糸の選択

初期の真皮縫合では透明ナイロン糸を用いており，当時の代表的な吸収糸であるカットグットでは抗張力維持が難しいとされている[8]．しかし，ナイロン糸の真皮内残留による異物感，硬結触知，縫合糸露出などの問題があり，高性能の合成吸収糸が普及した現在では合成吸収糸による真皮縫合が主流となっている．合成吸収糸は吸収速度により抗張力維持期間が異なるが，皮膚縫合後の張力回復速度を考慮すると真皮縫合においてはできるだけ吸収が遅いタイプのものが望ましい[6)12]（図2）．

5．有効性

前述のように本邦においてはきれいな瘢痕を得る目的で当初は形成外科領域に導入された真皮縫合であるが，その後に創離開や手術創感染（SSI；Surgical Site Infection）などの縫合創トラブルを減らす効果があるとする報告が心臓血管外科[13]，

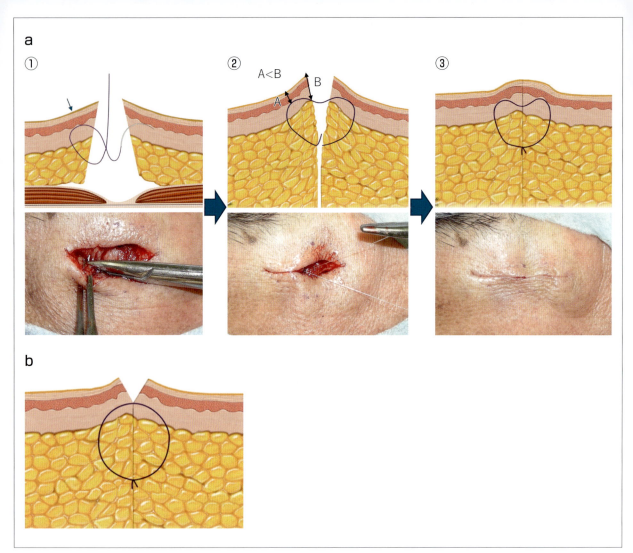

図 6.
a：真皮縫合の運針イメージ（文献 6 より引用）
　① 真皮に糸を掛けたところ．創縁より少し離れた部位の真皮を多めにキャッチするように"ハート形"のイメージで運針すると良好な接合状態を作ることができる．
　② 1 針ごとに縫合糸を引いて，創縁に段差がなくきれいな接合ができているかを確認する．不適切であれば，結紮する前にやり直す．
　③ 真皮の縫合を終了したところ．
b：円形の運針では，多くの場合で表層が開いて正確な接合が得られない．

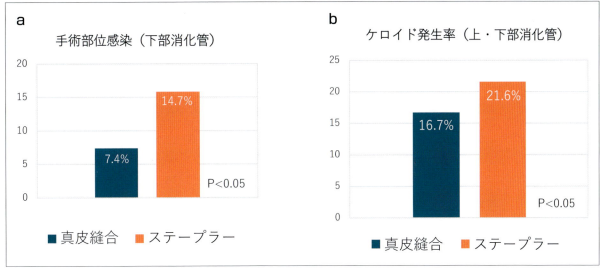

図 7. 待機的な消化管手術における真皮縫合群とステープラー縫合群の比較
　　a：SSI 発生率の比較
　　b：肥厚性瘢痕発生率の比較

（文献 16 より）

整形外科[14]，消化器産婦人科[15]，消化器外科[16]など様々な診療科で相次いだ．Tujinaka ら[16]は，上部・下部待機的消化管開腹手術 1,080 名を対象に，閉創時の真皮縫合群とステープラー使用群で術後 30 日以内の SSI と術後 6 か月での肥厚性瘢痕の発生率を比較した．SSI 発生率は上部消化管では有意差がなかったが，下部消化管では有意に真皮縫合群が低かった．全体では有意差がなかったが，下部消化管症例が少ないためで，上部消化管と同数であれば全体でも有意に真皮縫合群が低かったと述べている（図 7-a）．また肥厚性瘢痕は真皮縫合群が有意に低かった．以上より，消化器外科手術の閉創でも真皮縫合を積極的に用いるべきと結論している（図 7-b）．

現在では真皮縫合は創傷トラブルを減らして確実な治癒と整容的な結果が得られる縫合法として，全診療科的に広く普及するに至っている．

6．真皮縫合が適しない場合

皮膚が薄い眼瞼，荷重のかかる手掌・足底は，埋没した糸による異物感が強く，原則的に真皮縫合を行わない．また挫滅があり高度に汚染された創傷や咬創などは，挫滅で創縁を密着させることが難しい，組織血流がかえって不安定になる，多量の浸出があるなどの理由で真皮縫合は適さない．このような場合は一旦治癒させ，瘢痕修正が必要になった場合に真皮縫合を使用する．

術後ドレッシング

筆者は前述にある縫合創の創縁の微小な壊死は，閉鎖環境で防ぐことができることを発見した[3]．縫合創を乾燥環境と閉鎖環境で治癒過程を比較観察した実験[3]で，ハイドロコロイドドレッシング，シアノアクリレート塗布による閉鎖環境下では創縁微小壊死の現象はほぼ見られず，両者ともに縫合後 1 日目にはすでに創縁の表皮の癒合が完成し，早い治癒が得られている（図 3）．結果として，治癒後の陥凹変形が少なく，治癒部の瘢痕組織も少ない（図 4）．閉鎖療法は皮膚欠損の治療として行われているが，縫合創に適応すると創縁の微小壊死がなく，早くきれいな治癒が得られる（図 8）．これまで縫合創への閉鎖療法は臨床的にも術後の創管理の労力軽減と医療コスト軽減，ド

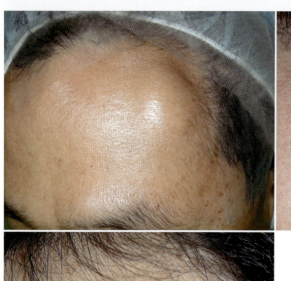
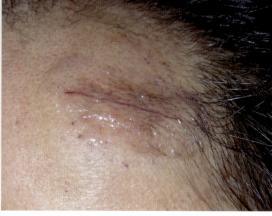
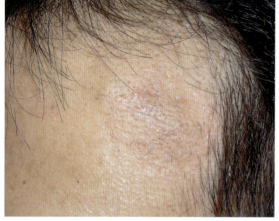

図 8.
前額部脂肪腫の摘出
 a：術前
 b：縫合終了時．真皮縫合の後にダーマボンド®を塗布し，閉鎖環境を作成した．
 c：縫合後7日目にダーマボンド®をはがしたところ．きれいに治癒している．

レッシング回数，創部不快感の低減による患者満足度向上などの効果が多く報告されているが，本邦では保険適用の壁もあり，一般的に術後ドレッシングにはガーゼの使用が一般的である．このような組織学的効果，臨床的な利点を理解した上で縫合創へ閉鎖療法のさらなる普及が望まれる[1)6)]．

皮膚接着剤による閉創について

1．医療用皮膚接着剤について

現在本邦で使える皮膚用接着剤はダーマボンド®（Johnson & Johnson 社），サージシール®（Adhezion Biomedical 社），リキバンド®（Advanced medical solution 社），ヒストアクリル®（B/Braun 社），アロンアルファ　スキンプロテクト®（東亜合成社），ダーマフレックス®（Chemence Medica 社）などがあり，いずれもシアノアクリレート系接着剤である．接着方法としては，接合面に塗布するものではなく，接合面を合わせた後に皮膚表面に塗布するものである．ここでは広く普及しているダーマボンド®について述べる．ダーマボンド®の主成分は 2-オクシル-シアノアクリレートで水分と重合反応を起こすことで固まる性質があり，引っ張り試験では 4-0 poliglecaprone 25（MONOCRYL®）の結節縫合と同様の強度が確認されている[17)]．塗布部の静菌作用があることも報告されている[18)]．

2．皮膚用接着材使用の実際

ダーマボンド®は欧米では針糸縫合の代用として広く普及している．本邦では，真皮下に達する深い創では離解の可能性があるため単独で使用せずに通常の外科処置で創傷を処置（洗浄，麻酔，止血，深部や真皮の縫合）した後に縫合表面に塗布する使用が推奨されている[6)]．これは創傷内にダーマボンド®が垂れ込んで本来の創治癒を阻害してしまうのを防ぐ目的もある．小さい創傷ではダーマボンド®単独での閉創も可能であり，処置をしにくい小児例においても有用である[19)]．処置の保険請求に関しては，6歳未満の症例では挫創

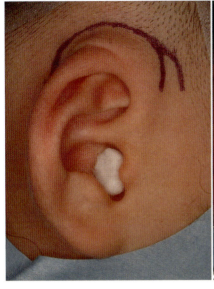
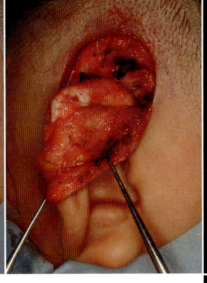
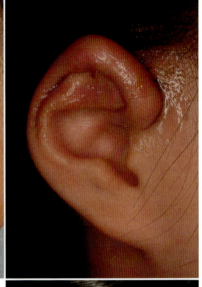
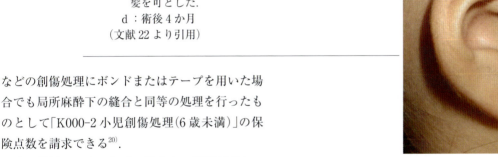

a	b	c
	d	

図 9.
埋没耳形成術におけるダーマボンド® による術後の固定
 a：術前
 b：術中
 c：手術終了時，形態保持と血腫予防にダーマボンド® を広範囲に塗布した．術後は周囲に除圧用スポンジを数日間使用したが，ガーゼ被覆はせず，翌日より洗髪を可とした．
 d：術後 4 か月
（文献 22 より引用）

などの創傷処理にボンドまたはテープを用いた場合でも局所麻酔下の縫合と同等の処理を行ったものとして「K000-2 小児創傷処理(6 歳未満)」の保険点数を請求できる[20]．

その使用のメリットは，縫合糸の使用が真皮・皮下縫合のみで済むので処置が簡便であることに加え，皮膚表面の縫合瘢痕がなく，糸による感染誘発も少ないことが挙げられる[21]．また創面に強固な被膜を形成することで創部のバリア効果があり，術後の創部処置が不要であること，ガーゼなどのドレッシングが不要であること，かつ接着剤が透明に近く，創の状況が透けて創面の観察が可能であること，術後早期より創部を含めてシャワーが使用できることから，医療スタッフの労力低減とともに患者にとっても快適性の向上に貢献する．通常のドレッシング材を使いにくい部位，たとえば顔面や手指，外陰部などで特に有用である．また耳介や臍などの複雑形態の手術で術後形態保持の固定が必要な場合には固定材料としての役割ももっている[22]（図 9）．さらに前述の創部の閉鎖環境形成により創縁壊死を防ぎ治癒が促進されるという利点がある[2)3)]．従来の縫合法より整容面で優れているという報告もあり[21]，これは縫合糸瘢痕がないことに加え，閉鎖療法としての効果によると考えている．以上より実際の臨床では"接着剤"というよりも，むしろ創部の保護や汚染防止，固定や形態保持など"創傷被覆材"および"体表スプリント材"としての役割を持っていると言える．

3．有害事象について

塗布面への直接刺激もしくはアレルギー反応による皮膚炎や患者の不快感が挙げられる．接触皮

膚炎の発生率は0.5%程度と言われている[23]．皮膚炎の症状があれば速やかに除去し，必要に応じてステロイド外用剤の塗布などの処置を行う．創傷感染発生率に関しては，多くの報告で従来の縫合法と比べ同等かダーマボンド®が低いとされている．

使用を控えるべき例としては，シアノアクリレートへのアレルギーの既往がある場合，皮膚炎や間擦などで皮膚バリア機能が低下している部位への使用，脂漏部位・多汗部位への使用，すでに感染が存在している創傷への使用，創部から多量の浸出が考えられる場合がある．

参考文献

1) 山本直人：皮膚縫合創の治癒過程．山本直人編．キズをきれいに確実に治す形成外科基本手技．p19-23，2021，文光堂，2021．

2) 山本直人ほか：切開縫合創の創傷治癒─創縁の微小壊死とその治癒過程─．日形会誌．31：676-680，2011．

3) Yamamoto, N., Kiyosawa, T.：Histological effects of occlusive dressing on healing of incisional skin wounds. Int Wound J. 11：616-621, 2014.

4) Levenson, S. M., et al.：The healing of rat skin wounds. Ann Surg. 161：293-308, 1965.

5) Ordman, L., Gillman T.：Studies in the healing of cutaneous wounds Ⅰ-Ⅲ. Arch Surg. 93：857-882, 1966.

6) 山本直人：形成外科的皮膚縫合法．山本直人編．キズをきれいに確実に治す形成外科基本手技．p42-47，2021，文光堂，2021．

7) Akaishi, S., et al.：The relationship between keloid growth pattern and stretching tension：visual analysis using the finite element method. Ann Plast Surg. 60：445-451, 2008.

8) 福田 修：真皮縫合法(dermostich)について．形成外科．13：203-209，1970．

9) 加島英雄：顔面線状瘢痕の治療に慣用している方法について．形成外科．13：215-221，1970．

10) 中村純次ほか：創縫合法の実際．形成外科．13：241-247，1970．

11) 山本直人ほか：軍陣医学史料にみるわが国の形成外科の発展系譜その2─第二次大戦時の飛躍的進歩─．日形会誌．33：500-507，2013．

12) Chantarask, N. D., Milner, R. H.：A comparison of scar quality in wounds closed under tension with PGA(Dexon)and Polydioxanone(PDS). Br J Plast Surg. 42：687-691, 1989.

13) Johnson, R. G., et al.：Cutaneous closure after cardiac operations：a controlled, randomized, prospective comparison of intradermal versus staple closures. Ann Surg. 226：606-612, 1997.

14) Shetty, A. A., et al.：Comparing wound complication rates following closure of hip wounds with metallic skin staples or subcuticular vicryl suture：a prospective randomised trial. J Orthop Surg. 12：191-193, 2004.

15) Tuuli, M. G., et al.：Staples compared with subcuticular suture for skin closure after cesarean delivery：a systematic review and mera-analysis. Obstet Gynecol. 117：682-690, 2011.

16) Tsujinaka, T., et al.：Subcuticular sutures versus staples for skin closure after open gastrointestinal surgery：a phase 3, multicentre, open-label, randomised controlled trial. Lancet. 382：1105-1112, 2013.

17) Shapiro, A. J., et al.：Tensile strength of wound closure with cyanoacrylate glue. Am Surg. 67：1113-1115, 2001.

18) Bhende, S., et al.：In vitro assessment of microbial barrier properties of Dermabond topical skin adhesive. Surg Infect(Larchmt). 3：251-257, 2002.

19) 山本直人：【顔面の軟部組織損傷治療のコツ】小児・女性の顔面軟部組織損傷治療のコツ．PER-ARS．90：16-21，2014．

20) 事務連絡 疑義解釈資料の送付について その1（平成24年3月30日） 問175 K000-2小児創傷処理(6歳未満)について，切創，刺創，割創又は挫創に対して，ボンド又はテープにより創傷処理を行った場合に算定できるか．
厚生労働省 平成24年度診療情報改定について 厚生労働省ホームページ http://www.mhlw.go.jp/seisakunitsuite/bunya/kenkou_iryou/iryouhoken/iryouhoken15/dl/zimu2-1.pdf

21) Toriumi, D. M., et al.：Use of octyl-2-cyanoacrylate for skin closure in facial plastic surgery. Plast Reconstr Surg. 102：2209-2219, 1998.

22) Yamamoto, N., et al.：2-octyl-cyanoacrylate skin adhesive used as a splinting material in auricular surgery. Modern Plastic Surgery. 6：21-26, 2016.

23) Chalmers, B. P., et al.：Characterizing the diagnosis and treatment of allergic contact dermatitis to 2-octyl cyanoacrylate used for skin closure in elective orthopedic surgery. J Arthroplasty. 32：3742-3747, 2017.

足爪治療マスターBOOK

好評

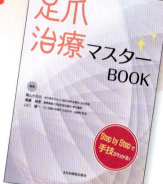

編集
- 高山かおる　埼玉県済生会川口総合病院皮膚科 主任部長
- 齋藤　昌孝　慶應義塾大学医学部皮膚科 専任講師
- 山口　健一　爪と皮膚の診療所 形成外科・皮膚科 院長

2020年12月発行　B5判　オールカラー
232頁　定価 6,600円（本体 6,000円＋税）

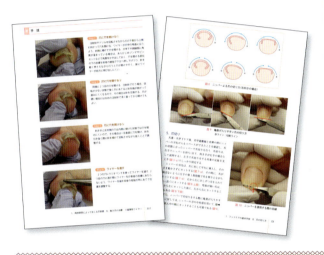

足爪の解剖から診方、手技、治療に使用する器具までを徹底的に解説！

種類の多い巻き爪・陥入爪治療の手技は、巻き爪：8手技、陥入爪：7手技を Step by Step のコマ送り形式で詳細に解説しました。

3名の編者が語り尽くした足爪座談会と、「肥厚爪の削り方」の手技の解説動画も収録！

初学者・熟練者問わず、医師、看護師、介護職、セラピスト、ネイリストなど、フットケアにかかわるすべての方に役立つ1冊です！

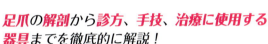

- Ⅰ　イントロダクション ―爪治療にどう向き合うか―
- Ⅱ　爪の解剖 ―爪をすみずみまで理解する―
- Ⅲ　爪の診方 ―まず何を診るか―
- Ⅳ　爪疾患の診方 ―疾患を知って，診断をマスターする―
  1. 局所原因によって生じる爪疾患の診方
  2. 爪の炎症性疾患の診方
  3. 爪部の腫瘍性病変の診方
- Ⅴ　治療の基本編 ―治療を始める前にマスターしたいこと―
  1. フットケアの基本手技
     - A. グラインダーの使い方／B. 爪の切り方
     - C. 肥厚爪の削り方／D. 足トラブルを招かないための靴選び
  2. 爪治療の麻酔法
     - A. 趾神経ブロックによる爪部の局所麻酔
     - B. ウイングブロックによる爪部の局所麻酔
- Ⅵ　治療の実践編 ―さあ爪治療をマスターしよう！―
  1. 局所原因によって生じる爪疾患
     - A. 爪治療フローチャート
     - B. 巻き爪の治療
       1) 超弾性ワイヤー／2) 3TO（VHO）巻き爪矯正法
       3) B/S® SPANGE／4) ペディグラス
       5) 巻き爪マイスター®／6) Dr. Scholl 巻き爪用クリップ®
       7) 巻き爪ロボ／8) PEDI+® Pt. Gel
     - C. 陥入爪の治療
       1) アンカーテーピング法およびwindowテーピング法
       2) 肉芽埋没法／3) ガター法／4) コットンパッキング
       5) 爪母温存爪甲側縁楔状切除術
       6) 爪甲・爪母を温存した陥入爪手術（塩之谷法）
       7) NaOH法（フェノール法）
  2. 爪の炎症性疾患の治療
  3. 爪周囲のいぼの治療
  4. 爪部腫瘍性病変の手術療法
  5. 爪に関連する手術・処置の保険上の注意
- Ⅶ　わたしの治療セット
  1. パターン①／2. パターン②
  3. パターン③／4. パターン④

足爪座談会／索　引

COLUMN
1. 爪甲鉤弯症という病気
2. 注射が痛いのは針を刺す時だけではない
3. 巻き爪に対する外科治療―アメリカにおける治療の考え方―
4. ワイヤー治療の失敗例
5. 陥入爪・巻き爪の手術に伴うトラブル

全日本病院出版会　〒113-0033　東京都文京区本郷 3-16-4　Tel：03-5689-5989
www.zenniti.com　Fax：03-5689-8030

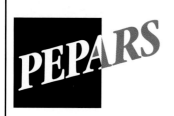

◆特集／Basic Surgical Techniques を極める！
切開とアプローチ，創閉鎖と縫合・吻合

創閉鎖と縫合・吻合
新しい縫合材料
—棘付き縫合糸—

冨田　興一*

Key Words：棘付き縫合糸（barbed suture），真皮縫合（dermal suture），皮下縫合（subcutaneous suture），筋膜縫合（fascial suture）

Abstract 　これまで単結節縫合が基本であった創閉鎖は，新しい縫合材料の登場により変革期を迎えようとしている．特に，棘付き縫合糸は糸の表面に多数配置された棘が3次元的に組織を捉えることが可能である．その結果，単結節縫合と同等，またはそれ以上の組織固定性を発揮する．さらに，単結節縫合と異なり結節を作ることなく縫合部が順次固定されていくため，緊張の強い部位でも助手なしでの縫合が可能であり，手術時間も大幅に短縮する．一方で，基本的に後戻り（やり直し）が出来ないため初心者には不向き，合併症発生時の部分抜糸がし辛い，短い創ではコストが高くなるといった欠点も有する．本稿では，これらの新しい縫合材料の特徴を解説するとともに，実際の臨床応用例を紹介する．

はじめに

創縫合に用いる縫合糸は，歴史的には絹糸などの自然材料から始まり，第二次世界大戦以降にナイロン糸をはじめとする合成縫合糸の開発，さらには20世紀後半における吸収性縫合糸の開発へと発展してきた．

真皮縫合や皮下縫合をこれらの縫合糸で行う場合，創縁同士を寄せる際に糸の結紮を行うことでその固定力を発揮する．単結節縫合では結節ごとに糸を切る必要があり，長い創の縫合ではかなりの時間を要する．また，各縫合部の両端に集中して創の緊張が加わるため（図1-a），脆弱な部位では組織が裂けることがある．一方，連続縫合では結節は最初と最後のみであるので縫合に要する時間は短いものの，創縁を寄せる力は弱い（図1-b）．さらに，ケロイド・肥厚性瘢痕体質の場合，十分な皮下縫合により真皮縫合を最小限とする必要があるが，従来の縫合糸による皮下縫合では十分な固定力が得られないことも多い．

本稿では，これらの問題に対処すべく開発された新しい縫合材料の特徴とその利用法について述べる．

棘付き縫合糸（Barbed suture）の特徴

棘付き縫合糸では，縫合糸上に配置された多数の棘が3次元的に組織を捉えることで，強力な固定力を発揮する（図1-c）[1]．また，単結節縫合に比べて，糸を切る手間が省けるため，長い創であればあるほど手術時間の短縮が期待できる．一方で，原則的に後戻り（やり直し）ができないため初心者には不向きであることや，合併症（出血，感

---

* Koichi TOMITA, 〒589-0014　大阪狭山市大野東377-2　近畿大学形成外科，教授

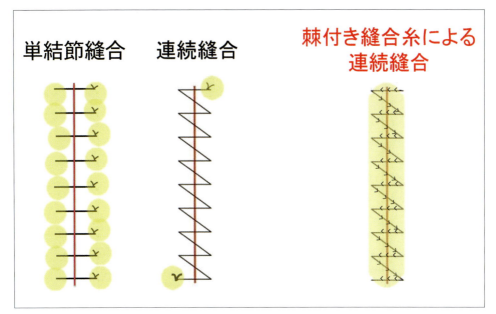

図 1. 結節縫合と連続縫合のシェーマ
a：単結節縫合では，各結節部の両端に緊張が集中する．
b：連続縫合では，最初と最後の結節部においてのみ固定されるので組織が緩みやすい．
c：棘付き縫合糸による連続縫合では，それぞれの棘が組織を3次元的に捉えることができる．

（文献1より改変引用）

染）が発生した場合に部分抜糸がし辛い，などが欠点として挙げられる．コスト面では，単位長さあたりのコストは従来の縫合糸より高価となる．しかしながら，単結節縫合と異なり，糸切り時の縫合糸ロスがないことから，長い創ではコスト面でも有利となる可能性がある．棘付き縫合糸には，真皮縫合用のものと皮下縫合用のものがあり，それぞれ棘のサイズが異なる．

真皮縫合用の棘付き縫合糸

1．現在使用可能な製品について

縫合糸上に肉眼で見えないほどの小さな棘が螺旋状に配置されている．棘の方向が一定であるため，基本的に後戻りはできないとされているが，後述の皮下縫合用のものと異なり，1針ずつであれば後戻りは可能である（ただし，組織挫滅のリスクがあり強く推奨はしない）．現在，本邦ではSTRATAFIX™ Spiral（エチコン）とV-Loc™ク

ロージャーデバイス（メドトロニック）が使用可能である．前者の特徴として，縫合糸が抗菌作用のある吸収糸（ポリジオキサノン，PDS™ Plus）であることと，Bidirectional（中央を起点として棘の方向が逆向きとなっている）のものが選択できることが挙げられる．Bidirectional のものは，長い創を中央から2名で分担して縫合したり，創を2層に分けて縫合する際に有用である．後者の特徴としては，吸収性縫合糸に加え，非吸収性縫合糸も選択できることが挙げられ，乳房再建における乳房下溝形成にも応用されている[2)3)]．吸収性縫合糸では早期に吸収されるタイプ（ポリグリコマー，約90～110日）とゆっくり吸収されるタイプ（ポリグリコネート，約180日）が選択できる．

2．実際の縫合法について

縫合開始時と終了時を除き，縫合法は従来の縫合糸と基本的に同じである．縫合開始時においては，結節縫合と同様の運針を1回行い，結紮する

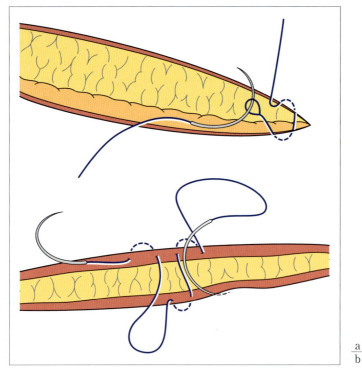

図 2. 真皮縫合用棘付き縫合糸の使用法
a：まず結節縫合と同様の運針を 1 回行い，糸の末端についているリングに針を通せば固定される．
b：Bidirectional のものでは両端針になっているので，組織に針を通す(矢印)だけでよい．

代わりに糸の末端についているリングに針を通せば固定される(図 2-a)．Bidirectional のものではリングはついておらず両端針になっているので，組織に針を通すだけでよい(図 2-b)．縫合終了時においては，最終の運針後に進行方向と反対側へ糸を出し，小さくもう 1 回運針後，5～10 mm ほど離れた皮膚上へ針を出してやや牽引しながら糸を切断すれば確実に固定される．縫合時の注意点としては，糸を牽引し過ぎないことが挙げられる．牽引が強すぎると糸の軌跡が直線に近づくと同時に，創は短縮し，創縁の歪みが強く出てしまう．創縁が十分に寄った時点で牽引を止めることが重要である．

連続縫合の方法には，大きく分けて垂直連続縫合(Z 字，またはらせん運針)と水平連続縫合(斜め，または 8 の字運針)がある(図 3)．以前，3 名の形成外科医によるデモ材を用いた検証実験(STRATAFIX™ Spiral を使用)を行った結果を表 1 に示す(未発表データ)．それらの結果をまとめると，真皮縫合としての仕上がり(盛り上げ効果，創縁の合い具合，緊張への強さ)は Z 字運針の垂直連続縫合が最も優れていたが，縫合時間，糸の使用量の少なさ，手技の容易さでは斜め運針の水平連続縫合が優れていた．縫合する部位や組織の状況を踏まえ，これらを使い分けるのがよいと思われる．

皮下縫合用の棘付き縫合糸

1. 現在使用可能な製品について

真皮縫合用の棘付き糸を皮下縫合にも用いることは可能ではあるが，棘が小さすぎるためその効果は少ない．皮下縫合に適した製品として

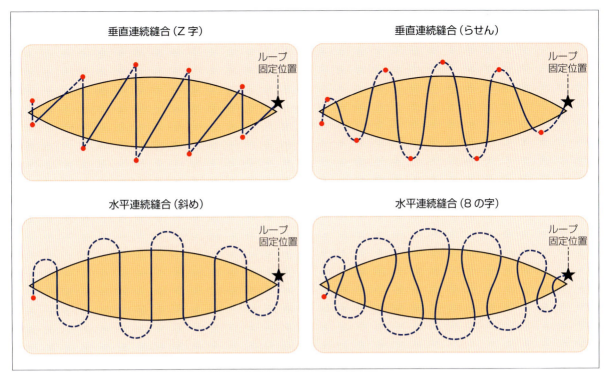

図 3. 連続縫合の方法
垂直連続縫合(Z字)：単結節縫合とほぼ運針が同じ.
垂直連続縫合(らせん)：やや難易度が高く，一般的なハート形運針が困難
水平連続縫合(斜め)：運針が容易
水平連続縫合(8の字)：斜め運針と比べると縫合時間は長くなる.

表 1

	時間	糸の使用量の少なさ	盛り上がり	創縁の合い具合	容易さ	緊張への強さ
垂直連続縫合 (Z字運針)	△	△	◎	◎	○	◎
垂直連続縫合 (らせん運針)	○	○	○	○	△	○
水平連続縫合 (斜め運針)	◎	◎	△	△	◎	△
水平連続縫合 (8の字運針)	○	△	△	○	○	△

STRATAFIX™ Symmetric(エチコン)がある.本製品の縫合糸は PDS™ Plus であり，肉眼でも確認できる大きな棘が2 mm 間隔で糸に付着しているため，3次元的に軟部組織を捉えることができる. 形成外科領域では皮弁採取後の筋膜縫合[1]，皮下脂肪層の縫合，乳房下溝形成[4]などに有用と思われる.

2．実際の縫合法について

糸の端に約 0.5×0.25 cm の固定用タブが取り付けられているため，そのまま縫合し始めても多

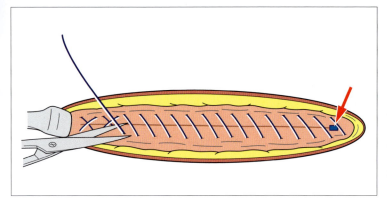

図 4.
皮下縫合用棘付き縫合糸の使用法(シェーマは筋膜縫合を想定)
糸の端に固定用タブがあるが，1針，進行方向と反対へ戻る方向に縫合してから，縫合を行う方がより確実な固定が行える(矢印).

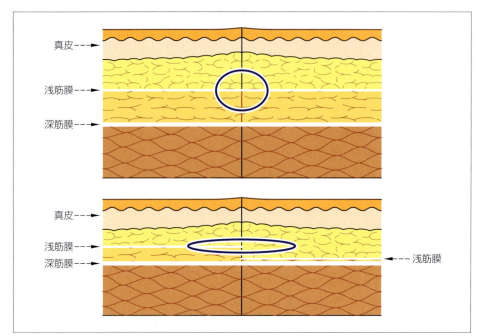

図 5. 皮下縫合用棘付き縫合糸による脂肪組織縫合のシェーマ
a：浅筋膜がはっきりしている部位では浅筋膜を含めて縫合を行う.
b：浅筋膜がはっきりしない，または深さが異なる場合，浅層の密な脂肪組織を水平方向に大きく捉えるように縫合する.

くの場合問題はないが，1針，進行方向と反対へ戻る方向に縫合してから，縫合を行う方がより確実な固定が行える(図4，矢印). 筋膜縫合では，バイトとピッチは通常の縫合糸と同様で問題ないが，注意すべきこととして，糸は必ず創の方向に垂直にけん引する必要がある．そうしないと，縫合糸の棘によって組織が刺入部から挫滅してしまう恐れがある．脂肪組織の縫合では，浅筋膜が明確であれば，基本的にはそれらを含めた脂肪組織の縫合を行う(図5-a). 一方，浅筋膜組織がはっきりしない，または浅筋膜同士の縫合がうまく行えない(創縁における浅筋膜の深さが異なるなど)場合，比較的浅層の密な脂肪組織を水平方向に大きく捉えるように縫合を行う(図5-b). 運針に関しては，脂肪組織が薄い場合には前述の水平連続縫合が適しており，ある程度厚みがあれば垂直連続縫合でもよい．縫合の最後には，真皮縫合の場合と同様に，1～2針反対側へ戻るように縫合することで固定される(図3).

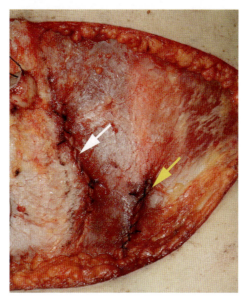

図 6. 遊離腹部穿通枝皮弁採取後における筋膜縫合の例(左側)
穿通枝近くの縦筋膜切開(白矢印)と外腹斜筋膜および内腹斜筋・腹横筋膜の斜め切開(黄矢印,2枚の筋膜を別々に縫合)を1本の皮下縫合用棘付き縫合糸にて縫合したところ

棘付き縫合糸の使用例

　ここでは遊離腹部穿通枝皮弁による乳房再建における棘付き縫合糸の使用例を示す.

1．筋膜縫合

　筆者らは穿通枝近くにおける腹直前鞘の縦切開に加え,外尾側における外腹斜筋膜および内腹斜筋・腹横筋膜の斜め切開を行っている.これらの縫合には0号STRATAFIX™ Symmmetricを用いている.この場合,2か所目の筋膜縫合時には固定タブがない状態であるが,縫合開始時に進行方向と反対側へ2針ほど縫合してから縫合を行うことで十分な固定ができることを経験している(図6).

2．筋膜の plication

　経産婦では白線が離開していることが多く,そのような症例では筋膜縫合と同じ縫合糸で筋膜のplicationを施行することで腹部形態の改善が得られる[5].白線離開部は術前CTで明確に確認できるが,術中所見でも十分に判断できる(図7-a).頭側から尾側へ向かって前述の水平連続縫合を行うが,斜め運針ではなく8の字運針とすることで,横方向のみでなく,縦方向のplicationも可能となる(図7-b).注意点として,臍が締め付けられないよう,臍周囲に少しスペースを確保しておくことが挙げられる.具体的には,臍の頭尾側において,同じ個所を2回縫合しておくことで,それぞれ縫合糸にロックがかかり,臍基部の絞扼が防げる(図7-c,矢印).

3．皮弁採取部における創閉鎖

　腹部皮弁採取後の創閉鎖は強い緊張を伴うため,皮下脂肪層での縫合を十分に行っておくことが重要である[6].特に,ケロイド・肥厚性瘢痕体質の場合は,真皮への負荷を最小限としなければ,真皮内部から肥厚性瘢痕を生じることがある.腹部は正中を除いて浅筋膜が比較的発達しているが[7],腹部皮弁採取後では,頭側と尾側の創縁における皮下脂肪の厚みが異なることが多い(頭側＞尾側).また,頭側の浅筋膜下脂肪は通常皮弁に含めるため,浅筋膜同士の縫合を行うと創縁に段差を生じる(図5-b).したがって,筆者らは2-0 STRATAFIX™ Symmmetricを用いて浅

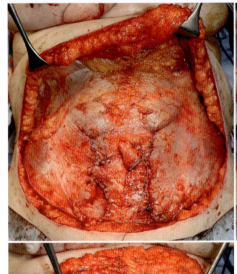
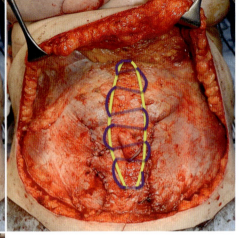
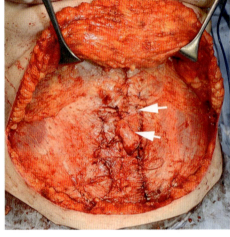

図 7. 皮下縫合用棘付き縫合糸による白線離開部の plication
　a：Plication 前の状態
　b：白線離開部の筋膜(黄色線)に対し，8 の字運針の水平連続縫合を行う(紫線).
　c：Plication が完了したところ．臍の頭尾側において縫合糸にロックをかけ(矢印)，臍基部が絞扼されないようにする.

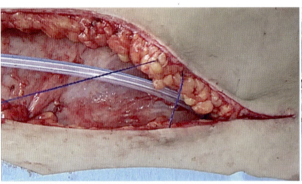
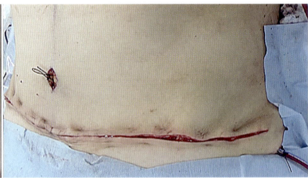

図 8. 皮下縫合用棘付き縫合糸を用いた腹部皮弁採取部における脂肪組織の縫合
　a：組織が薄い外側では水平連続縫合，組織が厚い内側では垂直連続縫合でそれぞれ運針する.
　b：脂肪組織の縫合が完了したところ

筋膜より浅層の密な脂肪層を縫合している．皮下脂肪の薄い外側では水平連続縫合を用い，皮下の厚い中央では垂直連続縫合を行っている(図 8)．その後，3-0 の真皮用棘付き吸収性縫合糸にて真皮縫合を行うが，脂肪層がしっかりと縫合されていれば，真皮を大きく盛り上げて縫う必要はなく，軽く創縁を合わす程度で十分である.

まとめ

現在用いることができる棘付き縫合糸の種類，

それらの特徴，および実際の応用例について概説した．真皮用の棘付き縫合糸は，長い創の縫合においてその効力を最も発揮し，非吸収性縫合糸のものでは乳房下溝形成にも有用である．皮下縫合用の棘付き縫合糸は，筋膜縫合・腹壁の plication に加え，強固な脂肪組織の縫合によって真皮縫合にかかる負荷を大幅に軽減する．また，その強固な固定力は乳房下溝形成にも有用である．これらの新しい縫合材料を駆使することで，手術の質と時間効率をともに高めることが可能となる．

参考文献

1) Yasuda, S., et al.：STRATAFIX for abdominal wall repair following abdominal flap harvest. Plast Reconstr Surg Glob Open. **5**：e1572, 2017.
   Summary　腹部皮弁採取後の筋膜縫合における棘付き縫合糸の有用性を検討した論文．

2) Terao, Y., et al.：A new method for inframammary fold recreation using a barbed suture. Aesthetic Plast Surg. **39**：379-385, 2015.
   Summary　真皮縫合用の非吸収性棘付き糸による乳房下溝形成の有用性を示した論文．

3) Tomita, K., et al.：A simple and scarless method for inframammary fold correction using a barbed suture. Plast Reconstr Surg Glob Open. **8**：e2930, 2020.
   Summary　文献2の方法を外側アプローチで行い，乳房下溝の二次修正術として応用した論文．

4) Otani, N., et al.：Efficacy of STRATAFIX in inframammary fold recreation in autologous breast reconstruction. Plast Reconstr Surg Glob Open. **6**：e1702, 2018.
   Summary　皮下縫合用の棘付き糸による乳房下溝形成の有用性を示した論文．

5) Van Vliet, A., et al.：Abdominal plication for better cosmetic outcomes during deep inferior epigastric perforator flap breast reconstruction. Ann Plast Surg. **86**：s575-s577, 2021.
   Summary　遊離腹部穿通枝皮弁採取時における腹壁の plication の有用性を示した論文．

6) Ogawa, R., et al.：Clinical applications of basic research that shows reducing skin tension could prevent and treat abnormal scarring：the importance of fascial/subcutaneous tensile reduction sutures and flap surgery for keloid and hypertrophic scar reconstruction. J Nippon Med Sch. **78**：68-76, 2011.
   Summary　ケロイド・肥厚性瘢痕体質患者における真皮への減張の有用性に関する論文．

7) Nakajima, H., et al.：Anatomical study of subcutaneous adipofascial tissue：a concept of the protective adipofascial system(PAFS)and lubricant adipofascial system(LAFS). Scand J Plast Reconstr Surg Hand Surg. **38**：261-266, 2004.
   Summary　全身における浅筋膜構造を20体のキャダバーを用いて詳細に検討した論文．

◆特集/Basic Surgical Techniques を極める！
切開とアプローチ，創閉鎖と縫合・吻合

創閉鎖と縫合・吻合
粘膜縫合を極める！

門田　英輝*

Key Words：モノフィラメント吸収糸(monofilament absorbable suture)，ブレイド吸収糸(braid absorbable suture)，バーブ付き縫合糸(barbed suture)，全層縫合(Albert suture)，Gambee 縫合(Gambee suture)，垂直マットレス縫合(vertical mattress suture)

Abstract　形成外科医は口腔咽頭や鼻・副鼻腔，胸部食道など体腔深部の粘膜縫合を依頼される機会が少なくない．粘膜縫合は皮膚縫合ほど整容性に配慮する必要はないものの，縫合不全が生じると瘻孔や嚥下・開口障害といった重篤な合併症につながるため，より正確な縫合が要求される．
　粘膜の縫合部は抜糸が困難なことが多いため，基本的に吸収糸を使用する．縫合の際の粘膜損傷を最小限にするため，丸針を選択するのが望ましい．粘膜の状態に応じてモノフィラメント吸収糸とブレイド吸収糸を使い分ける．多くの粘膜は単結節縫合で十分だが，粘膜断端を合わせることが難しい場合は垂直マットレス縫合を用いる．
　遊離空腸移植では外科の腸管吻合法に準じて縫合する．粘膜側からの縫合では全層縫合あるいは垂直マットレス縫合を用いる．漿膜側からの縫合では Gambee 縫合が有用である．バーブ付きモノフィラメント吸収糸による連続縫合を用いると，手術時間の短縮が可能である．

はじめに

　我々形成外科医は体表を整容的に縫合するだけでなく，口腔咽頭，食道，気管，鼻・副鼻腔，頭蓋底，腟といった体腔深部の粘膜を適切に縫合する技術も必要とされる．外科系における手術の多くが内視鏡手術やロボット手術へと移行した現在，いわゆる"手縫い"による体腔深部の粘膜縫合は形成外科にしかできない手技となりつつある．
　粘膜縫合の多くは縫合創が体表に露出しないため，皮膚縫合ほど整容性に配慮する必要はない．一方で不適切な粘膜縫合は縫合部の離開や瘢痕化をきたし，瘻孔や髄液漏，鼻咽腔逆流，嚥下・開口障害といった重大な合併症の原因となり得る．

皮膚縫合とは異なる縫合法の工夫や縫合糸，針の選択が必要である．
　本稿では頭頸部領域における粘膜縫合のコツと注意点を中心に述べる．

粘膜縫合法

　形成外科における皮膚縫合の基本は真皮縫合と皮膚縫合を合わせた 2 層縫合であろう．一方で口腔内外傷や口蓋裂における粘膜縫合を皮膚縫合と同様に 2 層で行うことは稀であり，多くは単結節縫合で十分である．粘膜面の断端を合わせにくい場合は垂直マットレス縫合(図 1)を用いると，断端を正確に合わせることができる．
　遊離空腸移植における空腸咽頭吻合および空腸食道吻合では，消化器外科の腸管吻合法に準じて縫合する．粘膜断端を合わせることが容易な場合は全層縫合(Albert 縫合，図 2)[1]でよい．粘膜断端同士を正確に合わせることが難しい場合は，粘膜

---

* Hideki KADOTA，〒812-8582　福岡市東区馬出 3-1-1　九州大学病院形成外科，診療教授

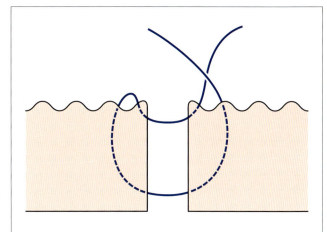

図 1.
垂直マットレス縫合
粘膜側から縫合する際に，粘膜断端を正確に合わせることができる．

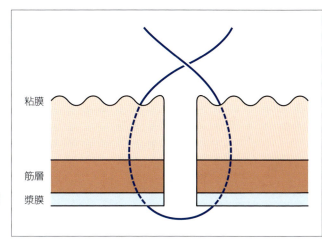

図 2.
全層縫合（Albert 縫合）
縫合の基本である．粘膜側からの縫合で使用される．

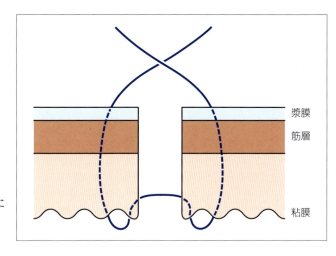

図 3.
Gambee 縫合
漿膜側から縫合する際に，断端同士を正確に合わせることができる．

側からの縫合であれば垂直マットレス縫合を，漿膜側からの縫合では Gambee 縫合（図 3）[2]が有用である．

口腔咽頭に皮弁が移植される症例では，口腔咽頭粘膜と皮弁の皮膚を縫合することになる．上記の単結節縫合，垂直マットレス縫合および Gambee 縫合を使い分けながら縫合する．遊離空腸および遊離皮弁は基本的に血流が良好であり，密な縫合は不要である．縫合のピッチは広めでよい．

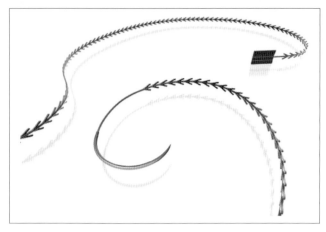

図 4.
バーブ付きモノフィラメント吸収糸
多数の返しがついており，縫合部を適切な位置で維持できるため，連続縫合に適している．
(画像提供：ジョンソン・エンド・ジョンソン)

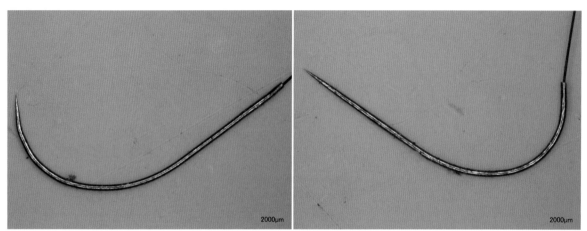

図 5.　　　　　　　　　　　　　　　　　　　　　　　　　　　　a｜b
a：クロソイド針．高速道路設計などに使用されるクロソイドカーブを参考に考案された針である．
b：逆クロソイド針．歯肉粘膜の残存が少ない際の皮弁と粘膜の縫合に有用である．
(画像提供：株式会社ベアーメディック)

縫合糸と針の選択

　粘膜縫合部は体腔深部に存在し，抜糸が困難なことが多い．基本的に吸収糸で縫合し，症例や部位によっては抜糸を行わない．

　使用する吸収糸は主にモノフィラメント吸収糸とブレイド(編み込み)吸収糸の2種類に分けられる．モノフィラメント吸収糸は単一のフィラメントで構成され，表面が滑らかな構造となっているのが特徴である．組織内をスムーズに通すことができるため，周囲組織へのダメージが少ない．薄くて脆い粘膜の縫合に向いているが，縫合部が緩みやすい．結紮した糸の断端で周囲組織に潰瘍を形成することがある，といった欠点がある．結紮は3～5回ほど行うことが望ましい．ブレイド吸収糸は細い複数のフィラメントを編み込んだ縫合糸で，組織の把持力が強く結紮が緩みにくいため，最低限の力で組織を寄せたい場合に有効である．一方で薄い粘膜を縫合する際，慎重に糸を牽引しないと粘膜が裂けることがあり，注意が必要である．

　上記2種類以外の新たな吸収糸として，近年，バーブ(返し)付きモノフィラメント吸収糸が注目されている(図4)．モノフィラメント吸収糸の「組織内をスムーズに通る」という利点と，ブレイド吸収糸の「緩みにくい」という利点を兼ね備えた吸

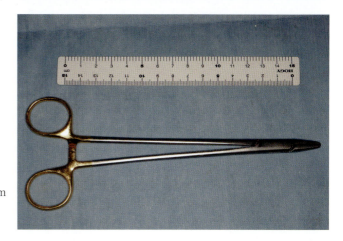

図 6.
ヘガール持針器
口腔咽頭の深部を縫合するには長さ 19 cm ほどの持針器が有用である.

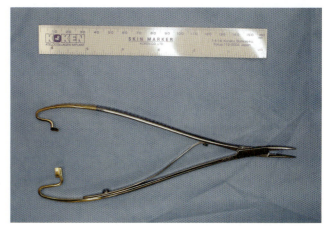

図 7.
丹下式持針器
小児の狭い口腔内を縫合するのに有用である.

収糸であり,結紮をせずに緩みのないスムーズな連続縫合が可能である.人手が少ない場合や手術時間を短縮したい場合に特に有用である.実臨床の現場では,術者の好みや縫合する粘膜の部位や性状に応じて,これらの吸収糸を使い分けるのが望ましい.

これまで形成外科で使用されてきた針の形状は,主に強弯(1/2円)あるいは弱弯(3/8円)の2種類のみであった.名古屋大学形成外科の橋川和信教授が考案したクロソイド針,逆クロソイド針は,無理なく自然に曲がる"クロソイドカーブ"を応用した,新しい形状の針である(図5).主に血管吻合や皮膚縫合,真皮縫合に用いられるが,口腔内の狭い部位を縫合する際にも有用である.なお,粘膜は皮膚より柔らかく脆弱なため,基本的には角針ではなく丸針を選択するのがよい.成人であれば糸の太さは 3-0 あるいは 4-0 を使用することが多い.

持針器

口腔内や鼻副鼻腔への皮弁移植,胸部食道への遊離空腸移植などでは,体腔深部に皮弁あるいは空腸を縫合する必要がある.消化器外科などで頻用されているヘガール持針器は,体腔深部での繊細な操作を容易にする持針器である.当科では口腔咽頭深部を縫合する際,長さ 19 cm ほどの長いヘガール持針器を使用している(図6).

口蓋裂手術では小児の狭い口腔内を縫合する必要がある.丹下式持針器はペングリップで針を把持し,手掌内で容易に持針器を回転させることができる.口腔内の繊細な縫合に向いており,口蓋裂手術では特に有用である(図7).

粘膜縫合の実際

頭頸部癌切除後の口腔咽頭欠損に対する粘膜弁あるいは皮弁の縫合法について,欠損および移植組織ごとに分けて述べる.

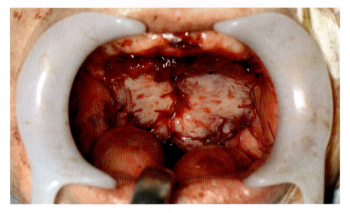

図 8.
粘膜弁による粘膜縫合
両側硬口蓋粘骨膜弁による軟口蓋切除後の再建を示す．3-0 モノフィラメント吸収糸を用いて，広めのピッチで単結節縫合する．

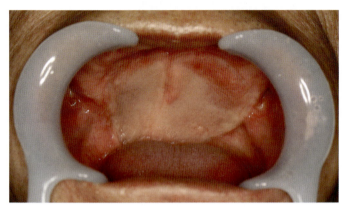

図 9.
術後 9 か月の口腔内所見
縫合部の瘢痕は目立たない．

1．口腔内欠損への咽頭弁縫合

T2 あるいは early T3 までの表在性口腔・中咽頭癌切除後に生じた中等度粘膜欠損は，咽頭弁で再建可能である．頬粘膜弁，硬口蓋粘骨膜弁，咽頭後壁弁などが使用される．これらの咽頭弁は血流が安定しており，比較的広いピッチで縫合しても術後に離開することは少ない．原則，3-0 あるいは 4-0 の吸収糸による単結節縫合で十分である（図 8, 9）．硬口蓋粘骨膜弁は後方が特に厚いため，周囲粘膜と縫合する際に段差が生じることがある．単結節縫合で粘膜断端を正確に合わせにくい場合は，垂直マットレス縫合を用いるとよい．

軟口蓋部分切除後に筋肉が広範に残っている症例では，術後早期から経口摂取を再開すると，繰り返す軟口蓋挙上運動のため残存軟口蓋と咽頭弁の縫合部が離開することがある．粘膜縫合部に緊張がある症例では通常より密に縫合し，縫合部がある程度癒合するまで経口摂取再開を遅らせた方がよい．

2．口腔内欠損への皮弁縫合

局所進行口腔・中咽頭癌切除後の広範欠損では遊離皮弁移植が第一選択となる．前外側大腿皮弁，腹直筋皮弁，浅腸骨回旋動脈穿通枝皮弁，腓骨皮弁などが選択肢となり，欠損の部位や性状に応じて最適な皮弁を決定する．皮膚と粘膜の縫合は異なる組織同士を合わせることになるため，前述した粘膜同士の縫合と比較してやや慎重な縫合が必要であるが，皮弁自体の血流がよければ，多くの症例で良好な創傷治癒が得られる．

Pull through 法における舌半切や舌亜全摘後の再建では，舌背への皮弁縫合と口腔底・舌側歯肉粘膜への皮弁縫合で異なる縫合法を選択している．残存舌背は血流が良好で，広いバイト，ピッチで縫合しても縫合不全を生じる可能性は低く，また縫合部が離開しても瘻孔を生じることはほとんどない．筆者は 3-0 ブレイド吸収糸による単結節縫合あるいは 3-0 バーブ付きモノフィラメント吸収糸による連続縫合を行っている（図 10）．皮弁と舌背の縫合をモノフィラメント吸収糸で単結節縫合すると，結紮部の糸が口蓋に当たって潰瘍を形成することがあり，注意が必要である．

皮弁と口腔底・舌側歯肉粘膜との縫合部が術後

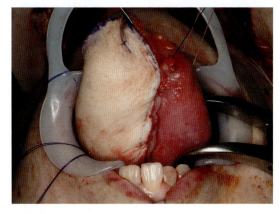

図 10.
皮弁と舌背の連続縫合
3-0 バーブ付きモノフィラメント吸収糸で舌背と皮弁を連続縫合する．結紮部の糸による口蓋の潰瘍形成を避けるために，結紮が表面に出ないようにする．

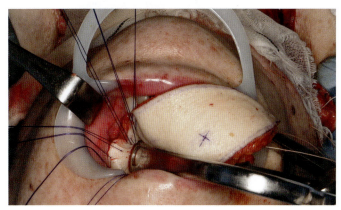

図 11.
皮弁と歯肉粘膜縫合における untied suture 法
舌側歯肉粘膜と皮弁を untied suture 法を用いて縫合する．Working space が狭い口腔深部の縫合で有用である．

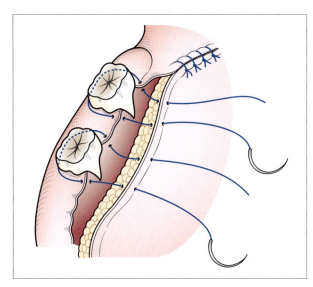

図 12.
残存歯肉粘膜が少ない場合の縫合法
歯肉粘膜がほぼすべて切除されている場合は，残存歯を巻き込むようにして縫合する．
（文献 3 より改変）

に離開すると瘻孔を生じる可能性が高いため，丁寧かつ慎重な縫合が必須である．無歯顎症例では縫合は容易であるが，残存歯あるいは下顎骨が舌側に傾斜している症例，下顎自体が小さい症例，舌側歯肉粘膜が数 mm しか残存していない症例などでは縫合に工夫が必要である．縫合した糸を結紮せずに把持しておき，深部の縫合がすべて終了した後にまとめて結紮する untied suture 法が非常に有用である（図 11）．歯肉粘膜がほぼすべて切除されているような症例では，残存歯を巻き込むようにして縫合することもある（図 12）[3]．

口腔底・歯肉粘膜は薄く，ブレイド吸収糸を使用すると糸を牽引する際に粘膜が裂けることがある．筆者は 3-0 あるいは 4-0 モノフィラメント吸

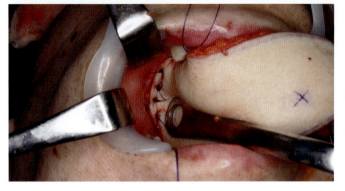

図 13.
皮弁と歯肉粘膜の垂直マットレス縫合
3-0 モノフィラメント吸収糸で垂直マットレス縫合する．結紮は粘膜側ではなく，皮弁側に来るようにする．

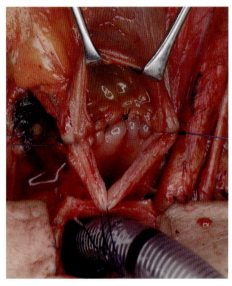

図 14．遊離空腸と食道後壁吻合
3-0 モノフィラメント吸収糸で全層縫合する．6針前後で十分である．

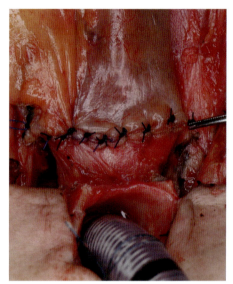

図 15．遊離空腸と食道前壁吻合
3-0 モノフィラメント吸収糸で Gambee 縫合する．後壁同様，6～8 針ほどで十分である．

収糸を使用し，下顎骨内側の骨膜と粘膜を一緒にかけて垂直マットレス縫合を行っている(図13)．垂直マットレス縫合の結紮部が粘膜側になると，粘膜側の血流障害を起こす危険性があるため，結紮は皮弁側に来るようにする．骨膜を一緒に縫合しにくい場合は，針を弯曲が強くなるように曲げて縫合するか，逆クロソイド針を使用すると，縫合が容易になる．

3．遊離空腸吻合

遊離空腸は主に咽頭喉頭頸部食道全摘後の再建に用いられる．咽頭あるいは食道断端と空腸の吻合は粘膜同士の縫合であり，遊離空腸自体の血流が非常によいこともあり，縫合不全が生じる頻度は非常に低い．

筆者は前壁側と後壁側で縫合法を変えている．後壁側は縫合不全から瘻孔を生じることはごく稀であり，全層縫合で十分である(図14)．一方，前壁側は粘膜断端が正確に合うように Gambee 縫合を行うことが多い(図15)．密に縫合し過ぎると吻合部狭窄のリスクがあるため，特に食道空腸吻合部における縫合のピッチは広めにしている[4]．吻合部の口径差が少ない場合，3-0 モノフィラメント吸収糸で前壁，後壁とも 6～8 針ずつ縫合すれば十分である．吻合の最後 3～4 針ほどは untied suture 法を用いると，粘膜断端を正確に合わせやすい．

吻合部の口径差がない症例では 3-0 バーブ付きモノフィラメント吸収糸による連続縫合も有用である．手術時間を短縮することが可能であり，結紮が咽頭あるいは食道内腔に出ないため，食事再

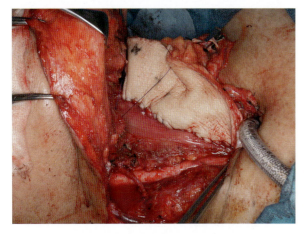

図 16.
皮弁と下咽頭の連続縫合
3-0 バーブ付きモノフィラメント吸収糸で前外側大腿皮弁と左側咽頭粘膜を連続縫合する.

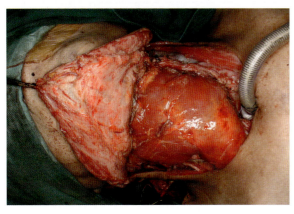

図 17.
筋弁を用いた皮島・咽頭縫合部の被覆
大胸筋皮弁の皮島で咽頭欠損をパッチ再建後, 縫合部を被覆するように筋弁を配置して補強する.

開後も食物残渣が縫合糸につきにくい, 縫合糸膿瘍のリスクが低い, という利点もある.

4. 下咽頭欠損への皮弁縫合

喉頭全摘, 中・下咽頭部分切除後の咽頭前壁粘膜欠損では, 前外側大腿皮弁あるいは大胸筋皮弁をパッチ状にして再建する. パッチ状再建では, まず最初に咽頭内腔側から全体の 1/3～1/2 周ほどを 3-0 モノフィラメント吸収糸で単結節縫合あるいは 3-0 バーブ付きモノフィラメント吸収糸で連続縫合する(図16). 残りは咽頭外側から 3-0 モノフィラメント吸収糸で Gambee 縫合する. 遊離空腸移植と同様に, 最後 3～4 針ほどは untied suture 法を用いるとよい. 全周を縫合した後, 大胸筋皮弁移植の場合は筋弁を用いて, 前外側大腿皮弁移植の場合は大腿筋膜を用いて縫合部を被覆して補強することで, 縫合不全のリスクを減らすことができる(図17).

まとめ

粘膜縫合の基本ならびに頭頸部領域の粘膜縫合の実際について述べた. 縫合する部位の深さや working space を把握し, 縫合する粘膜の状態に合った縫合糸や針および縫合法を選択するのが重要である.

参考文献

1) 安部俊弘, 岡 正朗:【消化器外科専門医であるために必要な標準手術手技アトラス】小腸・結腸の手術 小腸切除術. 消化器外科. 25(7):918-924, 2002.
   Summary 全層縫合(Albert 縫合)の図説あり.
2) 山下和城, 角田 司:【消化器外科専門医であるために必要な標準手術手技アトラス】小腸・結腸の手術 小腸・結腸, 結腸・結腸吻合術. 消化器外科. 25(7):980-989, 2002.
   Summary Gambee 縫合の図説あり.
3) 木股敬裕ほか:再建外科. 新 癌の外科—手術手技シリーズ 8 頭頸部癌. 90-107, 2002.
   Summary 皮弁と歯肉粘膜の縫合法の図説あり.
4) 門田英輝:【機能に配慮した頭頸部再建】下咽頭再建における機能的配慮. PEPARS. 136:75-81, 2018.
   Summary 筆者の遊離空腸の吻合法について記載している.

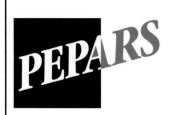

◆特集/Basic Surgical Techniques を極める！
切開とアプローチ，創閉鎖と縫合・吻合

創閉鎖と縫合・吻合
遊離皮弁を用いた頭頸部再建における血管吻合の注意点

八木　俊路朗*

Key Words：マイクロサージャリー(microsurgery)，微小血管吻合(microanastomosis)，端々吻合(end-to-end anastomosis)，端側吻合(end-to-side anastomosis)，脂肪移植(fat transfer)

Abstract　マイクロサージャリー技術や器具の発展により遊離皮弁を用いた遊離皮弁移植の成功率は飛躍的に向上した．遊離皮弁移植において微小血管吻合を正確に行うことは皮弁の生着率向上に必要不可欠であることは言うまでもないが，血管吻合技術の向上以外にも注意する点は多くある．遊離皮弁移植における微小血管吻合について，筆者がこれまで指導を受けた点や自身の経験に基づき工夫してきた点，および若手医師に指導している点について述べる．血管吻合の結果には吻合前移植床血管の準備や吻合時のセッティングおよび吻合後の血管茎の処理が重要と考える．

はじめに

　頭頸部癌切除後に遊離皮弁を用いた即時再建の皮弁生着率は多くの報告で98%を超えているが，吻合部血栓による皮弁壊死といった合併症が生じると術後後療法の遅延が生じるため微小血管吻合においてはより確実な手術手技の修得が必要である．筆者は1,000例以上の遊離皮弁移植を経験し，その中で遊離皮弁移植の生着率を高めるには血管吻合の技術のみならず血管吻合前後の移植床血管の準備や吻合した血管が折れ曲がったり緊張がかかったりしないような吻合部周囲の処理が重要と考えている．本稿では筆者が遊離皮弁を用いた頭頸部再建での血管吻合において注意している点や手技について述べる．

血管吻合のための手術器具

　顕微鏡下に1〜3 mm程度の細い血管を吻合するため手術用顕微鏡のほか，繊細な手術器具が必要となる(図1)．

1．手術用顕微鏡

　微小血管吻合では20〜30倍の拡大率が必要である．また焦点深度は通常200〜300 mmで吻合することが多い．フットスイッチで倍率や焦点を合わせることができモニターと接続できるものが便利である．滅菌されたドレープをかけて清潔野で操作を行う．

2．持針器

　スプリングがついておりロック付きのものが便利である．吻合する際はロックをかけずに針を把持することによって不用意に力が加わった際に血管を損傷することを予防する．看護師との道具のやり取りではロックをかけて針を把持して針の紛失を防ぐ．

---

* Shunjiro YAGI，〒683-8504　米子市西町 36-1　鳥取大学形成外科，教授

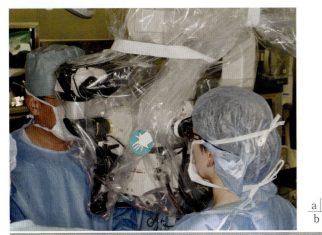
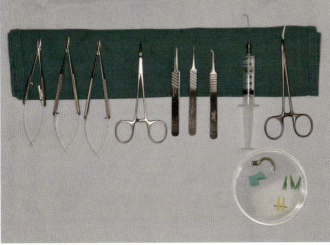

図 1.
手術用顕微鏡と血管吻合に用いる手術器具
　a：手術用顕微鏡．対面式で術者と助手が術野で操作ができる．
　b：上段：血管吻合用器具
　　　　左から，
　　　　持針器
　　　　直剪刀
　　　　曲剪刀
　　　　マイクロ用モスキート
　　　　直鑷子 2 本
　　　　曲鑷子ヘパリン生食の入った
　　　　シリンジ
　　　　M.Q.A®
　　　下段シャーレ内：
　　　　U 字クリップ
　　　　バックシート
　　　　シングルクリップ
　　　　ダブルクリップ

3．剪　刀

直剪刀と曲剪刀がある．直剪刀は吻合血管先端の切除に用いる．曲剪刀は血管の剝離や血管周囲の組織を切除するのに用いる．吻合に用いる糸を切る際にも曲剪刀を用いる．

4．血管剝離用モスキート

通常のモスキートより先端が繊細で細いものを用いる．移植床血管および血管茎の剝離に用いる．

5．マイクロ鑷子

先端が繊細なものを用いる．直線状のものと曲がったものがある．

6．血管クリップ

シングルクリップとダブルクリップを用いる．皮弁を切り離した際に血管茎の動脈や静脈および端々吻合の際，移植床血管にシングルクリップをかける．30 g と 60 g で色分けされているので動静脈の区別に用いることもできる．吻合を行う時にはダブルクリップを用いる．U 字クリップは内頸静脈に端側吻合を行う際に用いる．

7．縫合糸

組織反応の少ないモノフィラメントのナイロン糸を用いる．吻合する血管の口径が 2 mm 前後では 10-0 ナイロン，3 mm を超える場合は 9-0 ナイロン，1 mm 以下では 11-0 ナイロンの太さを目安にして血管吻合を行っている．

8．バックシート

手術用手袋を適切な大きさに切り，吻合する血管の下に置いて血管吻合する際に針が周囲の組織やガーゼをひっかけないようにする．

9．その他

2 段針をつけたシリンジにヘパリン生食を入れて吻合血管内の血液を洗うようにしている．またモスキートで M.Q.A® を把持させたものを用いて吻合部周囲の滲出液や血液を吸収するようにしている．

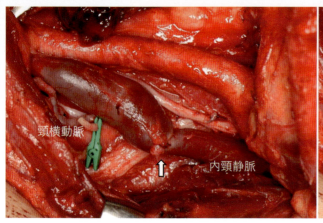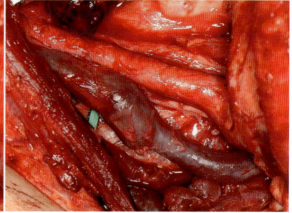

図 2. 移植床静脈の準備
下咽頭癌切除後の再建
a：結紮糸によりひきつれた形状になっている左内頸静脈（矢印）
b：結紮糸を除去したのちに 10-0 ナイロンで縫合することによって出血点を補修した．

吻合血管の準備

　頭頸部癌切除後の再建では，通常，頸部郭清も同時に行われている．頸部郭清や腫瘍切除の際，肩の下に枕を入れ頸部を後屈させて手術操作されている場合が多いので，血管吻合前に枕を取り除く．頸部を後屈させたまま血管吻合して吻合後に枕を取り除くと，予想外に血管茎の長さが余り，吻合部にたわみが生じて術後血栓の原因となる．

　頭頸部再建の際，移植床静脈は内頸静脈系もしくは外頸静脈系に大きく分けられる．どちらを選択するかは欠損部位と血管茎の長さを考慮して決定する．吻合後の血管茎と移植床血管が長すぎると折れ曲がりが起きやすく注意が必要である．逆に短すぎると吻合時の自由度が少なくなり血管吻合の難易度が増す．適切な長さで血管吻合ができるように吻合血管をセッティングすることを心がける．

　頸部郭清時の雑な操作や結紮で静脈が損傷されたり，周囲の組織を巻き込み静脈の形状にひきつれが生じていたりすることがある．この状態のまま血管吻合を行うと，吻合部付近の血流が乱れ血栓形成の危険性が増すと考える．このような場合，顕微鏡下で損傷部位を確認して損傷部位を切除または修復する．またひきつれの原因となっている結紮糸を外して細い糸で再結紮または修復するなどして血流を妨げないようにしている（図2）．その後，適切な静脈血の逆流があることで信頼できる移植床静脈であることを確認する．

　頭頸部再建における移植床動脈の選択肢は比較的多いが，頸部郭清の範囲や欠損部位および血管茎の長さを考慮すれば自ずと候補は絞られる．移植床動脈を剝離する際も顕微鏡下で愛護的に操作することはもちろんであるが，移植床血管から分岐する細い血管は 10-0 ナイロンなどの細い糸で結紮するようにして移植床動脈を準備するようにしている（図3）．十分な長さを確保したのちに移植床動脈を結紮し，クリップをかけて切断して吻合に備える．クリップを外した時に拍動性の勢いがある血流が確認できれば信頼できる移植床動脈であると言える．

吻合の実際

　術野を確保するために周囲の皮膚を糸やフックで牽引する．組織を乾燥させないためと，顕微鏡を覗いて操作する際に不用意に頸動脈などの重要血管を手術器具で損傷しないことを目的に，吻合部周囲を生理食塩水で湿らせたガーゼで保護する（図4）．通常，吻合予定の血管にダブルクリップをかけ顕微鏡下で吻合しやすいように位置を整える．端々吻合では，基本的に顕微鏡から見る術野を，吻合する血管が左右に横切るようにセッティングするようにすると吻合しやすい．

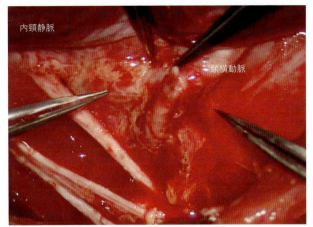

図 3. 移植床動脈の準備
下咽頭癌切除後の再建
頸横動脈から分岐する細い枝を顕微鏡下で 10-0 ナイロンを用いて結紮した．

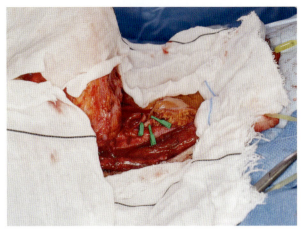

図 4. 術野周囲を生食で湿らせたガーゼで保護する．

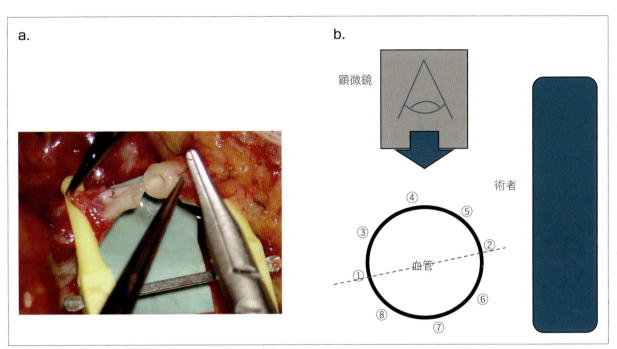

図 5. 端々吻合
術者から見て一番操作しにくい域から吻合を始める(a)．表面は ①→⑤ の順で吻合を進める．吻合部を翻転したのちに裏面は ⑥→⑧ の順に吻合を進める(b)．

1．端々吻合

　血管周囲に付着している組織は吻合の邪魔にならない程度に切除する．通常前壁側を単結節で縫合したのちに血管を翻転し裏面を縫合して吻合を行う．最初に術者の位置から操作するのに一番遠い部位に糸をかける．その後その 180°反対側を縫合してその間に糸を結紮しないように数本かけ

る．ヘパリン生食などで血管内腔を満たして正確に糸がかかっているのを確認した後に結紮する．その後翻転し裏面も同様に結紮しないで数本糸をかけ裏面の内膜に糸がかかっていないかなどを確認したのちに結紮する(図5)．クリップを外して漏れがあれば必要に応じて糸をかける．少量であれば再度クリップをかけて 10 秒ほど時間を開け

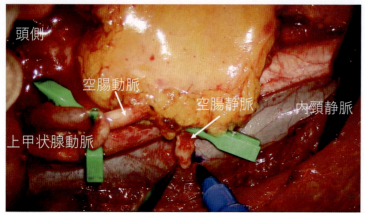
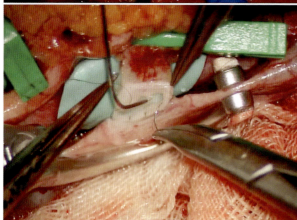
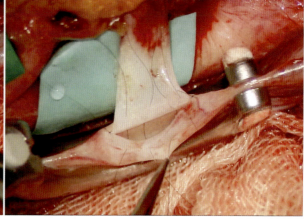

図 6．端側吻合
a：内頸静脈に端側吻合する場合は吻合後の血管茎の位置関係を考慮して，側孔を開ける部位にマーキングしておく．
b：術者から見て一番操作しにくい場所から糸をかけていく．
c：裏面の吻合が終わり，表面の糸をかけ結紮する直前

a	
b	c

たのちにクリップを外すか，出血点に脂肪をのせると止血されることがあり，無駄に吻合部に糸をかけることを防ぐことができる．

吻合する血管に口径差がある場合はフィッシュマウス法やテーパリングを用いて口径差を合わせる[1]．また血管茎の長さに余裕がない場合は翻転して裏面を縫うことができないので，翻転せずに裏面を縫合してから表面を縫合して血管吻合を行う Back wall 法がある[2]．

2．端側吻合

頭頸部再建において，移植床静脈として内頸静脈を選択する場合は通常端側吻合を行う．内頸静脈は太く血流量も多いため，吻合する時は大きめのクリップを複数個用いて血流を遮断する．または，U字型の血管クリップを用いて内頸静脈の血流を遮断することなく血管吻合を行うことも可能である．筆者は通常U字クリップを用いて内頸静脈に端側吻合を行っている．吻合後の血管茎の位置を想定してU字クリップをかける前に吻合する位置を内頸静脈にマーキングしておく（図6-a）．術野は内頸静脈が術野の左右を横切るようにする．U字クリップをかけたのちにマイクロ剪刀を用いて内頸静脈に側孔を開ける．側孔の大きさは皮弁の静脈径よりやや大きめにして皮弁からの血流が流れやすいようにする．内頸静脈は血管吻合時に翻転することができないので裏面を縫合し

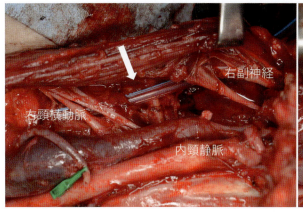
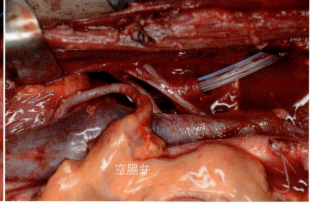

a｜b　　　　　　　　　　**図 7.** 血管吻合前の陰圧ドレーン留置
下咽頭癌切除後における遊離空腸弁による再建
a：吻合前にドレーンの先端が吻合部や血管茎に当たらないように頸神経と
　副神経の下に留置した(矢印).
b：右内頸静脈と右頸横動脈に吻合した.

てから表面を縫合する Back wall 法で吻合する．はじめに糸をかける位置は端々吻合と同様に術者から一番操作しにくい部位となる．右利きの術者の場合，左端付近となる．その後 1 針ずつ右側に位置をずらしながら縫合を進めていく．連続縫合で吻合することも可能だが，吻合後の血管の拡張を妨げる危険性があり，筆者は単結節で吻合している．裏面半分を縫合したのちは表面の縫合を行う．結紮しないように表面に必要な数だけ糸をかけ，ヘパリン生食で内腔を洗い適切に糸がかかっているのを確認してから結紮する．U 字クリップを外して血液の漏れがあれば追加で縫合する(図6).

その他の注意点

1．ドレーンの留置

遊離皮弁を用いた頭頸部再建において術後の滲出液貯留や血腫予防のため陰圧ドレーンを留置する．血管吻合後に陰圧ドレーンを留置すると先端の鋭い大きなカニューレで頸部の皮膚を貫く際に不要に吻合部を牽引したり，損傷したりする危険性がある．また，選択的頸部郭清後の複雑な形状をした死腔に適切にドレーンを留置することは難しい．そこで筆者は血管吻合前にドレーンを留置するようにしている．ドレーン先端が吻合部や血管茎に当たらないように残存している頸神経や副神経の下を潜らせるようにするか，ナイロン糸などで先端が跳ねないように頸部の組織に軽く固定する(図7)[3].

2．吻合部修正における脂肪片の利用

血管吻合後に予期せぬ血管の折れ曲がりや動静脈の交差が生じることがある．特に，上甲状腺動脈を移植床動脈として使用する場合，尾側に向かう血管を頭側に向ける必要があり，吻合後に思いがけない折れ曲がりが発生することがある．こうした場合，再度吻合を行ったり，10-0 ナイロンなどで血管を周囲の軟部組織に固定して修正することもあるが，位置の調整は難しいことが多い．そこで，筆者は皮弁の余剰な皮下脂肪を利用して，吻合部の折れ曲がりや圧迫を矯正している．余剰した皮弁の組織を利用し 1〜2 cm 角の脂肪片を採取する．この脂肪片は糸などで固定することなく，閉創前の洗浄が終わった段階で配置する．脂肪片が大きすぎて吻合部に過度な張力がかからないようにすること，および並走する血管を圧迫しないよう配慮することが重要である(図8)[4].

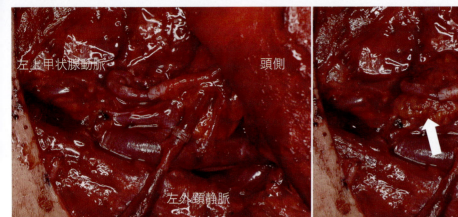

図 8. 脂肪片の利用　　　　　　　　　　　　　　　　　　　　a|b
遊離前外側大腿皮弁を用いた舌再建
a：左上甲状腺動脈に血管茎を吻合した際，吻合部に予想外の折れ曲がりが生じた．
b：脂肪片(矢印)を用いて折れ曲がりを修正し吻合部が自然な曲線を描くようにした．

まとめ

頭頸部再建における微小血管吻合の準備や吻合後に，筆者が特に注意している点について述べた．

参考文献

1) Ryan, A. D., et al.：Anastomosis of vessels of unequal diameter using an interpositional vein graft. Plast Reconstr Surg. **81**：414-417, 1988.
2) Yamamoto, Y., et al.：Microsurgical reconstruction of the hepatic and superior mesenteric arteries using a back wall technique. J Reconstr Microsurg. **15**：321-325, 1999.
3) Yagi, S., et al.：Prepositioning a closed negative-pressure drainage device in head and neck reconstruction. Plast Reconstr Surg. **119**：2336-2337, 2007.
4) Yagi, S., et al.：Analysis of fat grafts for stabilizing microvascular pedicle geometry in head and neck reconstruction. J Reconstr Microsurg Open. **2**：e140-e144, 2017.

Summary　遊離皮弁を用いた頭頸部再建における血管吻合部での脂肪片の利用について述べている．

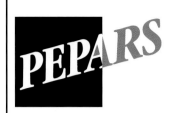

◆特集／Basic Surgical Techniques を極める！
切開とアプローチ，創閉鎖と縫合・吻合

創閉鎖と縫合・吻合
神経縫合

楠原　廣久*

Key Words：末梢神経(peripheral nerve)，神経縫合(nerve suture)，人工神経(artificial nerve conduit)，神経移植(nerve graft)，神経接合法(suture-less nerve repair)

Abstract　神経縫合法には，神経上膜縫合，神経束グループ縫合，神経束縫合などがあり，現在，神経束の解剖学的配列によって使い分けている．神経幹内に多数の細い神経束があり，グループを形成してない場合は神経上膜縫合を選択し，神経束がグループを形成している場合は神経束グループ縫合を，神経幹が少数の大きな神経束で形成されている場合は神経束縫合を選択する．人工神経は，2 cm 以下の感覚神経欠損であれば十分な神経再生が得られることから，short gap での使用や神経縫合の代替手段として有用である．神経縫合での緊張は重要であり，縫合ができるかは，正中神経や橈骨神経であれば 8-0 ナイロン，指神経では 10-0 ナイロンで保持できるかで判断する．保持できない場合は躊躇せず十分な長さ(欠損長より 10～15%長め)の神経移植を行うべきである．瘢痕形成が高度で移植床の血行が不良な場合は，血管柄付き神経移植の適応となる．

はじめに

　末梢神経は，断裂損傷しても縫合することで機能が再生する可能性がある．また欠損しても自家神経移植や人工神経によって架橋することで再生する可能性がある．しかし，必ずしも期待通りの再生が得られているわけではなく，様々な問題点や解明していないことが多い．そのため，解剖や生理を理解し，想像しながら縫合することが重要と考える．顕微鏡下における神経縫合法は，標準的手技でシンプルであるが，理想的に行うことは非常に難しく，現在も様々な神経接合法，修復方法が報告されている．今回は Basic Surgical Technique として我々が行っている神経縫合と人工神経の縫合方法について述べる．

末梢神経の解剖(図 1)

　脊髄前角の運動神経細胞から伸びる運動軸索(有髄)と後根神経節の知覚神経細胞から伸びる知覚軸索(有髄と無髄)が一緒に束となり，さらに交感神経節からの節後線維(無髄軸索)が加わり神経束(funiculus, fasciculus)ができ，それが束となり神経幹が構成される．

　神経束は神経周膜(perineurium)という特殊な数層の膜構造に囲まれており，さらにその神経束の数本から数十本の束が神経上膜(epineurium)という線維性の粗い厚い膜で囲まれて保護されている．神経束は部位レベルによって枝を出して他の神経束と複雑に交通する(intermingling)．

　100%純粋な運動軸索のみからなる神経束はなく，末梢の運動枝でも含まれる軸索の 50%前後は感覚である．また，中枢に行くほど神経束は運動感覚のミックスと考えてよく，厳密に運動，感覚と線維束と分けることはできない．

---

*　Hirohisa KUSUHARA，〒589-8511　大阪狭山市大野東 377-2　近畿大学形成外科，准教授

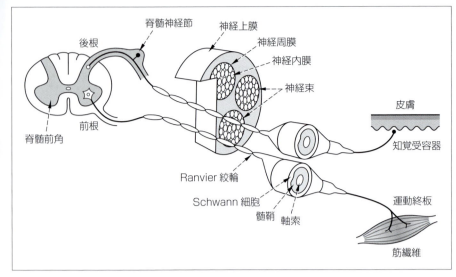

図 1. 末梢神経の解剖

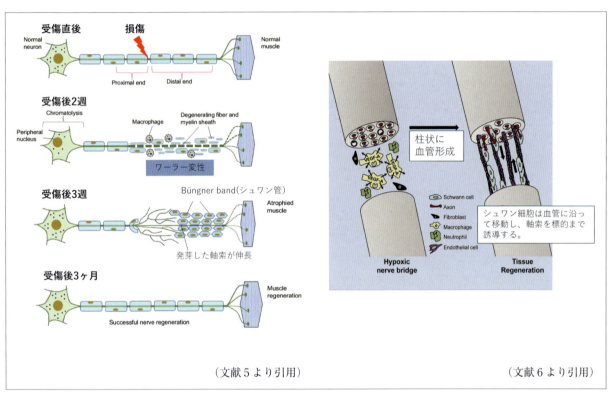

図 2. ワーラー変性と神経・軸索再生

ワーラー変性と軸索再生(図2)

末梢神経は中枢神経と異なり、著明な軸索の再生が認められる。末梢神経では細胞体が無傷であれば、軸索が切断されても再生が可能である。シュワン細胞は、損傷の刺激で増殖・活性化し、神経再生を促す。末梢神経の軸索が切断されると、損傷部位より末梢の軸索は、ワーラー変性(Wallerian degeneration)と呼ばれる過程により断片化し、貪食細胞により除去される。この際、シュワン細胞は柱状に配列し、Büngner's band と呼ばれる構造を形成する。Büngner's band は、再生軸索の足場を確保するとともに、神経栄養因子を供給して、再生軸索の伸長を助ける。細胞体側

の残存した軸索は，成長円錐を形成し，Büngner's band（＝シュワン管 Schwann tube）の中を伸長する．

過誤支配（misdireciton）

再生神経が本来の効果器ではなく，他の効果器に到達した場合を過誤支配（misdirection）と言う．過誤支配には運動神経が感覚神経に，またその逆に再生し，効果的な再生にならない場合ばかりでなく，運動同士，感覚同士でも過誤支配が生じ，正常な運動，感覚が得られない．

手術時期

1．Acute primary repair（一次修復・縫合（受傷直後に行う神経縫合））

開放創に神経麻痺を伴う場合，受傷後 6 時間以内に創のデブリードマンと同時に神経損傷を確認し，一次縫合を行うべきである．

利点としては，神経束配列が対応しやすく，瘢痕形成もないこと，神経の退縮が少なく，緊張も少なく縫合できること，回復までの時間的損失が少ないことである．欠点は，断端部の神経損傷程度がわかりにくい．そのため，断端に損傷のない鋭的切断がよい適応となる．

2．Delayed primary repair（受傷後 3～5 週までに行う神経縫合）

挫滅が高度で神経損傷の範囲が不明な場合や受傷 6～8 時間以上経過し感染の併発が疑われる場合は，初回手術でデブリードマンを行い，3～5週後に神経縫合を行う．受傷後 3 週までなら神経縫合が可能であることが多い．

3．Secondary delayed repair（二次修復・縫合（受傷後 5 週以降に行う神経縫合））

炎症の鎮静に長期を要した場合などでは二次的に神経修復を行う．通常，神経移植を要する．

利点としては，断端の健常部が明らかであること，神経外膜が肥厚して縫合しやすいことがある．欠点としては，断端が退縮，癒着して剥離を要し，ギャップが大きくなること，末梢側は経時的に萎縮していくこと，周囲組織が瘢痕化していることなどがある．

筋肉の終板は 9 か月以上経過すると変性して，再生軸索が到達しても筋は機能しなくなる．末梢神経，特に末梢効果器には神経再生が早いほどよい．

断端の新鮮化

挫滅損傷の場合，断端は瘢痕化し中枢断端から軸索再生は阻害され，また瘢痕化した末梢断端には軸索は伸びていけない．そのため，挫滅した断端はデブリードマンが必要である．

新鮮例では断端が柔らかく clear に切るのが難しいため，薄刃のカミソリの刃や専用器具（nerve holder, nerve cutter など）が推奨されているが，剪刀でもよいので潰れず鋭利に切る必要がある．断端部が瘢痕化している場合も鋭的に切除して正常神経を出すが，断端からの出血が目安となる．

神経縫合（neurorrhaphy, nerve suture）（図 3）

神経接合する意義は，中枢断端から発芽する再生軸索をできるだけ元のシュワン管内に導くことである．ゆえにいくら顕微鏡下に可能な限り元の位置に縫合したとしても，完全に元に戻るほどの強い特異性はなく misdirection も起こり得るので，よい成績となるとは限らない．断裂の位置から神経束の解剖学的配列を考慮し，以下の神経縫合法を検討し選択する．

1．神経縫合の種類

A．神経上膜縫合（epineural suture）

手技は単純であるが，神経線維を傷害せず，縫合部に余分な異物が入らないように上膜同士を縫合する．適合をよくするには，上膜上の血管走行に一致させて，可及的に断端の神経束配列を合わせ，上膜は決して強く引き寄せて縫合しない．強く縫合すると神経束のずれ（offset）や反転・歪み（buckling），乗り越え（overriding）などが生じやすく，神経束間の適合性が不良となりやすい．まだ縫合部にわずかなギャップがある方が，（神経

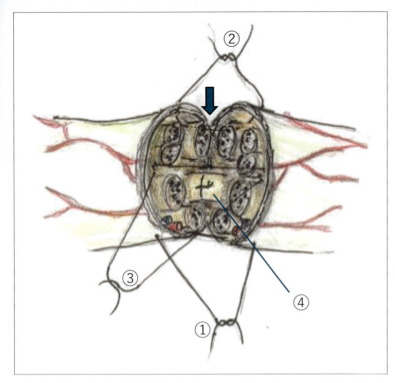

図 3.
神経縫合法
① 神経上膜縫合
② 神経上膜・周膜縫合
③ グループ神経束縫合
④ 神経束縫合
矢印：まず奥を back-wall technique
で上膜縫合しておく．

に再生軸索が適合した末梢側を選択的に再生する特異性があるという説もあるので）回復する可能性がある．

手技としては，主幹神経で 8-0，指神経では 9-0，10-0 ナイロンを使用する．特に緊張のある太い神経では反転して縫合することが難しいことが多く，Back-wall テクニックの要領で裏面から縫合する方がよい．

B．神経上膜・周膜縫合 (epineural-funicular (fascicular) suture)

上膜と周膜に糸をかけて縫合する方法で，理論的には神経束の対応が上膜縫合より良好で，神経束縫合より縫合数は少なくて済む．少し緊張のある症例では上膜を引き寄せ合わせることが難しくなることがある．

C．グループ神経束縫合 (group funicular (fascicular) suture)

知覚神経と運動神経が混在する部位で同じ機能を持つ神経束グループをそれぞれ対応させて，まず裏面を上膜縫合して緊張を緩めておき，次いで対応する神経束グループの神経束-上膜間の線維脂肪組織や周膜を部分的に縫合し適合させ，最後に神経上膜縫合する方法である．

D．神経束縫合 (funicular (fascicular) suture), 神経周膜縫合 (perineural suture)

断端に対応する神経束同士を神経周膜に糸（11-0，12-0 ナイロン）をかけて縫合する方法である．過去には，縫合部の瘢痕化を強めるだけで上膜縫合と成績に差がないという報告があり，あまり行われていなかったが，対応する神経束が明確な場合，misdirection を考えると，顕微鏡で可視できるレベルにおいて理想的な縫合である．

厳密に行うと上膜でカバーできないので，人工神経で wrapping すべきかもしれない．

2．神経縫合法の選択

現在，神経の縫合方法は神経束の解剖学的配列によって使い分けている．神経幹内に多数の細い神経束があり，グループを形成してない場合や細い神経，純粋な運動神経や知覚神経などは神経上膜縫合や神経上膜・周膜縫合を選択し，神経束がグループを形成している場合，比較的，神経束配列の変化がなく機能の異なる神経束の多い前腕や手部ではグループ神経束縫合を，神経幹が少数の大きな神経束で形成され，解剖的配置により運動

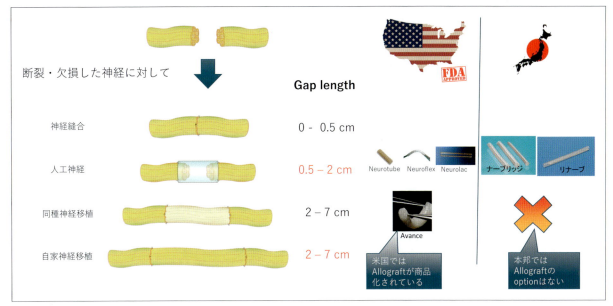

図 4. 神経欠損の治療法とその選択

神経束と同定できるような場合は神経束縫合を選択する．

3．神経縫合の緊張度について

神経には生理的な緊張があるためたとえ鋭的切断で欠損がなくても短縮し，神経断端間には間隙が生じる．神経剝離により1〜2 cm の神経の可動性が得られるが，神経を伸張したり，神経縫合部に強い緊張がかかると，神経血流が減少し瘢痕が形成され神経再生が不良となる．

緊張度の目安として，緊張がある場合は関節屈曲位にて6-0ナイロンを用いてkey sutureをかけたのちに，伸展位にて正中神経や橈骨神経レベルでは 8-0 ナイロン（指神経レベルでは 10-0 ナイロン）を用いて神経縫合してみる．縫合が維持できればよいが，できないようなら躊躇せず神経移植（欠損長より 10〜15％長め[1]）を行うべきである．

その他の神経接合法

神経縫合の問題点として，基本的に，糸で縫合した部分は阻血であり，緊張が集中していることを認識しておく．神経はわずかな伸張でも血流に悪影響を及ぼす可能性があり，縫合糸で引き寄せると，接合部位に張力が集中する．また縫合糸からの局所炎症が集中し，接合部である再生ゾーンへ悪影響が生じる．そのため，接合部に縫合糸をかけない suture-less 接合[2]が研究されている．

フィブリン糊接合法[3]は40年以上前より検討され，縫合法と比較されてきた．フィブリン糊接合法は接合部の張力や保持力が懸念されるが，張力は次第に強くなり問題ないとする報告もある．

Conduit assisted nerve repair[4]に関しても数多く報告されており，神経縫合よりバックリングなどの技術的な問題が生じにくく，初心者でも比較的適切な神経接合が可能とされている．また，直径の異なる神経同士を接合する際にも有用である（図 6）．

人工神経について

神経欠損の治療において神経縫合，神経移植が gold standard であるが，他の選択肢として，人工神経と同種神経移植がある[5]（図 4）．

海外では同種移植神経 Avance（Axogen, Florida, USA）が製品化されているが，日本では使用できる同種移植神経はない．また，人工神経においても海外のものは使用できず，現在，国産の人工神経であるナーブリッジ（東洋紡，大阪）とリナーブ（ニプロ，大阪）が使用可能である．製品の性能に違いがあるが，2 cm 以下の感覚神経欠損で

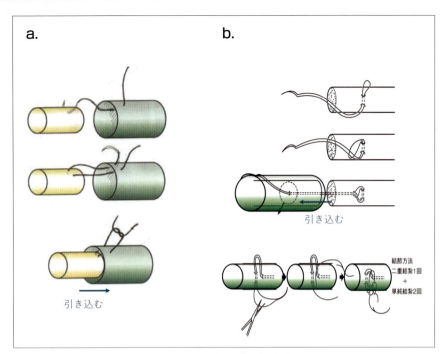

図 5. 人工神経-神経縫合法
a：マットレス縫合
b：ループ針を使用した縫合

あれば十分な神経再生が得られ，臨床多施設共同研究の結果でも9割の症例で有意義な知覚回復が得られ，一次修復であれば全例で有意義な回復が得られている[6]．

再生医学の三要素に「細胞」，「増殖因子」，「足場」があり，「足場」が人工神経である．神経は自己再生能力があるため，人工神経の役割は，「細胞」であるシュワン細胞の遊走や軸索伸長する神経断端間のスペースを維持すること，放出される神経栄養因子などの「増殖因子」の保持することと外からの瘢痕，線維芽細胞の侵入を防ぐことである．

人工神経内はシュワン細胞の遊走，軸索の伸長を妨げない程度の基質，「足場」がある方が再生に有利であると考えられ，国産の人工神経はいずれも管腔内にコラーゲンが充填されている．海外の製品のほとんどは管腔のみの導管(Conduit)であり，国産の製品は管腔内に真の「足場」がある点で，人工神経と呼ぶにふさわしい．

2015年Cattinら[7]は，無酸素状態によりマクロファージからVEGFが放出されて血管内皮細胞が神経断端間に誘導され，まず柱状に血管が形成される．その血管に沿って神経の両断端からシュワン細胞が遊走し，神経中枢断端からそれらに沿って軸索伸長が起こり最終的に架橋されると報告した(図2)．我々の研究では，縫合した人工神経の上から周囲に線維芽細胞増殖因子を播種し徐放することで人工神経内の血管新生が促進され神経再生も促進された[8]．このことからも，人工神経においても周囲の血行は非常に重要であると言える．また人工神経の直径は，直径1.2 mmの神経に対して2.0 mm径の人工神経が最適であったことから，神経より一回り大きい直径の人工神経を選ぶべきと考えている[9]．

1．人工神経-神経縫合について(図5)

人工神経と神経の縫合は神経断端を人工神経管内へ引き込む必要があることから，マットレス縫合で行われることが多いが，逆針でのハンドリングが多く，引き込むために掛けた糸を一時束ねておく必要があり煩わしい．そのため，我々はループ針での縫合法を考案した．津下式ループ針は当初より神経も使用用途に含まれている．屈筋腱縫合法の1つである津下法を応用し，まず神経上膜

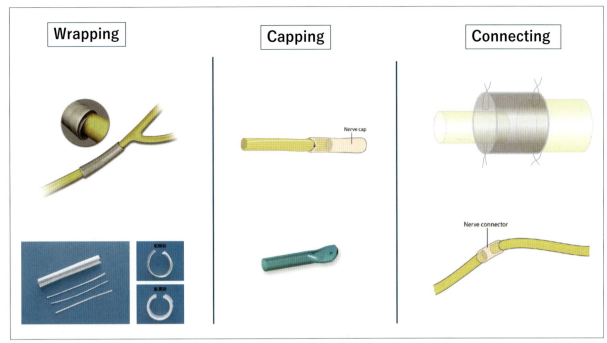

図 6. 人工神経の多様性

にのみ糸をかけロックする．人工神経の引き込みたい位置に針を通すが，まとめておく必要がない．1 断端に 2 針以上かけて神経を引き込んだら，針についている 2 本の糸の 1 本を切離した後，人工神経に針をかけて切離した糸と結ぶ．この作業を両断端で行う．

2．人工神経の多様性（図 6）

人工神経（artificial nerve conduit）には wrapping, capping, connecting といった多様な用途で使用され，海外ではそれぞれ特化して製品化されている．国内においても 2023 年 wrapping 用のリナーブが販売された．wrapping は神経損傷部の保護や神経剝離後の癒着防止，capping は断端神経腫の予防・治療を目的としている．connecting は，神経縫合の代替，直径の異なる神経の接合を目的としており，前述した Conduit assisted nerve repair[4]として注目されている．Connecting においては透明で接合部が透見できるリナーブが有用かもしれない．Capping は，国内にはまだ特化した製品はなく，現在の国産人工神経での代用にはまだ課題がある．

神経移植（nerve graft）

ギャップが大きく端々縫合が不可能な場合，神経移植が適応となる．移植神経に太い神経（直径 3 mm 以上）を用いると中心部に血流が届かず壊死となるため，数本の細い移植神経でケーブル移植 cable graft を行う．移植神経は再生神経が側枝より外へ出ないように逆行性に移植する．移植神経の長さは，移植後の虚血による収縮を考慮し欠損長より 10～15％長めに行う[1]．

移植神経片（donor）には腓腹神経のほか，外側大腿皮神経，伏在神経，内側および外側前腕皮神経，後骨間神経終末枝（関節枝），深腓骨神経，橈骨神経浅枝などの感覚神経が用いられる．指神経の再建においては，外側前腕皮神経が神経の断面積と神経束の数が近似しており有用である[10]．

問題点としては，元来重度の神経損傷であること，縫合部が 2 か所となること，神経断端の神経束配列を合わせることが難しく，misdirection が起こりやすいこと，移植神経片の血行，中心性壊死や，神経片採取による侵襲，犠牲などがある．

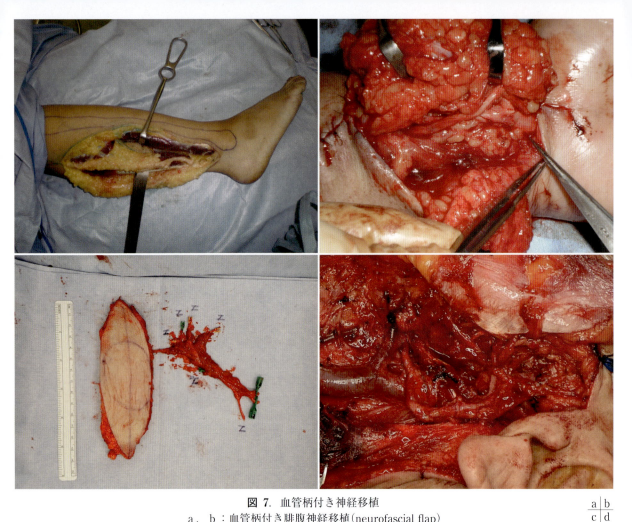

図 7. 血管柄付き神経移植
a, b：血管柄付き腓腹神経移植（neurofascial flap）
c, d：血管柄付き大腿神経（外側広筋枝）移植

　良好な神経再生を得るには，移植部周囲の環境，血流をよいこと，recipient に十分な神経移植片を精細に緊張なく縫合し移植すること，神経束・神経束グループ間に合わせて移植することなどを考慮する．

血管柄付き神経移植
（vascularized nerve graft）

　瘢痕形成が高度で移植床の血行が不良な場合や，中枢で 7 cm 以上の移植神経が必要な欠損の場合は，理論上，血管柄付き神経移植の適応となる．

　血管柄付き腓腹神経移植としては，腓腹神経に伴走する小伏在静脈を動脈化するもの，同様に伴走する浅伏在動脈と伴走静脈を再血行化するもの，腓骨動脈に基づく neurofascial flap として挙上するもの[10]（図 7）などがある．前外側大腿皮弁の挙上の要領で，外側大腿回旋動脈下行枝を栄養血管とした血管柄付き大腿神経外側広筋枝移植[12]も可能である（図 7）．指神経再建であれば，手関節レベルで後骨間神経を伴走する前骨間動脈背側枝の遠位穿通枝をつけて血管柄付き神経移植とすることも可能である[13]．

おわりに

　神経接合部はできるだけ緊張なく，最小限の縫合で且つ十分な強度で合わせ，神経線維や神経栄養因子などを外に漏らさず，周囲から線維芽細胞

や瘢痕の侵入を防ぎ，周囲の血行にも留意する．今後，これらの条件を満たすより効果的な神経接合法が開発されるかもしれないが，現在は顕微鏡下での緊張のない神経縫合が最適であり，神経の断裂部位，神経束配列によって神経縫合法を使い分ける．しかし，緊張が強い場合は躊躇せず，欠損より10〜15％長い移植神経で神経移植をすべきである．また，2 cm 以下の欠損であれば，人工神経もよい適応であり，神経縫合の代替にもなる．周囲の血行が不良な場合は，血管柄付き神経移植を考慮すべきである．

参考文献

1) Seddon, H. J. : The use of autogenous grafts for the repair of large gaps in peripheral nerves. Br J Surg. **35** : 151, 1947.

2) Barton, M. J., et al. : Nerve repair : toward a sutureless approach. Neurosurg Rev. **37**(4) : 585-595, 2014.

3) Sameem, M., et al. : A systematic review on the use of fibrin glue for peripheral nerve repair. Plast Reconstr Surg. **127** : 2381-2390, 2011.

4) Isaacs, J., et al. : Technical assessment of connector-assisted nerve repair. J Hand Surg Am. **41**(7) : 760-766, 2016.

5) Arslantunal, D., et al. : Peripheral nerve conduit : technology update. Med Devices Evid Res. **7** : 405-424, 2014.

6) Kusuhara, H., et al. : A clinical multi-center registry study on digital nerve repair using a biodegradable nerve conduit of PGA with external and internal collagen scaffolding. Microsurgery. **39**(5) : 395-399, 2019.

7) Cattin, A. L., et al. : Macrophage-Induced Blood Vessels Guide Schwann Cell-Mediated Regeneration of Peripheral Nerves. Cell. **162**(5) : 1127-1139, 2015.

8) Fukuda, T., et al. : A basic fibroblast growth factor slow-release system combined to a biodegradable nerve conduit improves endothelial cell and Schwann cell proliferation : A preliminary study in a rat model. Microsurgery. **38**(8) : 899-906, 2018.

9) Ueda, Y., et al. : Optimization of biodegradable nerve conduit diameter for nerve regeneration. Biomed J Sci Tech Res. **3**(5) : 3620-3624, 2018.

10) Higgins, J. P., et al. : Assessment of nerve graft donor sites used for reconstruction of traumatic digital nerve defects. J Hand Surg Am. **27**(2) : 286-292, 2002.

11) Doi, K., et al. : A comparison of vascularized and conventional sural nerve grafts. J Hand Surg Am. **17** : 670-676, 1992.

12) 中川雅裕ほか：耳下腺癌切除後の顔面神経即時再建　我々の手技と工夫　大腿部を donor とする顔面神経再建の有用性と可能性．頭頸部癌. **35**(4) : 329-336, 2009.

13) Claro, G., et al. : Flow-through arterialized posterior interosseous nerve grafts for digital neurovascular bundle defects : anatomical study. Plast Reconstr Surg. **149**(1) : 163-167, 2022.

図解 こどものあざとできもの

診断力を身につける

好評

編集
- 順天堂大学浦安病院形成外科　林　礼人
- 赤坂虎の門クリニック皮膚科　大原國章

2020年8月発行　B5判　138頁　定価6,160円（本体5,600円＋税）

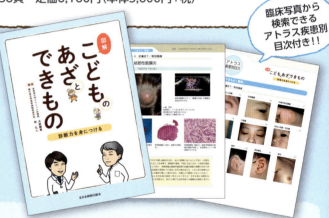

臨床写真から検索できるアトラス疾患別目次付き!!

"こども"の診療に携わるすべての方に送る!

皮膚腫瘍外科をリードしてきた編者が経験してきた64疾患520枚臨床写真とできもの（腫瘍）とあざ（母斑）の知識をぎゅっと凝縮しました!!

CONTENTS

Ⅰ. できもの（腫瘍）

● A 皮膚皮下／軟部腫瘍
- 毛母腫（石灰化上皮腫）
- 皮様嚢腫
- 外傷性表皮嚢腫
- 脂肪腫
- 汗管腫
- 毛包上皮腫／毛包腫
- 平滑筋母斑（平滑筋過誤腫）
- 副耳
- 耳前瘻孔
- 副乳
- 傍外尿道口嚢胞
- 皮膚線維腫
- 動脈瘤性線維性組織球腫
- 指線維腫症
- 結節性筋膜炎
- 乳児線維性過誤腫
- 肥満細胞症
- 肥満細胞腫
- 若年性黄色肉芽腫
- 表皮下石灰化結節
- 仙尾部胼胝様皮疹
- 腱鞘巨細胞腫

● B 脈管系腫瘍／脈管奇形
- 乳児血管腫
- 先天性血管腫
- 房状血管腫
- カポジ肉腫様血管内皮細胞腫
- 静脈奇形
- リンパ管奇形
- 動静脈奇形
- 血管拡張性肉芽腫症

● C 神経系腫瘍
- 神経線維腫症Ⅰ型
  ―レックリングハウゼン病―
- 神経鞘腫
- 二分脊椎

● D 骨性腫瘍
- 爪甲下外骨腫
- 骨軟骨腫

● E 悪性腫瘍
- 隆起性皮膚線維肉腫
- 巨細胞性線維芽細胞腫
- 横紋筋肉腫

Ⅱ. あざ（母斑）

● F 赤あざ
- 毛細血管奇形（単純性血管腫）
- サーモンパッチ
- くも状血管腫
- クリッペル・トレノネー症候群
- 先天性血管拡張性大理石様皮斑
- 色素血管母斑症
- 被角血管腫

● G 黒あざ
- 母斑細胞性母斑
- 分離母斑

- 爪甲色素線条
- 巨大色素性母斑
- サットン母斑
- スピッツ母斑

● H 青あざ
- 太田母斑
- 伊藤母斑
- 蒙古斑
- 異所性蒙古斑
- 青色母斑

● I 茶あざ
- 扁平母斑
- 表皮母斑

● J 白あざ
- 脱色素性母斑／まだら症（ぶち症）
- 伊藤白斑
- 尋常性白斑

● K 黄あざ
- 脂腺母斑

弊社紹介ページはこちら

全日本病院出版会　〒113-0033　東京都文京区本郷 3-16-4　Tel:03-5689-5989
www.zenniti.com　Fax:03-5689-8030

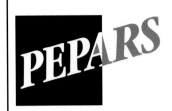

◆特集/Basic Surgical Techniques を極める！
切開とアプローチ，創閉鎖と縫合・吻合

創閉鎖と縫合・吻合
リンパ管静脈吻合術のコツ

原　尚子[*1]　三原　誠[*2]　戸所　健[*3]

Key Words：リンパ管静脈吻合術(lymphaticovenous anastomosis；LVA)，リンパ管エコー検査(lymphatic ultrasound)，リンパ浮腫(lymphedema)，インドシアニングリーン蛍光リンパ管造影(indocyanine green lymphography；ICG)，スーパーマイクロサージャリー(supermicrosurgery)

Abstract　リンパ管静脈吻合術(LVA)はシンプルな術式であるが，難しい手術とされる．理由は，リンパ管が見つからない，リンパ管が細くて縫いにくい，の2点に集約されるであろう．LVA は，拡張したリンパ管を吻合した時に最も効果が高くなるため，術前検査でリンパ管エコー検査を行い，拡張したリンパ管を選ぶ．LVA で吻合するリンパ管の直径は 0.5〜1.0 mm 程度なので，これを吻合するには，精密な操作が必要になる．手の震えが出ないよう，術野のセッティングをきちんと行う．吻合技術自体は通常のマイクロサージャリーとさほど変わらないが，細い脈管に慣れるため，卓上顕微鏡とシリコンチューブなどを使って日ごろから練習しておく．最後に，リンパ浮腫診療の成功のコツは，適切な圧迫療法を行うことである．圧迫療法と外科治療の両方を自在に操れるようになると，リンパ浮腫診療はとてもやりがいのある仕事になるはずである．

はじめに

リンパ管静脈吻合術(LVA)は，リンパ浮腫に対する外科治療の1つである．局所麻酔で行うことができる低侵襲な手術であり，患肢のボリュームが減ったり，やわらかくなったりという効果がある．でも実は，浮腫のある患肢を細くするという目的には，適切な圧迫療法を行うのが一番の近道である．リンパ浮腫の外科治療に携わる先生方には，ぜひ圧迫療法も積極的に学んでいただきたいと切に思う．それでもやはり圧迫療法だけでは限界があり，LVA を併用することでより浮腫の改善が得られる．

LVA の一番の効果は蜂窩織炎予防で，リンパ浮腫に伴う蜂窩織炎が頻発している場合には，LVA はよい適応である．以前に私たちが行ったランダム化比較試験では，保存療法単独群より LVA＋保存療法群の方が有意に術後の蜂窩織炎回数が低いという結果を得た[1]．

LVA はとてもシンプルな手術である．皮膚切開を入れ，静脈とリンパ管を見つけて吻合して，閉創するだけである．ではなぜ LVA が難しいのか考えると，リンパ管が見つからない，リンパ管が細くて縫いにくい，の2点に集約される．そこを克服して効果的な LVA ができるようになると，リンパ浮腫診療はとてもやりがいのある仕事になる．私たちの行っている LVA の工夫について紹介する．

[*1] Hisako HARA，〒151-8528　東京都渋谷区代々木 2-1-3　JR 東京総合病院リンパ外科・再建外科，医長
[*2] Makoto MIHARA，むくみクリニック，院長
[*3] Takeshi TODOKORO，JR 東京総合病院形成外科，主任医長

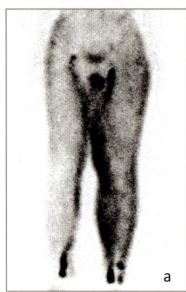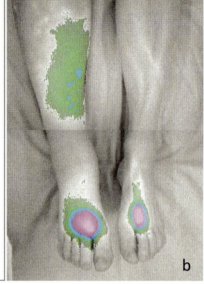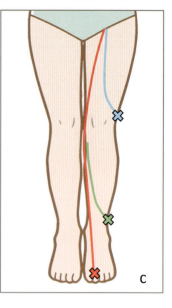

図 1. リンパ管機能検査
a：リンパシンチグラフィ
b：インドシアニングリーン(ICG)蛍光リンパ管造影検査の画像
c：Multi-lymphosome ICG 検査の注射部位(3 か所の×印)．複数の lymphosome に ICG を注射することで，より多くのリンパ管を同定できる．

どうやってリンパ管を見つけるか？

1．術前検査

術中にリンパ管をスムーズに見つけるために，そして効果的な LVA を行うために，細やかな術前検査が必須である．術前検査でよいリンパ管を同定できれば，手術の 8 割くらいは終わったような気持ちである．術中にリンパ管がなくて苦しむより，術前検査でとことん粘った方がよい．

現在国内で保険適用となっているリンパ管機能検査はリンパシンチグラフィのみである(図 1-a)．私たちはリンパ浮腫の確定診断を行うために，初診患者のほとんどでリンパシンチグラフィを行っている．しかし，LVA に用いるリンパ管を同定するには，リンパシンチグラフィの画像では粗くて不十分である．

LVA を行っている多くの医療機関でリンパ管同定に用いられているのはインドシアニングリーン(ICG)蛍光リンパ管造影検査である(図 1-b, c)．第 1 趾間部などの遠位端に皮下注射するのが一般的な方法であるが，人の体はいくつかの lymphosome に分かれており，私たちは multi-lymphosome に ICG を注射することで，より多くのリンパ管を同定できることを以前に報告した[2)3)]．同じ lymphosome 内で複数箇所に注射しても 1 本のリンパ管に収束していくため，多くのリンパ管を同定するために異なる lymphosome に注射する．

具体的には，足の場合は第 1 趾間部，外果近位，膝蓋骨上縁レベルの側正中に，上肢の場合は第 2 指間部，手関節掌側正中，肘頭の遠位または近位に皮下注射している．ICG は皮下注射すると痛みの強い薬剤なので，ICG の前にキシロカインなどで局所麻酔をしておくと，痛みを軽減できる．ICG を皮下注射したらすぐに近赤外線カメラ(Photodynamic Eye, 浜松ホトニクス)で観察し，linear pattern が見えたら赤いペンで皮膚に直接マーキングする．また，線状のリンパ管から dermal backflow が発生するポイントがあるので，そこもマーキングしておく．この周辺は，患者が症状を最も強く感じている部分に一致することが多

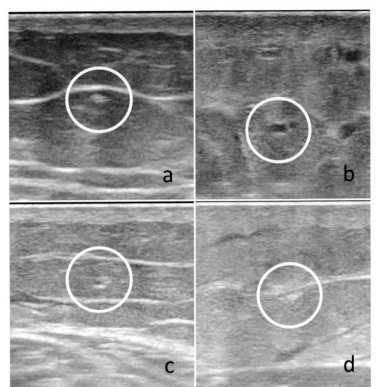

図 2-a〜d.
術前のリンパ管エコー検査
  a：正常型のリンパ管．高エコーのイコールマークのように見える．内腔は目立たない．
  b：拡張型のリンパ管．イコールマークの間が開き，低エコーの内腔が目立つ．
  c：収縮型のリンパ管．拡張型より内腔が狭くなり，イコールマーク（リンパ管壁）が厚く目立つ．
  d：硬化型のリンパ管．内腔が閉塞し，厚いリンパ管壁のみが見える．

く，LVA のターゲットとなる．
　ICG 検査でリンパ管が見つからないことも多いが，ほとんどの場合は次に行うリンパ管エコー検査で良好なリンパ管が見つかるので，まだあきらめない．

2．リンパ管エコー検査
　私たちはリンパ管エコー検査を非常に重視しており，いつもエコーに助けられているので，伝えたいことが山ほどあるが，誌面スペースの関係でここには書ききれないので，泣く泣く割愛する．詳細についてはすでに発表している文献や書籍をご参照いただきたい[4)〜8)]．
　ICG 検査でリンパ管を同定したら，その直上に皮膚切開を置くというのも1つの手ではあるが，さらにリンパ管エコー検査を行うことで，より確実にスムーズな LVA を行うことができる．筆者の主観であるが，ICG 検査がなくても LVA は行えるが，エコー検査なしに LVA を行うことはできない[9)]．実際，約半数の患者で ICG 検査を行わず，エコー検査のみでリンパ管を同定している．

　リンパ浮腫の患肢では，リンパ管が変性し，重症化するにしたがって拡張→硬化→閉塞と変化する（図2-a〜d）[10)11)]．LVA は拡張期のリンパ管を吻合した時に最も効果が高いことが知られており，術前検査で拡張したリンパ管を同定するのが，LVA 成功のカギである．ICG 検査で同定されるリンパ管の中には，実は正常型，拡張型，硬化型などすべての型のリンパ管が混じっているため，ICG 検査のみで LVA を行うと，術中に初めてリンパ管変性の度合いを知ることとなる．リンパ管エコー検査を行うことで，皮膚切開を入れる前にリンパ管変性を診断し，拡張型のリンパ管を選び出すことができる．
　私たちが使っているのは一般的なエコー機器で，Noblus（富士フイルムメディカル株式会社）の 18 MHz のリニアプローブである（図2-e）．エコー検査でリンパ管を同定する際には，静脈と鑑別する必要があり，静脈と比較した時のリンパ管の特徴は，D-CUPS（Doppler, Crossing, Uncollapsible, Parallel, Superficial fascia）の5項目である（表1）[8)]．

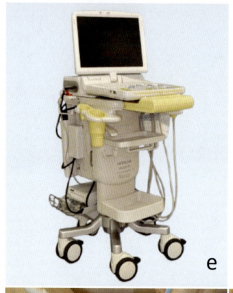
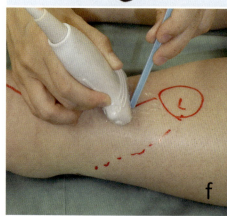
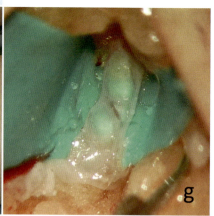

図 2-e～g.
術前のリンパ管エコー検査
　e：筆者らが使っているエコー機器．一般的な医療機関にあるエコー機器で，リンパ管が観察可能である．
　f：拡張したリンパ管とそれに見合った静脈が見つかったら，その部位でストローを皮膚に押し当てて跡をつける．
　g：術中に認めた拡張したリンパ管

表 1. エコー検査におけるリンパ管の特徴

項　目	リンパ管の特徴
D（Doppler）	ドプラモードで色がつかない
C（Crossing）	近傍の静脈に近づいても合流せず素通りする
U（Uncollapsible）	プローブでの圧迫で静脈よりもつぶれにくい
P（Parallel）	2～3本のリンパ管が合流せずに並走することがある
S（Superficial fascia）	集合リンパ管は浅筋膜直下を，浅筋膜に水平に走る

　ICG 検査で linear pattern が見つかっている場合は，その周囲で，ICG の線に垂直になるようにプローブをあてて遠位⇔近位にプローブを動かしていると，浅筋膜下に拡張した脈管が見つかることが多い．ICG の線の直下というより，1～3 cm 横にあることが多い．それを近位に追った時，近傍の静脈に合流せず素通りすれば，おそらくリンパ管である．念のためドプラモードにして，色がつかないことを確認する．

　ICG 検査でリンパ管が同定できなかった場合は，図 1-c を参考に，リンパ管の走行をイメージしながら，リンパ管の走行に垂直になるようにプローブをあて，遠位⇔近位にプローブを動かして，浅筋膜下のリンパ管を探す．ICG 検査でリンパ管が同定できない症例では，下肢外側に拡張したリンパ管が見つかることが多い．

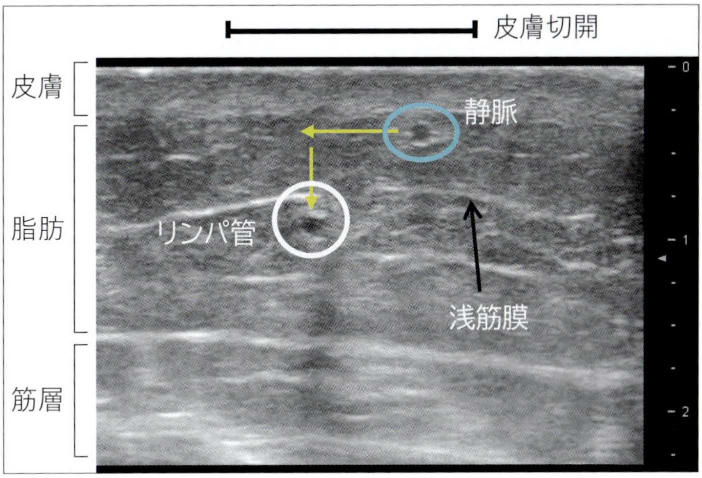

図 3.
リンパ管エコー検査所見
皮膚直下に静脈があり，そこから左に 8 mm あたりの浅筋膜下にリンパ管を認める．

前述の通り，LVA は拡張したリンパ管を吻合した時に最も効果が高い．拡張したリンパ管ほど，エコー検査では低エコーの内腔が目立って見える．逆に正常型や硬化型のリンパ管は，（特に初心者は）エコー検査ではなかなか同定できない．リンパ管エコー検査は，吻合に適したリンパ管のみがよく見える検査なのである．

リンパ管が見つかれば，そのままエコーを使って近くの静脈を同定する．サイズは，リンパ管よりもやや径の大きな静脈が理想である．距離としては，水平方向に 2 cm，垂直方向に 1 cm，直線距離で 2.3 cm より近ければ吻合可能であるが，リンパ管と静脈が近いほど術中の剥離は楽である（図 3）．また，皮下組織の線維化が予想される場合は，術中の剥離が困難なため，できるだけリンパ管と静脈の距離が近い箇所を選択する．

皮膚切開箇所が決まったら，プローブの中央で皮膚にストローなどを押し当てて跡をつける（図 2-f）．エコーゼリーを拭きとったあと，その跡を参考にマジックで皮膚切開のマーキングを行う．理想的には，リンパ管と静脈がぎりぎり露出するくらいの皮膚切開がよいが，ワーキングスペースの問題もあるため，1〜2 cm の皮膚切開になることが多い（図 3）．皮膚切開部のエコー画像はプリントアウトし，リンパ管と静脈に丸をつけてわかるようにして手術室の壁に貼っておく．それぞれの皮膚切開の直前に，静脈とリンパ管の位置関係，皮膚から静脈までの距離，太さなどを再確認することで，術中にスムーズに拡張したリンパ管を見つけることができる（図 2-g）．

3．術中にどうやってリンパ管を見つけるか？

LVA に用いている器械を図 4-a に示す．持針器は磁気を帯びないチタン製を用いているが，他はすべてステンレス製である．皮膚，脂肪のけん引には輪ゴムつきの釣り針を用いている（図 4-b）．図 4-c のような開創器を用いることもできるが，狭いワーキングスペースの中で邪魔になることが多く，筆者は釣り針の方が好みである．釣り針の針部分の角度を広げると，深部の脂肪までけん引することができるし，こまめにかけかえることもでき，小回りが利いて便利である．吻合時に用いるバックグラウンドシートは，手ごろな滅菌手袋の端を程よい大きさに切って使っている（図 4-d）．

皮膚切開部にエピネフリン加キシロカインを皮下注射し，エピネフリンが効くまで数分待ってから（筆者はこの数分の間に上記のエコー所見の確認を行っている），15 番メスで皮膚切開を入れる（図 5-a）．エコー所見で静脈が皮膚に近い場合は，その周囲は慎重に切開する．真皮下血管網から出血することもあるが，皮膚切開後に釣り針で皮膚をけん引することで止まるので，止血を行う必要はない．

静脈の方が浅層にあることが多く，まず静脈を同定したら，ある程度遠位，近位へ剥離しておく．

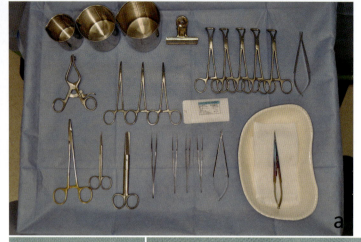
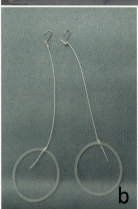
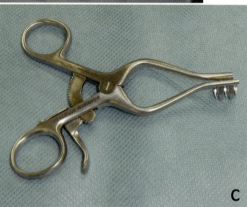
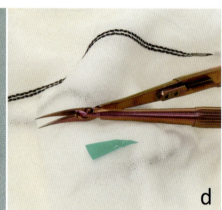

図 4.
LVA の必要物品
 a：器械台に準備する物品
 b：釣り針．右が開封時の状態．左はフックの角度を鈍にしたもので，深部の脂肪までけん引できる．
 c：開創器
 d：チタン製の持針器と，緑色の滅菌手袋を切って作ったバックグラウンドシート

そして，エコー所見を思い出し，どちらの方向に何 cm のところにリンパ管があるかを想像しながら(図3の黄色矢印)，そのあたりの脂肪をサイドに分ける．脂肪が細切れになると術野で邪魔なので，脂肪の葉間隔壁部分で真ん中から左右に割って，浅筋膜上の脂肪組織を一塊にしてけん引するように釣り針をかけかえる(図5-b~d)．術前のエコー検査で静脈とリンパ管の位置がわかっているので，脂肪組織を破壊せずに，一直線に静脈とリンパ管を同定することができ，2 本の釣り針のみで脂肪をよけておくことができる．ここで浅筋膜を同定して，広く露出しておくのがコツである．

リンパ管の予想位置で，浅筋膜を剝離子で割ると，直下に拡張したリンパ管が出てくる．術前検査のエコー検査で拡張したリンパ管を同定しておくことで，ここでは本当に苦労せずにリンパ管が出てくる．ただし，皮下組織の線維化が強い場合は注意が必要である．浅筋膜が硬く分厚くなっていることもあり，硬い浅筋膜の直下に脆弱なリンパ管が癒着していることもあるので，過度な力や粗い操作は避ける．

静脈を切る際は，近位にクリップをかけ，遠位端を 5 番セッシで把持した状態で，セッシのぎりぎりで切断する(図5-e)．切断後，5 番セッシに電気メスで通電して止血する．LVA に用いる静脈は径が細く，セッシ型バイポーラーではつかみきれずにすり抜けることが多いため，5 番セッシで把持して止血する方が確実である．

次にリンパ管を切断する．リンパ管は無色透明で，切断した後になくなりやすいので，ピオクタニンなどで着色しておく(図5-f)．1 mm 以下のリンパ管ではリンパ液の逆流が起こることは稀なので，近位端で切断するのみで問題ない．ただし，1 mm を超えるようなリンパ管では逆流が起こり，術後にリンパ漏になることがあるので，静脈と同様，5 番セッシで近位端を把持して切断し，焼灼しておいた方がよい．

リンパ管がどのように見えるかよくわからない

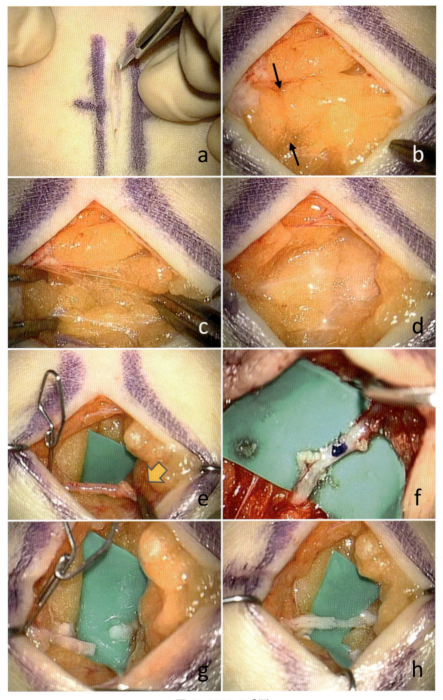

図 5. LVA の手順

a：皮膚切開を入れる.
b：静脈を見つけたあとの状態（静脈は脂肪に埋もれて見えない）. 矢印の間の脂肪隔壁のところで割って入る予定. 脂肪はできるだけ一塊のまま左右によける.
c：b の脂肪隔壁のところで割って入り，左右に脂肪をよけたところ
d：釣り針をかけかえ，脂肪を左右にけん引している. 下床に浅筋膜が見えている.
e：静脈の近位端にクリップをかけ，遠位端を5番セッシでつかんだ状態（黄色矢印）. 5番セッシのキワで静脈を切断し，5番セッシに電気メスで通電して遠位の静脈を焼灼する.
f：リンパ管は切断したあとなくなりやすいので，ピオクタニンで色をつける.
g：リンパ管と静脈のセッティング
h：吻合終了時

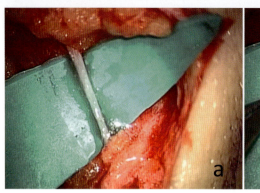
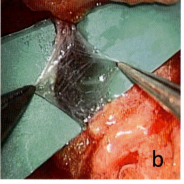

図 6. リンパ管と線維組織の見分け方
a：どちらかわからない構造物
b：外膜にあたりそうなところを2本の5番セッシでつかんで，長軸から垂直方向に引っ張ると，線維組織の場合は一様に薄く引きのばされる．リンパ管の場合は，真ん中に脈管構造が残る．

うちは，線維組織とリンパ管の区別がつきにくいこともある．すべての線維組織がリンパ管に見えてしまい，手術が進まないこともある．リンパ管かもしれないものが見つかったら，5番セッシ2本で，外膜と思われるあたりをつまみ，長軸の垂直方向に引っ張ってみる．リンパ管であれば，外膜のみが引っ張られ，中央に管状構造が残る．ただの線維束であれば，線維の膜として一様に広がるので，迷いなく切断できる(図6)．

静脈とリンパ管が見つかれば，11-0ナイロンや12-0ナイロンを用いて吻合する(図5-g, h)．吻合が終わったら，吻合部を周囲の脂肪組織で被覆し，5-0 PDSで真皮縫合を行い，皮膚にステリストリップを貼付して終了である．

細いリンパ管をどうやって吻合するか？

1．セッティング

LVAでは，頭頸部再建などと違い，術者の心地よい姿勢で手術を行うことができる．患者も術者も，体に余計な力が入らない，いい姿勢を作ることが重要である．たとえば，大腿内側の手術を行う場合は，大腿の下に布をおいて皮膚面を持ち上げ，水平に近くなるようにする(図7-a)．細いリンパ管を吻合するためには，非常に細かな作業が求められ，そのためには術者が心も体もリラックスしておく必要がある．精神論ではなく，副交感神経優位の状態をつくることで，手の震えや力みが抑えられ，思い通りの吻合ができる．

椅子は，できれば足踏みで高さの調整ができるものにし，両足を床にべたっとついて，背筋を伸ばし，肩の力を抜いた状態で手術ができるように調整する．頭が下を向いたり上を向いたりせず，楽な姿勢でのぞけるように顕微鏡をセッティングする(図7-b)．必ず手首がどこかに接地するように，浮きそうなら手台を置く．肩から手首までは脱力し，吻合中は手の指の動きだけで操作を行うイメージである．手台なしで手関節が背屈してしまうと，余計な力が入って手指の動きに制限が出たり震えが出たりする(図7-c)．また，手台が高すぎても，術野が遠くなって操作しにくくなる(図7-d)．手が震える場合は，上記の項目をチェックし，修正することで震えが止まるはずである．

右利きの場合，できれば運針が右奥から左手前へ斜め45°になるのが最も容易である[12]．逆に右手前から左奥への斜め45°が最も運針しづらい．場合によっては術者の座る角度を斜めにして，吻合しやすいようにする．

2．吻合のコツ

LVAは，0.5 mm程度のリンパ管を吻合する手術であり，精密な操作が必要である．助手との息を合わせて操作を行うのがかえって難しいことも

図 7.
LVA のセッティング
　a：大腿内側が術野の場合，下肢を外旋させるとともに，巻き布などを大腿下に敷き（黄色矢印），皮膚を持ち上げることで，皮膚面を水平に近づける．
　b：術者は背筋を伸ばし，肩の力を抜き，顎を引いて前を見たところに顕微鏡の接眼レンズがあるようにセッティングする．手首の下には手台の巻き布がある．
　c：手台なしで手関節が背屈すると，手指の可動域に制限が出て，震えも出やすい．
　d：手台をおいた状態．手台が高すぎると，術野が遠くなり，手に余計な力が入る．

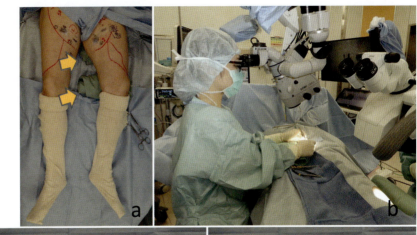

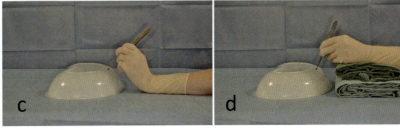

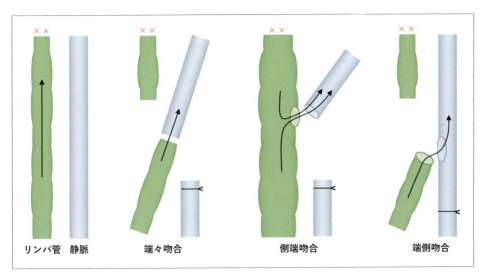

図 8．LVA の吻合様式
　筆者らは通常端々吻合を行っている．リンパ管径が 1 mm を超える場合は側端吻合，静脈が太すぎる場合は端側吻合を検討する．

あり，助手なしで手術を行っている施設も珍しくない．ここでは，助手なしのソロサージャリーで LVA を行う際のコツを説明する．

吻合様式は，いまだ議論の余地があるところである．以前は，リンパ浮腫の患肢ではリンパ管の弁機能不全によってリンパ液の逆流が生じると言われていたが，最近の様々な報告から，実際はさほど逆流は生じていないと考えられる[13)14)]．そのため，私たちは基本的に端々吻合を行っており，リンパ管径が 1 mm を超えて逆流がありそうな場合のみ側端吻合を行っている（図 8）．また，どうしても太い静脈しか見つからない場合には端側吻合を行うこともある．

リンパ管吻合といっても，基本的な手技は血管

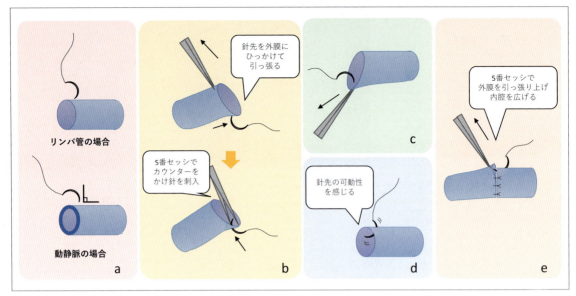

図 9. LVA の吻合時のコツ
a：リンパ管は動静脈より壁が薄いことが多いので，針を刺入する時に壁に対して厳密に垂直に刺入する必要はないと考える．
b：バックウォールテクニックの1針目．(右利きの場合)左側の脈管の外膜を5番セッシで引き上げ，後壁の外膜に針を引っかけて右に引くと内膜が露出する．5番セッシでカウンターをかけながら，針を刺入する．
c：バックウォールテクニックの1針目(続き)．左側の脈管の後壁外膜を5番セッシで引くと内膜が露出するので，針を刺入する．
d：針を刺入した状態で少し振ってみる．内腔で余計なところに引っかかっていないかを，針先で感じる．
e：最後の1針．右側の脈管に針を刺入したあと，左側の脈管の外膜を5番セッシで持ち上げると内腔が広がるので，そこに針を刺入する．

吻合と同様である．動静脈を吻合する場合，血管壁に厚みがあるため，針を血管壁に垂直に刺入する必要がある．リンパ管の場合は，壁が薄いことが多く，さほど刺入角度にこだわる必要はないと考える(図9-a)．ただし，リンパ管内皮細胞と静脈の血管内皮細胞を接着させるため，確実に針でリンパ管壁を貫通させるのは血管吻合と同様である．

特に1人でLVAを行う場合，バックウォールテクニックが有用である．右利きの場合，左側にある脈管の後壁に1針目をかける．その際，その脈管の前壁外膜を5番セッシで左に引きながら，後壁外膜に針を引っかけて右に引っ張る(図9-b)．そうすると後壁の内膜が露出するので5番セッシの先端でカウンターをかけながら針を貫通させる．次に右側にある脈管の後壁に針をかけるときは，後壁の外膜を5番セッシで左に引くと後壁の内膜が露出するので，そこに針をかける(図9-c)．その後，教科書的には，1針目の180°になる前壁に2針目をかけ，隙間に2針ずつくらいかけることになる．筆者は，縫いにくそうなところから順に縫う方針なので，1針目の真横に2針目をかけているが，ある程度慣れるまでは教科書的な吻合をお勧めする．0.5 mm のリンパ管で，5～6針かける．

血管吻合でもリンパ管吻合でも共通であるが，針をかける時，「向こう側の壁に針を引っかけない」「後壁に針をかけない」のが鉄則である．リンパ管は血管より細いため，より難しく感じるポイントかもしれない．筆者らが日常的に吻合しているリンパ管は 0.5～1.0 mm 程度なので，5番セッシの先を内腔に挿入することが可能である．血管

吻合の時と同様に，愛護的に5番セッシの先を管腔内に少し挿入し，内腔を確保した状態で針を刺入する．

そうは言っても，最後の1針では5番セッシを挿入する隙間はない．針を脈管壁に刺した状態で，針先を少し振ってみて，軽く動けば針先は内腔にある（図9-d）．逆に，針先がいつもより重く感じたり，針の動きと一緒に変なところの壁が動いたりしていれば，そこに針が引っかかっている可能性がある．という感じで，針先で内腔を感じる感覚を養う．そして，左側の脈管に針を刺すときは，外膜を5番セッシで引っ張り上げて内腔を広げるようにすると，内腔が見えやすくなる（図9-e）．

吻合のコツの最後の1つは，時には勇気をもって縫い直しをすることである．どんな達人の先生でも，血管吻合後に縫い直しをすることはあると思う．LVAだけ縫い直しが必要ないはずがない．LVAを行っていると，リンパ流は十分なのになぜか吻合後に静脈へのリンパ液流入（washout）が弱いことがある．そもそものリンパ管機能の問題で，十分なリンパ流量がなくてwashoutしないのは仕方がないが，最近ではリンパ管エコー検査のおかげで，機能良好なリンパ管を吻合する機会が増えた．リンパ管の問題はないのにwashoutが弱い場合は，一度吻合部を切断して縫い直すことで，良好なwashoutが得られることが多い．当院では術中の様子を患者にモニターで見てもらっており，少し気が進まないこともあるが，最終的に縫い直しをしてリンパ液がよく流れている映像を見ることで納得いただける．

3．練習方法

血管やリンパ管の剥離は，術中に経験を積む必要があるが，吻合操作については，日ごろの練習でいくらでも上達が可能である．最近ではYouTubeなどで達人の先生方のすばらしい吻合が公開されているので，それらをよく見て，真似してみるのがよいと思う．好きこそものの上手なれ，楽しくたくさん練習をしてもらいたい．

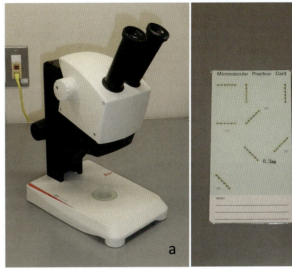

図10．練習用品
a：LeicaのES2
b：0.3 mmシリコンチューブの練習用シート

筆者らは，今でもマイクロの練習を行っている．特に休み明けやいつもと違う状況の時は，術者の微妙な体調を知る上でも有用である．たとえば，見学者がいて緊張している時は少し手に力が入りやすくなっており，練習中に12-0の糸を引っ張った時に切れやすいことがある．そのような時は，いつもより力を抜くことを意識して手術に臨んでいる．

使っているのはライカのES2という卓上実体顕微鏡で，0.3 mmシリコンチューブ（村中医療器）を吻合している（図10）．最近ではラットなどの動物を使った練習はハードルが高くなっているので，手羽先の血管もおすすめである[15]．

おわりに

LVAは，繊細な技術と熟練の手技を必要とするが，その先には患者さんの明るい笑顔が待っている．LVAはまだまだ発展途上の治療であり，一歩一歩，技術を磨きながら，自分のスタイルを見つけてもらいたい．

参考文献

1) Mihara, M., et al.：Lymphatic venous anastomosis and complex decongestive therapy for

lymphoedema：randomized clinical trial. Br J Surg. **111**(1)：znad372, 2024.

Summary　ランダム化比較試験を行い，リンパ浮腫に伴う蜂窩織炎抑制効果は，保存療法単独群よりも保存療法＋LVA群の方が有意に高かった．

2) Suami, H.：Lymphosome concept：Anatomical study of the lymphatic system. J Surg Oncol. **115**(1)：13-17, 2017.

Summary　ヒトの体はいくつかのlymphosomeに分かれている．

3) Hara, H., Mihara, M.：Multi-area lymphaticovenous anastomosis with multi-lymphosome injection in indocyanine green lymphography：A prospective study. Microsurgery. **39**(2)：167-173, 2019.

Summary　LVAの術前検査で，複数のlymphosomeにICGを注射することで，より多くのリンパ管を同定できる．

4) 三原　誠，原　尚子：超絶！むくみ診療．克誠堂出版，2022.

Summary　リンパ浮腫をはじめとするむくみ診療における，診断，保存療法，外科治療について詳説した書籍．

5) 原　尚子，三原　誠：リンパ管のエコー．超音波検査技術．**47**(3)：268-275，2022.

Summary　リンパ管エコー検査の適応，リンパ管と静脈の見分け方，リンパ管の見方などを解説．

6) Hara, H., et al.：Lymphatic mapping for LVA with noncontrast lymphatic ultrasound：how we do it. Plast Reconstr Surg Glob Open(IF：1.14；Q2). **12**(4)：e5739, 2024.

Summary　LVAの術前検査において，どのようにリンパ管エコー検査を行うかを動画とともに報告した論文．

7) Hara, H., Mihara, M.：Usefulness of preoperative echography for detection of lymphatic vessels for lymphaticovenous anastomosis. SAGE Open Med Case Rep. **5**：2050313X17745207, 2017.

Summary　LVAの術前検査で，リンパ管エコー検査を行ってどのようにリンパ管を見つけるかを報告した論文．

8) Hara, H., Mihara, M.：Diagnosis of lymphatic dysfunction by evaluation of lymphatic degeneration with lymphatic ultrasound. Lymphat Res Biol. **19**(4)：334-339, 2021.

Summary　リンパ管エコー検査でリンパ管変性を形態学的に評価することで，リンパ管機能評価を行い，リンパ浮腫の診断ができることを報告した論文．

9) Hara, H., Mihara, M.：Ultrasound-guided lymphaticovenous anastomosis without indocyanine green lymphography mapping：A preliminary report. Microsurgery. **43**(3)：238-244, 2023.

Summary　造影剤アレルギーのためICG検査を行えない患者でも，リンパ管エコー検査でリンパ管を同定することによって，効果的なLVAを行うことができることを報告した論文．

10) Mihara, M., et al.：Pathological steps of cancer-related lymphedema：histological changes in the collecting lymphatic vessels after lymphadenectomy. PLoS One. **7**(7)：e41126, 2012.

Summary　リンパ浮腫の患肢では，拡張，硬化，閉塞といったリンパ管変性が起こることを，光学顕微鏡，電子顕微鏡で観察し，報告した論文．

11) Hara, H., et al.：Comparison of indocyanine green lymphographic findings with the conditions of collecting lymphatic vessels of limbs in patients with lymphedema. Plast Reconstr Surg. **132**(6)：1612-1618, 2013.

Summary　ICG検査でlinear patternだったとしてもすでにリンパ管変性が起こっていることもあるし，dermal backflowだったとしても様々な程度に変性したリンパ管が混在していることを報告した論文．

12) Todokoro, T., Koshima, I.：Supermicrosurgery. in P. Liverneaux et al.(eds.), Telemicrosurgery. 189-194, Springer-Verlag, 2013.

Summary　スーパーマイクロサージャリーの技術を，人間工学的に解析して紹介した論文．

13) 須網博夫：リンパ管の機能．生理　上・下肢リンパ浮腫におけるリンパ集合管内のリンパ流逆流現象の検討．リンパ学．**47**(1)：20-23，2024.

Summary　二次性リンパ浮腫患者の患肢では，集合リンパ管のリンパ液逆流はほぼ皆無であったことを報告した論文．

14) Hara, H., Mihara, M.：Change of the Lymphatic Diameter in Different Body Positions. Lymphat Res Biol. **19**(3)：249-255, 2021.

Summary　下肢リンパ浮腫患者でリンパ管エコー検査を用いてリンパ管径を測定した．臥位から立位になった時，約50％の患者ではリンパ管径は不変，30％で収縮，20％で拡張した．

15) 大川将和ほか：手羽先を用いた手術顕微鏡下微小血管吻合トレーニング．臨牀と研究．**86**(11)：1560-1563，2009.

Summary　手羽先を用いたマイクロサージャリーの練習をする時，どこを探せば手ごろな血管が見つかるかなど，方法を詳述した論文．

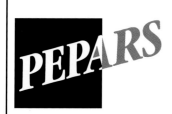

◆特集/Basic Surgical Techniques を極める！
切開とアプローチ，創閉鎖と縫合・吻合

創閉鎖と縫合・吻合
腱縫合

青木浩平[*1]　鳥谷部荘八[*2]

Key Words：屈筋腱(flexor tendon)，伸筋腱(extensor tendon)，腱断裂(tendon rupture)，腱断裂(tendon laceration)，腱縫合(tendon repair)，手術手技(surgical technique)

Abstract　手指の腱断裂は，屈筋腱，伸筋腱でそれぞれ区域(Zone)に分類されている．各 Zone でそれぞれ解剖学的特徴があり，損傷部を展開し，断裂腱の同定と断端の検索，強固な縫合，損傷に応じた後療法を行うことが重要である．屈筋腱縫合は，7 mm 以上の suture purchase をとり，4 strand 以上の core suture を asymmetric にかけ，epitendinous suture を全周に行う．伸筋腱は，屈筋腱と同様の縫合ができない場合に，running interlocking horizontal mattress 縫合を行う．屈筋腱縫合後は早期からの Duran 法と Kleinert 修正法を標準後療法に，早期自動運動を考慮する．伸筋腱縫合後は，遠位の Zone は各々外固定を中心に，近位の Zone では immediate controlled active motion(ICAM)法を考慮する．

はじめに

腱損傷は，ガラスやナイフなどによる開放性損傷(laceration)と，スポーツやリウマチなどで皮下断裂する(rupture)場合がある．国内での明確な疫学はないが，年間 10 万人あたり 7 人程度の受傷頻度である．本稿では，ラガージャージーフィンガーや腱性マレット，ボタンホール変形など骨からの腱剝脱を除き，一般的な腱損傷に対する腱縫合に対し解説する．

解　剖

1．屈筋腱の解剖
A．指

手指の屈筋は，示指から小指で中節骨に停止する浅指屈筋(FDS；flexor digitorum superficialis)，末節骨に停止する深指屈筋(FDP；flexor digitorum profundus)，母指末節骨に停止する長母指屈筋(FPL；flexor pollicis longus)，基節骨に停止する短母指屈筋(FPB；flexor pollicis brevis)がある．指屈筋の起始部は前腕に広く存在しているが，短母指屈筋のみ母指球筋の一部であり，筋，腱成分は前腕にない．FDS は MP 関節部で 2 股に分かれ，腱交叉(chiasma tendinum)を形成しつつ中節骨に停止する．FDP は 2 股になった FDS の中央を通り，末節骨に停止する(図 1)．

FDS は示指から小指までの腱が独立しており，腱を引っ張ると PIP 関節のみが独立して屈曲する．FDP は FDS ほど腱が分離されておらず，また DIP 関節に停止しているため，腱を引くと

[*1] Kohei AOKI，〒983-8520　仙台市宮城野区宮城野 2-11-12　仙台医療センター形成外科/東北ハンドサージャリーセンター，専修医
[*2] Sohachi TORIYABE，同，医長

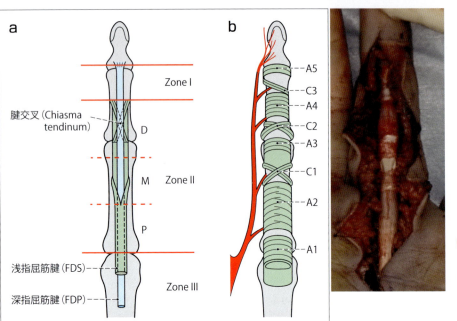

図1.
a：屈筋腱の解剖
b：屈筋腱腱鞘の解剖
c：腱と腱鞘

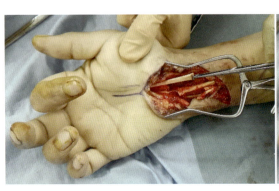
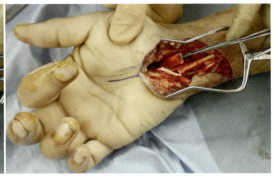

図2.
a：示指FDS断裂．FDSを引くと，PIP関節のみが明確に屈曲する．
b：示指FDP断裂．FDPを引くと，DIP，PIP関節が屈曲し，中指も微妙に動く．

DIP〜MP関節までの屈曲が他の指とともに見られる[1]（図2）．

B．手掌

手掌基部では環指の延長上に有鈎骨鈎とその近位尺側に豆状骨が，同じ高さで橈側に舟状骨結節を触れることができる．橈側遠位の大菱形骨を加えた4つの手根骨の間に横手根靱帯が張っている．手根管は，手根部で屈筋腱と神経が通る部位であり，天井を横手根靱帯，底面を手根骨に囲まれている．横手根靱帯の表層には長掌筋腱が手掌腱膜となり網状に広がっている．舟状骨，大菱形骨のすぐ尺側を橈側手根屈筋が通り，第2中手骨基部に停止している．豆状骨には尺側手根屈筋が停止後，靱帯となり，有鈎骨と第5中手骨基部に停止している．手根管内で，正中神経は最表層に位置し，FDSは中指と環指が表層に，示指と小指が深層に位置する．FDPは示指から小指まで順番に並び浅指屈筋の深層に位置する（図3）．

C．前腕

前腕部で屈筋群は3層のコンパートメントに分かれている．長掌筋，橈側，尺側手根屈筋，円回内筋が浅層，浅指屈筋が中間層，深指屈筋と長母指屈筋，方形回内筋が深層にある（図4）．

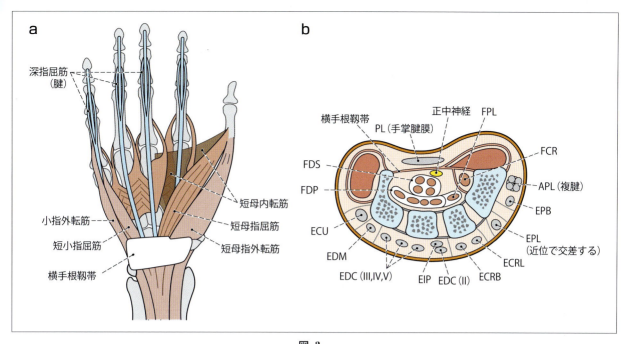

図 3.
a：手掌の解剖　　b：手根管の解剖

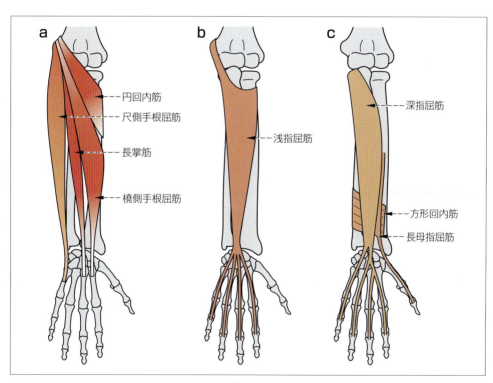

図 4.
a：浅層は長掌筋，橈側手根屈筋，尺側手根屈筋
b：中間層は浅指屈筋
c：深層は長母指屈筋，深指屈筋，方形回内筋

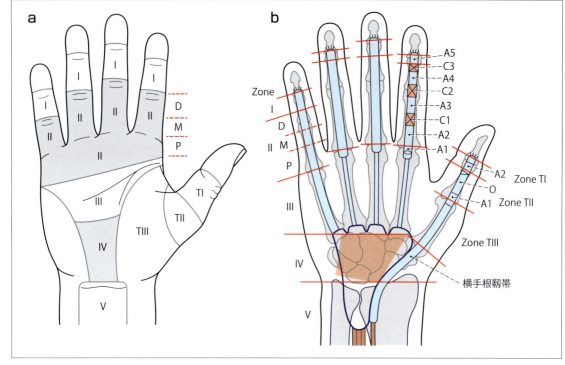

図 5.
a：腱損傷における区域（日本手外科学会：手の機能評価表 腱断裂より改変）
b：骨，腱鞘と区域の関係

D．区　域

屈筋腱の区域は，腱鞘，腱構造，靱帯により Zone Ⅰ～Ⅴに区分される（国際分類）．母指は中節骨がなく，各関節を動かす筋腱も他の指と異なるため，腱鞘と母指球筋により Zone T Ⅰ～T Ⅲに区分される（図 5）．

Zone Ⅰ は遠位が末節骨基部，近位が中節骨頚部までで，腱は深指屈筋停止部から浅指屈筋停止部までの領域である．この領域は深指屈筋のみが存在する．Zone T Ⅰは母指末節骨基部から基節骨頚部までで，長母指屈筋停止部から線維性腱鞘に被覆される部分までの領域である．

Zone Ⅱ は遠位が中節骨頚部，近位が基節骨基部までで，腱は深指屈筋，浅指屈筋が腱鞘内を走行する．浅指屈筋の構造により，さらに 3 領域に区分される．近位 1/3（P）は浅指屈筋腱が表層を深指屈筋腱が深層を走行している．中央 1/3（M）は浅指屈筋腱が 2 股に分かれて深指屈筋腱の表層を通る．遠位 1/3（D）は浅指屈筋が 2 股に分かれて腱交叉（chiasma tendinum）を形成しつつ中節骨に停止する（図 1）．Zone T Ⅱは長母指屈筋が線維性腱鞘に被覆されている領域である．

Zone Ⅲ は中手骨から横手根靱帯遠位までで，2 本の屈筋腱は腱鞘に包まれず走行し，近位では手根管内に収束する．Zone T Ⅲは母指球筋部分であり，長母指屈筋腱が短母指屈筋内を通る．

Zone Ⅳ は手根骨部であり，手根骨と横手根靱帯が手根管を形成し，内部を屈筋腱が走行している．それぞれの腱は滑膜にて覆われている．長母指屈筋も他の屈筋腱とともに手根管内に入る．

Zone Ⅴ は前腕遠位であり，手根管近位端から屈筋腱の筋・腱移行部までである．

2．伸筋の解剖
A．指

手指の伸展は，外在筋と内在筋が複合的に作用し，それぞれの関節を伸展させることで可能となる．外在筋は指伸筋，内在筋は，掌・背側骨間筋，虫様筋である．

指伸筋は MP 関節部で 1 本の中央索と 2 本の側索に分かれ，中央索が中節骨基部，側索が末節骨

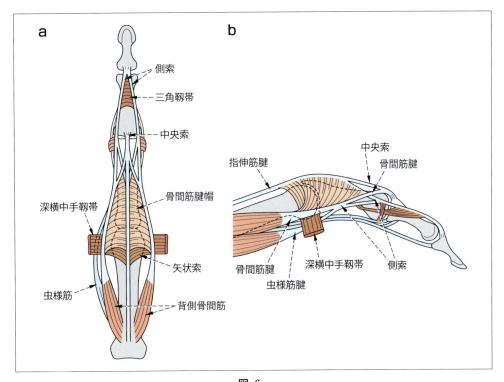

図 6.
a：指伸側正面　　b：手指伸側側面

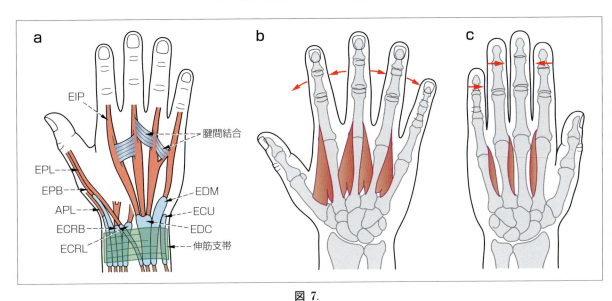

図 7.
a：手背の解剖　　b：背側骨間筋　　c：掌側骨間筋

基部に停止し，それぞれの関節を伸展させる．内在筋は指伸筋腱に停止し，それぞれの関節伸展を補助する（図 6）．

B．手　背

指伸筋は MP 関節部で隣接指と腱間結合にてつながっており，連動して伸展が可能になっている．それ以外に，示指と小指は固有の指伸筋を持ち，単独伸展が可能である．内在筋は手指伸展以外に，掌側骨間筋は手指内転，背側骨間筋は手指外転，虫様筋は MP 関節屈曲を行う（図 7）．

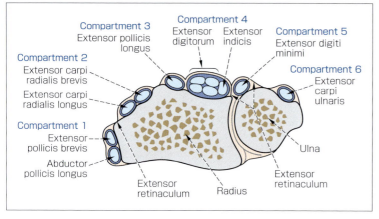

図 8.
伸筋区画の断面図
長母指外転筋(APL：abductor pollicis longus)
長/短橈側手根伸筋(ERL/B：extensor carpi radialis longus/brevis)
長母指伸筋(EPL：extensor pollicis longus)
(総)指伸筋(EDC：extensor digitorum (communis))
固有示指伸筋(EIP：extensor indicis proprius)
固有小指伸筋(EDM：extensor digiti minimi)
尺側手根伸筋(ECU：extensor carpi ulnaris)

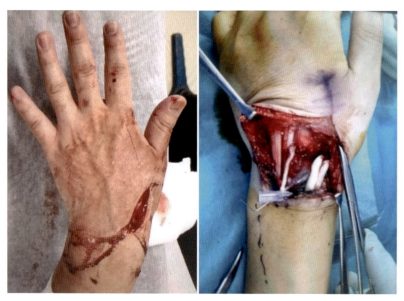

a|b

図 9.
a：母指 IP 関節自動伸展は可能
b：展開すると，第 2 コンパートメント ECRL/B が断裂し，第 4 コンパートメント EDC の断裂もある．この損傷高位ではまだ ECRL/B の橈側に EPL 腱がある．

C．前 腕

伸筋群は手関節部で 6 個のコンパートメントに分かれる(図 7-a, 図 8)．第 1 コンパートメントでは副腱を持つ長母指外転筋(APL)と短母指伸筋(EPB)が含まれるが，腱の間には隔壁が存在することもある．第 2, 3 コンパートメントでは，長母指伸筋がリスター結節尺側を通り方向を変えるため，手背部の損傷位置によっては，長・短手根伸筋腱の橈側に位置が変わるため注意が必要である(図 9)．第 4 コンパートメントでは，固有示指伸筋が総指伸筋(示指)の深部尺側に位置し，総指伸筋より腱が短い(筋体が遠位にある)．固有小指伸筋は単独で第 5 コンパートメントに存在している．

D．区 域

伸筋腱の区域は主に骨・関節を指標に分かれており，奇数番号が関節を含む領域である(国際分類)．

示指から小指は Zone Ⅰ, Ⅲ, Ⅴ, Ⅶが DIP 関節，PIP 関節，MP 関節，CM 関節～手関節部に対応している．その間の部分が Zone Ⅱ, Ⅳ, Ⅵ, Ⅷで，中節部，基節部，中手部，前腕部となっている．母指は PIP 関節を欠くため，Zone TⅠ, TⅢ, TⅤが IP, MP, CM 関節～手関節部に対応している．その間の部分が Zone TⅡ, TⅣで，基節部，中手部となっている．手関節部ではおのおののコンパートメントに分かれて伸筋腱が存在する

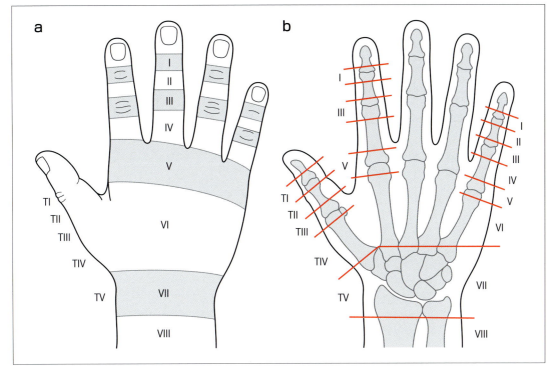

図 10.
a：伸筋腱の区域(日本手外科学会：手の機能評価表 腱断裂より引用改変)
b：区域と骨・関節の関係

が，母指は Zone TVが，示指から小指は Zone Ⅶが同じ領域を示している(図 10).

腱縫合

1．縫合準備

診察，超音波検査のみでは腱断裂が不明確な場合や，神経，血管損傷を合併していることがあり，損傷部位への局所麻酔で創部を展開すると処置しきれないことがある．手を強く握った状態で受傷した屈筋腱損傷，損傷から時間が経過しているもの，手掌および手関節部の挫創は，常に創部の展開を広げる可能性や，複数腱断裂，神経血管損傷の可能性を念頭に処置が必要となる．よって，最低限，伝達麻酔とタニケット装着を行ったのち，処置をすることが望ましい．創部を確認した時点で，その場での修復が困難であれば，止血処置のみ行い，手術室での治療へ切り替えた方がよい．一方，屈筋腱損傷 Zone Ⅰ，Ⅱに対し，タニケットや伝達麻酔をせず，エピネフリン入りの局所麻酔のみを使用し，手指を動かせる状態(wide-awake)での腱縫合も報告されている．術中に手指を自動屈伸してもらい，腱縫合強度，腱滑走，引っ掛かりを確認できる利点がある[2]．

腱縫合には様々な専用の縫合糸がある．特に，片端針のループ針が普及している．手指の腱には 4-0 の太さを選択することが多い．断裂腱近位端が引き込まれている場合には，遠位端まで導くため，腱誘導鉗子や腱把持鉗子，誘導した腱を仮固定する 23～24 G 程度の注射針，手指の関節角度を保つための台(ドレープを丸めたものなど)を準備する．

2．術野の展開

A．指

屈側，伸側とも，挫創部を中心に，屈筋はジグザク切開と側正中切開を組み合わせて展開し，伸筋は骨頭が突出する関節部をよけて波状切開で展開している．切開のデザインは神経血管束合併損傷の有無，隣接指の損傷の有無などを参考にして

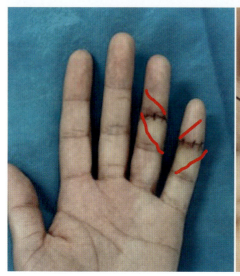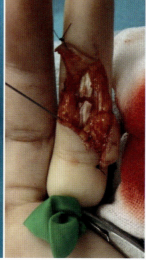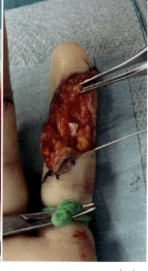

図 11.
a：Zone Ⅱ横方向の創部をジグザグ切開し展開
b：環指は近位が引き込まれており，展開部まで引き出して 24 G 針で固定している．
c：小指は遠位端が見づらいが，DIP 関節を屈曲すると，断裂部で断端が確認できる．

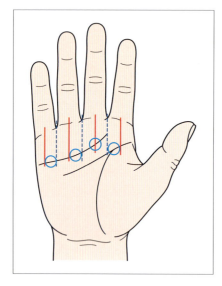

図 12.
手指レベルで屈筋腱断した場合の断裂腱近位端検索位置

いる（図 11）．

　Zone Ⅱ屈筋腱断裂において，手を握って受傷した場合や，受傷後時間が経過している場合，FDP の近位端が引き込まれている．手関節屈曲位で，屈筋群を遠位に揉み出す場合や，元の挫創を延長する以外に，小切開にて断端を検索することもできる．小切開にて断裂腱近位端を見つける位置は，①示指は手掌皮線の高さで，指の中央軸と尺側軸の間，②中指は手掌皮線の高さで中央軸上，③環指，小指は手掌皮線上で中央軸と橈側軸の間と報告されている（図 12）[3]．FDP を見つけたあとは，2 本の鑷子で交互に腱を遠位に押し出すと，損傷部に近位断端が出てくることがある[4]．出てこない場合は，小切開部で一度断端を出して，ナイロン糸を断端にかけてから，腱鞘内を通して，糸を引っ張って導き出すこともある．また，より近位に展開する場合には，エコーで断端を確認するとよい．

B．手

　屈筋腱近位断端は，手根管レベルで断端が引っ

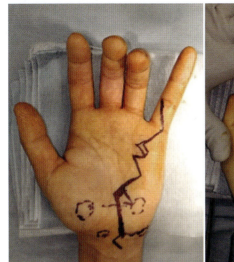
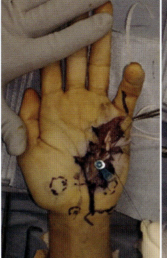
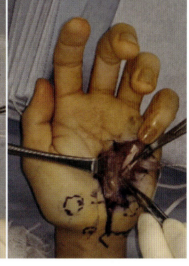

図 13.
a：手掌レベルでの屈筋腱断裂．元の挫創は縫合されている．
b：元の挫創を延長して展開．近位断端は手根管遠位で見つかった．
c：腱縫合後

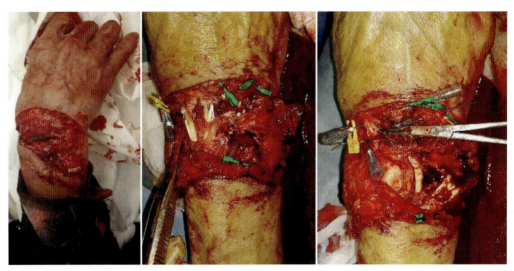

図 14.
a：創部近位側に第3コンパートメント上を縦切開している．
b，c：コンパートメントと腱全体がよく見えるため，順番に固定していく．

掛かっていることがある．断裂部からジグザグ切開を延長する場合(図13)と，手根管レベルを展開する場合がある．手掌部で腱断端を検索する時は，FDP 腱橈側から起始する第1, 2虫様筋，隣接指橈尺側より起始する第3, 4虫様筋を損傷しないように注意する．

伸筋腱断端は腱間結合があるため，MP 関節部以遠の断裂の場合はあまり近位に引き込まれない．手背より近位の場合は，遠位断端に対応したコンパートメントから検索するようにしている．複数腱断裂で横方向に挫創がある場合，皮切の延長は無理に辺縁からめくらず，手関節中央を切開しT字とした方が皮膚壊死の範囲は小さく済み，橈尺側のコンパートメントも展開しやすい(図14)．

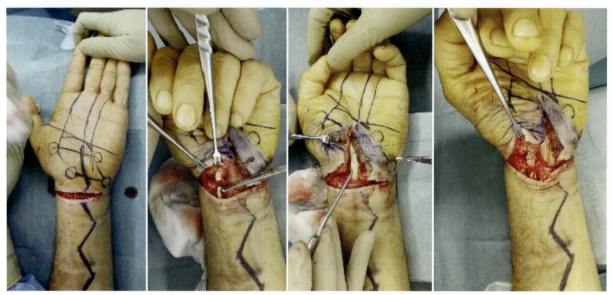

図 15. 一部手根管を展開しているが，受傷早期の場合，腱両端は見つけやすい．

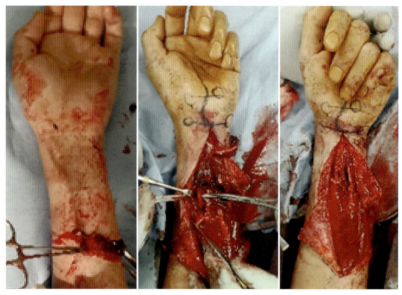

図 16.   a|b|c
a：前腕尺側の横方向の挫創
b：腱が同定しにくく，深部で神経血管束も損傷しているため，広く展開した．
c：修復後

C．前 腕

　複数腱断裂のことが多く，真横の挫創でも受傷早期であれば，皮下の剝離と展開で腱の両端を見つけられることが多い(図15)．神経血管損傷を合併し，広く展開が必要な場合は，挫創の向きを参考に波状またはジグザグに展開を広げている(図16)．

　前腕筋腱は，手関節部で腱を追って同定する．表面から一番触れやすい橈側手根屈筋腱をまず見つけて，その尺側で細長い腱の長掌筋腱を見つけ

る．長掌筋の深層には薄い筋膜を挟んで正中神経
があり，橈側手根屈筋の床面の筋膜を切開する
と，その橈側には長母指屈筋が，尺側には浅指屈
筋腱が見つかる．浅指屈筋のやや深層尺側には深
指屈筋腱が束になって存在し，虫様筋の筋腹が腱
より起始する．長母指屈筋の深層には方形回内筋
が横方向に走っており，その深部に橈骨がある．

浅指屈筋は，前腕遠位から手関節部にかけて筋
腱移行部となっており，腱の配列は表層に中指と
環指の腱，深層に示指と小指となっている．尺側
手根屈筋は豆状骨に付着する腱を近位にたどるこ
とで同定できる．

3．縫　合

A．概　要

腱縫合は受傷後 2～3 週までは一時的縫合が可
能だが[4)5)]，腱断端の隙間が，断端同士の距離が 3
mm 以上開くと腱の修復が進行せず，断裂部の強
度が増加する縫合後 3～6 週目を過ぎても，縫合部
の強度が増さず，再断裂のリスクが高いままと
なってしまうため[6)]，なるべく早期に 2 mm 以上
縫合部が解離しないよう縫合しなければならな
い．断裂腱側の要素として，腱断裂の角度にも注
意が必要である．損傷そのものや強度試験の多く
は横方向の断裂に対してだが，斜め方向の断裂で
は，角度が急であるほど縫合強度が落ちてしまう
ため，縫合法や後療法の検討が必要になる．

腱縫合には現在多くの方法があるが，主に core
suture と epitenon（epitendinous）suture に分けて
選択する．

Core suture は腱断端内部を通る縫合で，その
本数が多いほど縫合強度が強くなると報告されて
いる[7)8)]．2，4 strand 縫合と 6，8，10 strand 縫合
では強度に差があり，屈筋腱断裂では 4 strand 以
上を選択し，可能であれば 6 strand 以上を選択す
る．

縫合糸の太さ（suture caliber）は，径が太い縫
合糸の方が強度は強いが，断裂部を横切る縫合糸

の本数が縫合強度を決定すると報告されてお
り[7)]，ナイロン糸でも，ループ針でも 4-0 を選択
している．

腱断端から縫合糸が腱内を通る距離（suture
purchase）は，腱断端から両端とも最低 7 mm 以
上腱内に糸を通すことで必要な強度が得られる．
複数の縫合糸で core suture をかける場合，suture
purchase を変える asymmetric core suture が報
告されており，腱内を通る core suture の全長が
同じでも，それぞれの縫合糸の片側の suture pur-
chase を 3 mm 以上変えた方が，強度が強いと報
告されている[9)]．

Epitenon suture は断裂部周囲を連続縫合する
ことで強度を上げつつ，縫合部の膨隆も抑え，腱
滑走による摩擦力も抑えられる．伸筋は屈筋ほど
の初期固定力は求められないが，Zone Ⅰ～Ⅳで
は指背腱膜となっており，十分 core suture がか
けられないため，epitenon suture のみとする場合
もある．

縫合後は腱の滑走がスムーズであることを確認
する．Zone Ⅱでの屈筋腱断裂を縫合した場合，
縫合後に腱滑走を確認し，断裂部での腱滑走が滑
らかでない場合，A4 腱鞘を部分的に切開（vent-
ing）し，滑走を改善させることがある．腱縫合の
展開時，A4 腱鞘正中を切ることもあるが，腱縫
合後，滑走抵抗が大きい場合は，A4 隣接腱鞘（C2，
C3）とともに 1.5 cm までは開放してよいと報告
されている[10)]．Venting は腱鞘の正中，側方を切
開しても効果は同じで，部分的に除去してもよ
い．ただし，A2 腱鞘が損傷している時や，2 cm
以上の A4 腱鞘 venting は腱の bowstring を合併
するため，避けなければならない．

その他，腱滑走抵抗が強い場合は，FDS を半分
切除する場合もある．特に，Zone Ⅱでの屈筋腱断
裂では，FDS，FDP とも断裂していることがあ
り，FDS を縫合するか，切除するか判断しなけれ
ばならないことがある．FDS を切除すると，FDP

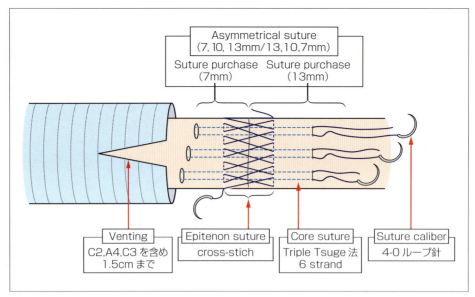

図 17．屈筋腱縫合時に考慮すべき点

Core suture：3 津下法，Lim & Tsai 法，Yosizu 1 法など 6 strand 以上を選択
Epitenon suture：running suture や cross-stich
Suture purchase：片側 7 mm 以上
Asymmetric core suture：4 strand 以上で非対称性に縫合
Suture caliber：4-0 が標準的．Core suture により 3-0 や 5-0 を選択
Venting：縫合後腱滑走を確認し，C2，A4，C3 合わせて 1.5 cm まで開放

の滑走抵抗は 12％減少し，腱同士の癒着も軽減する[11]．

腱縫合時は以上を検討しつつ縫合を行う（図 17）．

B．Core suture

1）2 strand

腱が細い場合や，伸筋腱の場合に選択する．代表的には，Kessler 変法と津下法がある．2 つの縫合法で強度は大きく変わらない．Kessler 変法は，腱と直交する方向に縫合を進める時に，腱と平行に入れた糸の深層を通す locking と浅層を通す grasping があるが，locking の方が，緩みが生じにくいため注意する[11]（図 18）．

2）4 strand

Kessler 変法 2 つか，ループ針があれば，津下法を 2 つ作るか，Kessler 変法のように縫合する（図 19）．津下法を 2 つ作る場合は，それぞれの suture purchase を変え，asymmetric core suture とすると縫合強度が増す．Kessler 変法の場合は，ループ針を最後に結紮する時に，腱断端が離れたり，結紮時に糸を強く結んでも，腱断端が思ったほど引きよらない場合があるため，縫合時から腱断端を寄せたまま縫合するとよい．

3）6 strand

3 津下法，Yosizu 1 法，Lim & Tsai 法などがある（図 20）．特に，Lim & Tsai 法は糸の結紮を 2 本まとめて行えば，手技が簡便で，結紮部も腱内に収まり，一度で腱断端を両側から引き寄せて縫合部のテンションが決められるため，多数腱断裂時に時間短縮でき，縫合部の緊張も一定に保つことができる．前述の如く，3 津下法にて縫合する場合は，腱内の core suture 全長を 20 mm とすると，片側を 7，10，13 mm（対側は 13，10，7 mm）にすれば，両端 10 mm で 3 つ縫合をかけるよりも強度は強い．

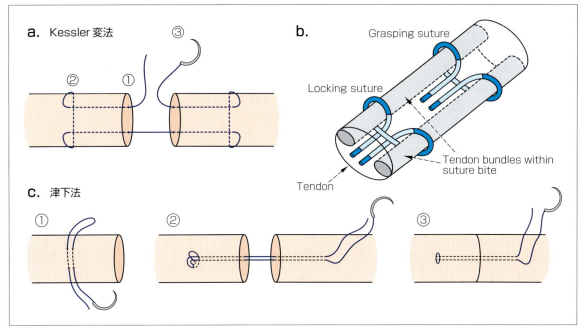

図 18.
a，b：Kessler 変法．②の横糸をかける時に①の深部を通して locking とする．
c：津下法．①横方向の幅は大きくとりすぎると腱がよれてしまう．腱が裂けない程度に表層を通す．
（文献 11 より引用改変）

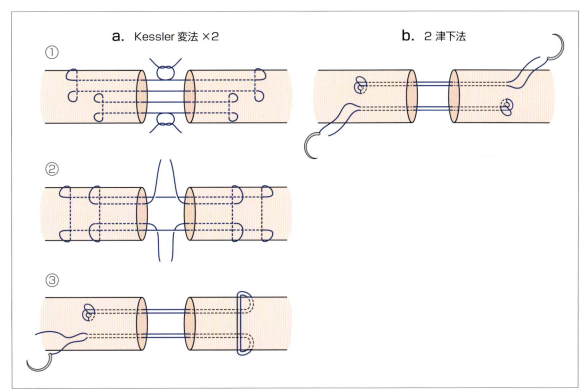

図 19.
a：Kessler 変法×2．③ループ針を使用して，刺入部は津下法と同じように処理し，Kessler 縫合をかけて，また津下法と同じように結紮処理すると短時間で縫合できる．
b：2 津下法．asymmetric suture しつつ，両端から互いを引き，十分断端を密着させ，位置を保持しつつ結紮しないと，結紮時にゆるむことや，片側だけ隙間が空いてしまうことがある．

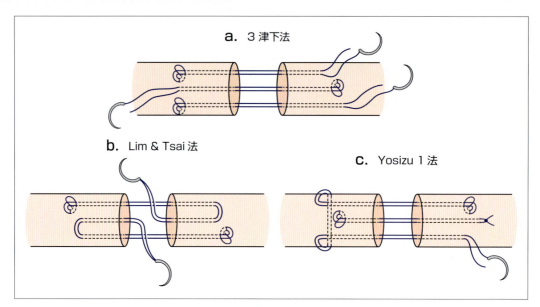

図 20.
a：3津下法．腱の両側からループ針をかけると，両側から腱を引きやすい．
b：Lim & Tsai 法．原法は，両端から縫合し，糸を2つに分けて，各々を結紮するが，2重のまま縫合しても問題ない．
c：Yosizu 1 法．津下法と，ループ針を用いた Kessler 変法を組み合わせたもの．結紮処理時に，断裂部が緩まないように注意が必要

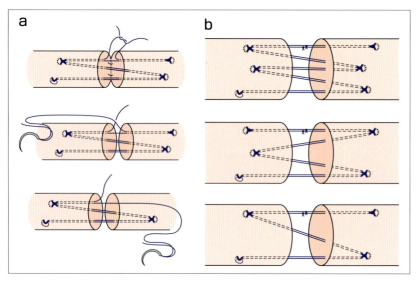

図 21.
a：modified 6～10 strand suture
b：modified multi strand suture における最後のループ針の結紮の仕方
（文献 8 より改変）

4）8 strand 以上

ループ針を使用し，手関節部での腱縫合など，太い腱に対し使用することがよい適応である．複雑な縫合手順は不要となり，縫合糸の長さと suture purchase が許す限り，1本のループ針を用いて，ジグザグに折り返して連続縫合し，最後に断裂部内で結紮できるように，片側の腱の断裂部までループ針で縫合した後，ループをカットし，対側に針がついている縫合糸を通してから折り返し，断端部で結ぶのみである（図 21）．

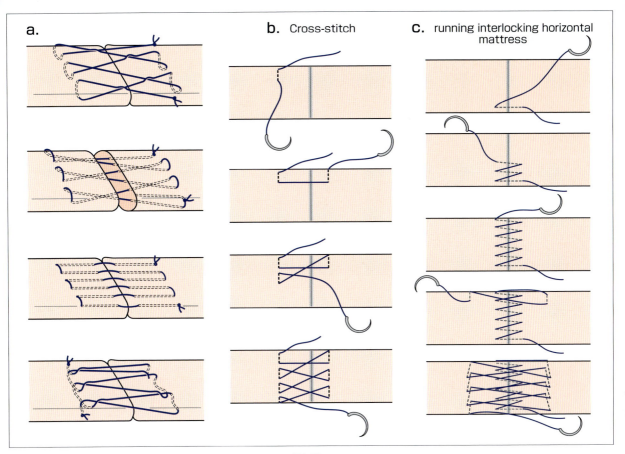

図 22.
a：様々な Epitenon suture（文献 12 より引用改変）
b：Cross-stitch 縫合
c：running interlocking horizontal mattress 縫合

C．Epitenon suture

腱の線維方向と平行に細いナイロン糸をかけ，表層を連続縫合する running suture が最もシンプルだが，腱が裂けてしまうことがあり，腱が裂けず，縫合強度もある cross-stitch または interlocking cross-stitch 縫合を使用している．Cross-stitch は腱の走行と垂直に縫合糸をかけて連続縫合する．針先を隣の縫合糸の手前から刺入していくと interlocking できる（図 22）．腱の裏面が縫合できない場合は，core suture する前に裏面を縫合しておくか，表層のみ縫合としている．厳密には epitenon suture ではないが，伸筋腱断裂 Zone Ⅰ～Ⅴ（指背腱膜部）では，running interlocking horizontal mattress（RIHM）縫合が有用である[12]．数 mm 幅で腱全層に running suture を約 6 回かけたのち，そのまま interlocking cross-stitch 法を約 6 回かけつつ，最初の糸と縫合してくる方法である．Zone Ⅳより近位および Zone TⅣ，TⅤでの伸筋腱縫合においても，Kessler 縫合よりも良好な成績が報告されている[13]．

D．Interlacing suture

新鮮外傷で一期的に使用されることは少ないため，方法のみ紹介する．橈骨遠位端骨折後の長母指伸筋腱断裂や，リウマチによる伸筋腱皮下断裂時の腱移行，外傷後の腱の欠損を生じた場合の腱移植時の縫合法に用いられる（図 23-a～c）．

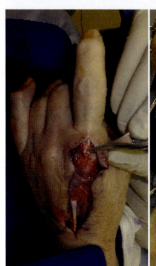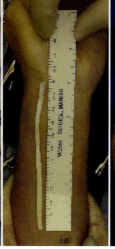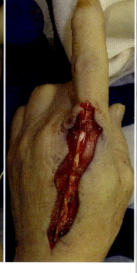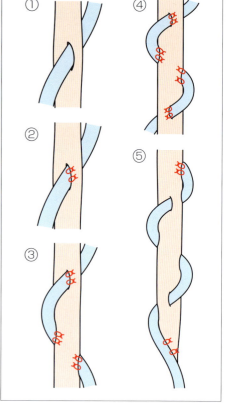

図 23.
a：受傷後約 1 か月経過した陳旧性示指伸筋腱断裂
b：長掌筋腱を採取
c：腱移植後
d：Interlacing suture（end wave suture）

力源となる正常な腱や移植腱と断裂した腱を，片方の腱内に編み込んでゆく（図 23-d）．断裂腱（時に移植腱）中央に尖刃の先端で穴を開け，先端をモスキートペアンでつかみ，モスキートを腱内に入れ替える．モスキートペアンで移植腱を断裂腱内に誘導する．専用の腱縫合鉗子があれば，断裂腱中央に鉗子を通して，移植腱を誘導する．2 つの腱同士は，断裂腱に開けた穴の入り口と出口，細ければ通過部 1 か所の近位遠位端を，断裂腱―移植腱―断裂腱の順に縫合糸を通し，折り返してマットレス縫合する．次に，最初の腱誘導部と 90°軸を変えて，再度断裂腱内に移植腱を通し，通過部両端を縫合する．上記を繰り返して 3 回断裂腱内に通す．断裂腱が短い場合は 2 回とする．断裂腱，移植腱の断端は，整えてそれぞれに縫合する．腱に十分なテンションをかけて，目標の伸展または屈曲角度を保ちつつ，逆側の断端にも移植腱を通す．

後療法

1．腱縫合後一般

後療法は，縫合強度と腱の自然修復過程時期により，運動強度と種類を決定していく．腱縫合後は，縫合した腱と拮抗した運動を行うことで，縫合部遠位が引っ張られてしまう．また，縫合腱の筋体を収縮させると，縫合部の近位が引っ張られてしまう．一方，屈筋腱縫合後は他動的な指の屈曲，伸筋腱縫合後は他動的な指の伸展をしても，縫合した腱への負荷は軽度である．また，指の角度を変えずに，屈筋腱縫合後は伸筋の収縮運動を，伸筋腱縫合後は屈筋の収縮運動をすることで（等尺性運動），断裂腱の拮抗筋力の維持が可能となる．つまり，術後の基本的な後療法は，屈筋腱断裂術後は他動屈曲と伸展ブロック下での自動伸展，伸筋腱断裂術後は他動伸展と屈曲ブロック下での自動屈曲運動を行う．屈筋腱，伸筋腱とも修復過程が進行し，十分な強度が得られる縫合後 8

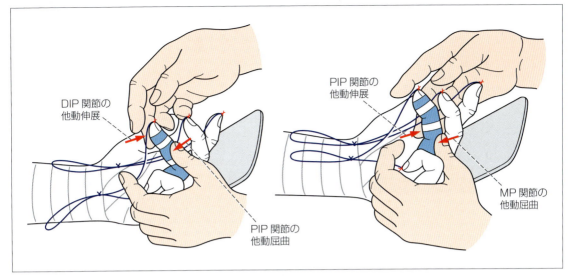

図 24. Duran 法
（牧　裕：陳旧例に対する腱移植術と腱移行術．新 OS Now．髙岡邦夫ほか編．80-89，メジカルビュー，2004．より引用改変）

週より，拮抗筋の他動運動は開始する．それに加えて，下記の運動療法を縫合後早期より併用する．

2．屈筋腱縫合後

A．外固定

屈筋と伸筋では，筋力のバランスは屈筋群の方が強いため，術後 3 週は手関節から指先端まで屈曲位外固定にて伸展制限する．手関節を背屈すると，屈筋腱も引っ張られてしまう（ダイナミックテノデーシス）ため，手関節屈曲 20〜30°，MP 関節屈曲 40〜60°，PIP，DIP 関節は自然屈曲位で肘下シーネ固定とする[11)14)15)]．

B．Duran 法

DIP，PIP 関節に対する他動伸展運動で，屈筋腱縫合部に負荷をかけずに腱を滑走させ，癒着と拘縮予防を図る方法である．関節拘縮防止の意味合いの方が強い．

目的とする関節の近位 2 関節を他動的に屈曲させ，その遠位の関節を他動的に伸展する．DIP 関節を他動伸展する場合は，PIP と MP 関節を他動屈曲位とし，PIP 関節を他動伸展させる場合は，MP 関節と手関節を他動屈曲位とする（図 24）．

C．Kleinert 法

輪ゴムで患指を近位に牽引して屈曲位をとる方法である．腱縫合術中に忘れずに爪甲に絹糸をかけて輪ゴムをつけられるようにしておき，術後よりシーネや装具と組み合わせて使用する．母指以外の場合，罹患指のみにゴムをかける原法，さらに手掌部にバーをかけて DIP 関節をより屈曲させる変法，示指〜小指全指にゴムをかける修正法（May 法）があり，最近は修正法を用いることが多い．診察やリハビリ時は，輪ゴムを外して他動的に手指を深屈曲させ，そのままの位置を保持する運動（等尺性運動）と，そこから伸展ブロックの外固定まで，自動伸展するように運動を繰り返す．夜間は輪ゴムを外して外固定へ伸展位固定して安静を保っておく．深屈曲位で等尺性運動を行う場合，屈筋筋力が不十分で，深屈曲位が保てないことがあり，その位置を保とうとする運動自体が負荷の大きい遠心性収縮となってしまう恐れがある．FDS，FDP とも最大で 10 N 程度の力がかかるため，core suture が 4 strand 以上であれば，十分な強度ではあるが，症例に応じて加減が必要である．

D．早期自動運動（controlled active motion；CAM）

屈筋腱が自動屈曲に耐えられる程度の縫合ができた場合に検討する．Kleinert＋Duran 法の方が機能は良好で，CAM の方が握力と屈曲角度が良好である[16)]．自動屈曲による軽い握りは 1.5 Kg（14.7 N）[7)]，手指屈曲時，FDP には 6.5〜17 N，

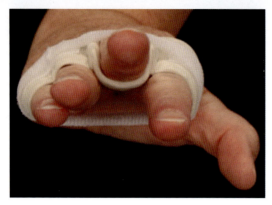

図 25．Yoke 装具
（文献 17 より引用）

FDS には 3〜25 N 程度力がかかる．一方，関節を 90°屈曲させると，直線で張力がかかる場合の 76％程度しか断裂部には張力が加わらないとも報告があり，縫合初期でおおよそ 30 N を超える強度の腱縫合があれば併用を考慮する．Core suture が 6 strand 以上か，4 strand＋epitenon suture を行った場合，選択肢となる．上記 Duran 法と Kleinert 法も併用しつつ，自動屈曲も並行して行う．自動屈曲は little and often コンセプトとして，2 時間おきに，頻回に安全な可動域で自動運動をする場合や，1 回量を十分行う（1 回 40〜80 サイクル，合計 1 日 200〜300 サイクル）場合が報告されている[11]．

3．伸筋腱縫合後

A．外固定

伸筋腱は，Zone Ⅰ〜Ⅴは腱自体が指背腱膜となっており，薄い腱組織である．Zone Ⅵ〜Ⅷは腱実質部となっており，十分な腱の太さを持つ．縫合強度にもよるが，Zone Ⅰ〜Ⅴ伸筋腱断裂縫合後は固定法が，Ⅵ〜Ⅷは早期運動療法が適応となる．Zone Ⅰの腱性マレット，Zone Ⅲのボタンホール変形を除いた伸筋腱断裂修復直後は，手関節屈曲 30°，MP 関節屈曲 20°，PIP，DIP 関節は伸展 0°にて 4 週外固定する．固定期間中は，上述の屈曲ブロック下での自動屈曲，他動伸展を行いつつ，外固定終了後より自動屈曲を開始しても，腱鞘が手関節部のみであることと，屈筋筋力が相対的に強いことから屈曲制限は生じにくい．

B．ICAM 法

Immediate controlled active motion（ICAM）法は，Yoke（くびき）装具（図 25）を使用した早期自動運動である．Zone Ⅳ〜Ⅶ伸筋腱断裂縫合後に，手関節を 25〜30°伸展位固定，Yoke 装具にて患指を他の指より 10〜15°伸展位とし，早期から自動屈伸可動域訓練を施行する．また，手関節固定はせず，Yoke 装具のみの場合もある．装具は術後 3〜5 日より装着開始し，修復後 4〜7 週程度の装着が報告されている[14)17)]．

まとめ

手指腱断裂における各 Zone の解剖，腱断裂治療時の術野展開，断端検索と縫合，後療法につきまとめた．腱断裂は，自己修復までの強度維持と早期運動による機能獲得を，縫合手技に依存することが多く，強固で早期の運動に耐え得る腱縫合が重要である．

参考文献

1) 上羽康夫：手　その機能と解剖　第 6 版．160，金芳堂．2017．
   Summary　手の機能と解剖について詳しく記載されている．
2) Mwhling, I. M., et al.：Evidence-based flexer tendon repair. Clin Plast Surg. 41：513-523, 2014.
3) Fathi, A.：Location of the cut flexor tendon in the palm using surface anatomy：a simple guide for minimal incision surgery. World J Plast Surg. 9：321-325, 2020.
   Summary　屈筋腱損傷 Zone Ⅱにおける近位断端を小切開で検索する方法について報告．
4) Tang, J. B., et al.：Flexor tendon repair：recent changes and current methods. J Hand Surg Eur Vol. 47：31-39, 2022.
   Summary　5 か国の屈筋腱縫合について報告．小切開から屈筋腱を押し出す手技が記載されている．
5) Griffin, M., et al.：An overview of the management of flexor tendon injuries. Open Orthop J.

6：28-35, 2012.

6）Gelberman, R. H., et al.：The effect of gap formation at the repair site on the strength and excursion of intrasynovial flexor tendons. J Bone Joint Surg. **81**：975-982, 1999.
Summary　犬の腱断裂モデルを使用．断端が3mm以上開くと修復が進行しないことを報告.

7）Venkatramani, H., et al.：Flexor tendon injuries. J Clin Orthop Trauma. **10**：853-861, 2019.
Summary　屈筋腱断裂治療について非常によくまとまっている.

8）Lee, H. I., et al.：Comparison of flexor tendon suture techniques including 1 using 10 strands. J Hand Surg Am. **40**：1369-1376, 2015.

9）Kozono, N., et al.：Effect of the optimal asymmetry on the strength of six-strand tedon repair：an ex biomechanical study. J Hand Surge Am. **42**：250-256, 2017.

10）Tang, J. B.：Release of the A4 pully to facilitate zone Ⅱ flexor tendon repair. J Hand Surg Am. **39**：2300-2307, 2014.
Summary　A4腱鞘の開放について詳しく報告されている.

11）Weston, M., et al.：Management of acute open flexor tendon injuries of the hand and wrist：basic sciences, surgical factors and rehabilitation pertinent to optimizing outcome. Orthop Trauma. **37**：125-133, 2023.

12）Henderson, J., et al.：Epitendinous suture tech-niques in extensor tendon repairs—an experimental evaluation. J Hand Surg. **36**：1968-1973, 2011.
Summary　伸筋腱に対するepitenon sutureの強度試験について記載.

13）Shaju, R., et al.：Running interlocking horizontal mattress—a new technique versus modified Kessler in extensor tendon injuries：a comparative study. J Hand Microsurg. **15**：59-66, 2023.

14）金城養典ほか：新鮮屈筋腱・伸筋腱損傷に対するリハビリテーション．MB Med Reha. **244**：17-24, 2020.
Summary　屈筋，伸筋腱縫合後のリハビリについて具体的で詳しく記載されている.

15）坪川直人ほか：屈筋腱損傷におけるリハビリテーション．整・災外. **62**：1117-1125, 2019.

16）Wirtz, C., et al.：A retrospective analysis of controlled active motion(CAM)versus modified Kleinert/Duran(modKD)rehabilitation protocol in lexor tendon repair(zone Ⅰ and Ⅱ)in a single center. Arch Orthop Trauma Surg. **143**：1133-1141, 2022.

17）Burns, M. C., et al.：Wyndell merritt immediate controlled active motion(ICAM)protocol following extensor tendon repairs in zone Ⅳ-Ⅶ：review if literature, orthosis design, and case study-a multimedia article. Hand(NY). **8**：17-22, 2013.

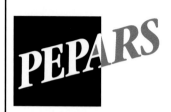

◆特集/Basic Surgical Techniques を極める!
切開とアプローチ,創閉鎖と縫合・吻合

創閉鎖と縫合・吻合
ロボット支援手術における縫合・吻合

樫村　勉*

Key Words：手術支援ロボット(robotic surgical system)，ロボット支援手術(robot assisted surgery)，robotic microsurgery，trans oral robotic surgery；TORS，トレーニング(training)

Abstract　　主に体表の疾患を対象としてきた形成外科は，他科に比べてロボット支援手術の導入が遅れている．手術支援ロボットは拡大立体視野，高性能な鉗子，手振れ補正，モーションスケールなどの技術により，高い精度が求められる手術手技に適している．これらの技術的特徴から形成外科領域での手術支援ロボットの有用性は明らかであり，今後数年以内の導入が期待されている．手術支援ロボットでの縫合や吻合の操作は，従来の用手的な手技を流用し応用できる点も多い．一方で，手術支援ロボットを使いこなすには，学習曲線が存在しており，鉗子を用いた手術操作，触覚の欠如などに熟練するためにトレーニングを要する．
　本稿では，形成外科領域での手術支援ロボットの導入に先立って，その背景，特徴，技術的な課題を概説するとともに，縫合や吻合の応用の可能性について述べる．

はじめに

　形成外科は，体表および皮下の疾患に対する外科治療を専門領域の1つとしている．そのため，体腔の深部臓器を扱う領域で発展してきた内視鏡手術およびロボット支援手術の導入が遅れている．しかしながら，世界的には乳房再建やMicrosurgery などの分野で形成外科領域でもロボット支援手術の臨床応用が進んできている．

　本稿では，手術支援ロボットの背景，特徴と手技的な課題を概説するとともに，形成外科領域において応用が見込まれる縫合および吻合について述べる．

手術支援ロボットの背景

　1980年代以降，開腹手術の一部は，内視鏡手術へと移行しその発展の一環として，汎用型の手術支援ロボットの開発が進められた．1999年にIntuitive Surgical 社より Da Vinci シリーズが発売されて以降，ロボット支援手術は多くの外科領域で受け入れられている(図1-a)．本邦では，2009年11月に同シリーズが医療機器として薬事承認され，2012年には前立腺癌に対する前立腺全摘術が保険収載されたことを皮切りに，複数の診療科で保険適用が拡大している．2020年には，国産の手術支援ロボットである Hinotori(メディカロイド)が製造販売承認を受けるなど，現在では国内においても複数の汎用型手術支援ロボットが使用可能となっている．さらに，2022年には頭頸部外科領域において，経口ロボット手術(Trans Oral Robotic Surgery；TORS)が保険収載され，形成外科の周辺領域でもロボット支援手術の適応が拡

---

* Tsutomu KASHIMURA，〒173-8610　東京都板橋区大谷口上町 30-1　日本大学医学部形成外科学系形成外科学分野，准教授

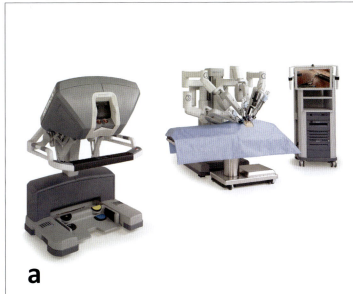
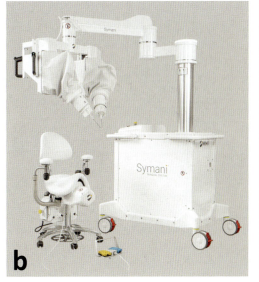

図 1. 手術支援ロボット
a：Da Vinci Si(左：術者が操作を行うサージョンコンソール，中：ロボットの本体となるペイシェントカート，右：情報を統合するヴィジョンカート)
b：Symani(左：術者が座って操作を行う専用の椅子，右：ロボット本体，別に顕微鏡や外視鏡が必要となる.)

大している.

多岐にわたる診療科と手術術式に対応した汎用型の手術支援ロボットが実用化されている一方で，海外では Microsurgery に特化した手術支援ロボットが臨床応用されている．MUSA(Microsure)および Symani Surgical System(MMI)(図1-b)がその代表例である[1)2)]．これらは，従来の顕微鏡や外視鏡を使用して汎用型の手術支援ロボットに勝る拡大視野を得るとともに，微細な専用鉗子をより高倍率のモーションスケールを設定し操作することができ，血管吻合やリンパ管静脈吻合など Super Microsurgery にも対応可能な手術支援ロボットである．また，国内においても複数のMicrosurgery用ロボットの開発プロジェクトが進行している[3)]．

世界的に手術支援ロボットが拡がりをみせる一方，本邦の形成外科領域においては，「医薬品，医療機器等の品質，有効性及び安全性の確保等に関する法律」(薬機法)の承認を受け，保険収載されたロボット支援手術は現時点では存在しない．そのため，国内で形成外科医が手術支援ロボットを臨床で使用することが困難な状況が続いている．これに対し，2021年には形成外科学会内にロボット支援下内視鏡手術ワーキンググループが発足し2023年には形成外科ロボット手術検討委員会となり，形成外科領域でのロボット支援手術の導入に向け活動している[4)]．

ロボット支援手術の技術的特徴

一般的に手術支援ロボットは，以下の技術的特徴により手術を支援する．

1．拡大立体視野

一般的な汎用型手術支援ロボットは，術者に拡大された立体視野を提供する．しかしながら，拡大倍率はデジタルズームを併用しても最大15倍程度となっている．一方で，Microsurgery用の手術支援ロボットは手術用顕微鏡や外視鏡を流用することで20倍以上の拡大視野での操作が可能である．

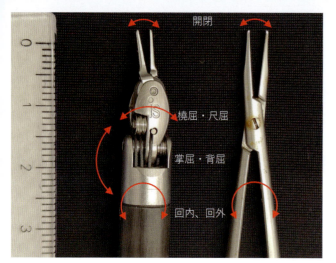

図 2. Da Vinci の鉗子と Microsurgery 用の持針器の先端部分の拡大と可動域の比較
(左：マイクロフォーセプス，右：Microsurgery 用の持針器)

2. 高性能な鉗子

手術支援ロボットは，多関節構造を持つ鉗子を操作することができる(図2)．また，状況に応じて最適な形状とエナジーデバイスなどの機能を有する鉗子を同時に2～3本選択して使用することが可能であり，柔軟な手術対応を行うことができる．

3. 手振れ補正

術者の手の微細な振れを補正することで高い精度の操作を可能とするとともに，術者のストレスを軽減する．

4. モーションスケール

モーションスケール機能により，術者の操作の大きさを調整することができる．たとえば，5倍のモーションスケールを設定した場合，術者が手元を5cm動かしてもロボットの鉗子は1cmしか動かない．理論上，手技の対象となる組織を手元で5倍に拡大して操作することができることになる．

ロボット支援手術の手技的課題

手術支援ロボットを広く使用するためには，制度上の課題以外にも手技的な課題がある．外科医がその操作に習熟するための学習曲線である．ロボット支援手術を行うには，それぞれのロボットの特性を理解し従来の手術手技とは異なる操作方法を習得する必要がある．手術支援ロボットではロボットの鉗子と術者の手は別の部位にあり，モニターなどから得られる鉗子の視覚情報と術者の手の位置を統合するいわゆる Hand Eye Coordination を修得する必要がある．また，一般的な手術支援ロボットは鉗子の触覚が欠如している．そのため，術者は視覚情報で触覚を補完しながら手術操作を行う必要がある．その他にもロボットのセッティング，カメラの操作，ロボットのアームのクラッチの操作，エナジーデバイスの操作，助手による操作など修得すべき事項は多い．一方で，Microsurgeon にとってロボット支援手術の障壁が低い可能性が示唆されている[5]．手術支援ロボットによる縫合や吻合は，モニターや顕微鏡などを使用する点，鉗子などの器械のみを用いる点で，Microsurgery と類似している[6]．また，Microsurgery では，もともと触覚のフィードバックが微弱であり，無意識に視覚情報の重要性を認識して手術手技を行っていることが多いと考えられる．この点も Microsurgery とロボット支援手術の類似点と考える．

ロボット支援手術の学習を効率的に進め一定の水準に至るためには，シミュレーターやモデルなどを用いたトレーニングや教育プログラムが不可欠である[7]．シミュレーターやモデルによるトレーニングは，特別な資格を要することがないため，形成外科医であっても行うことができる．特に Da Vinci シリーズでは，サージョンコンソールの内部に縫合や吻合に係るシミュレーターが組み込まれており，バーチャルなトレーニングを行うことができる(図1)．現状で形成外科医がロボットの操作法に慣れることのできる最も身近な方法と言える．

手術支援ロボットによる縫合・吻合

手術支援ロボットによる縫合・吻合は，器械結紮や Microsurgery のテクニックが基礎となりその多くが応用可能である．そのため，それぞれの

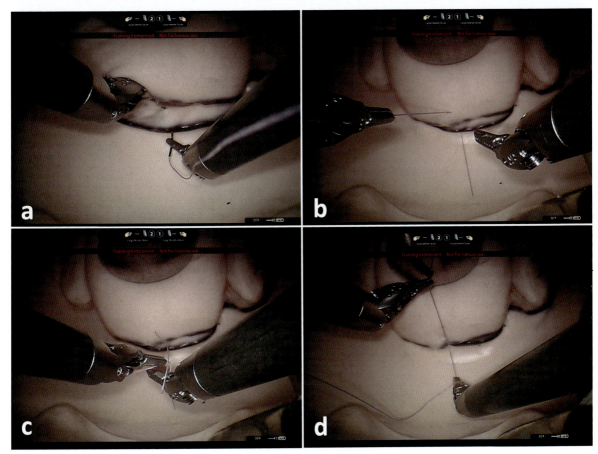

図 3. 口腔モデルを用いた縫合の状況
a：舌根部の縫合の状況．左の鉗子で皮弁を上に圧排し，舌根部から針を刺通している．
b：左の鉗子で糸を手繰りよせて結紮を開始しようとしている．
c：器械結紮の手技に準じてループを作り結紮を行っている．
d：両手の鉗子で糸を上下に引いて結紮の糸を締めている．

手技の詳細については他稿を参照されたい．

1. 縫 合

我々は，手術支援ロボットにより狭小部位で縫合操作が可能になるという点に着目し，頭頸部再建における口腔内の皮弁縫合について検討してきた．本項では，口腔モデルによる縫合について述べる．

京都科学製の口腔ケアモデルを使用し，モデルに舌根部を含む舌の全欠損を作成した．切除した部分を皮弁として Da Vinci Si を使用して縫合の検討を行った．Da Vinci シリーズでは，0°直視と 30°斜視のカメラが使用でき，狭小部位では場所による使い分けが重要となる．舌根部は，30°の斜視カメラを使用することで良好な視野が確保できる（図 3-a）．鉗子は，使用する針糸の操作がしやすい大きさのラージニードルドライバーを2本使用し，針糸は 4-0 の吸収性のブレイド糸（編糸）を使用した．針の刺通については，利き腕の鉗子で針を持ち反対の手で縫合部の視野の確保やカウンタートラクションをかけるなどの操作を行うことが可能である（図 3-a）．結紮についても同様に器械結紮の手技に準じて行った（図 3-b～d）．針の刺通や結紮における触覚の欠如については，刺入部の周囲の組織（モデルの素材）の動きや糸の張りなどの視覚情報を頼りに操作を行った．ロボットの鉗子には，開閉以外に手関節に相当する関節があるため，触覚がない以外は通常の手技に近い感覚で操作することができる（図 2）．腹腔内や胸腔

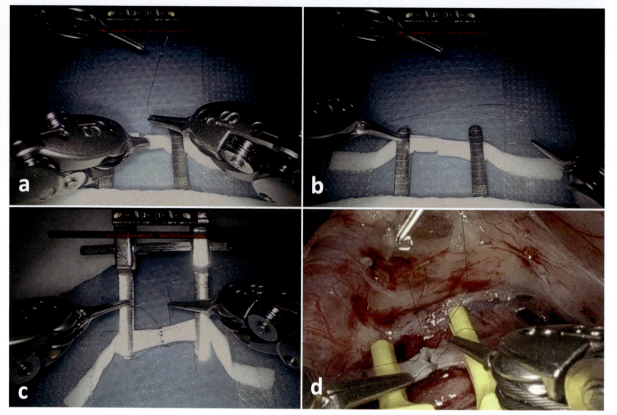

図 4. 血管モデルおよび生体を用いた吻合の状況
a：2 mm の血管モデルの吻合の状況．左手の鉗子を血管の内腔に挿入し右手の鉗子で針を刺通している．
b：左右に糸を引いて結紮の糸を締めている．
c：吻合が終了した状況
d：ブタの血管吻合の状況．3 本目の鉗子(上)で糸をけん引し吻合部に適度なテンションをかけている．ナイロン糸を縫合せずに untied stay suture として内腔を確認しながら吻合を行っている．

と異なり口腔内手術では，ロボットを操作する術者と別に助手が，術野で直接用手的に結紮や糸の切離などを行いサポートすることも可能である．

十分な視野と術野が確保できない中で縫合不全を生じないよう確実な操作が求められる口腔内の皮弁縫合においてロボット手術は有用な選択肢であり，同様の臨床例の報告も散見されている[8)9)]．

2．吻　合

手術支援ロボットは，その特徴から以前より血管吻合などの Microsurgery への応用が期待されていた．我々は，Da Vinci シリーズを用いて血管吻合の検討を行ってきた．本稿では，血管モデルおよびブタの血管の吻合について述べる．

ϕ2 mm と ϕ1 mm の血管吻合トレーニング用の血管モデル(WetLab，ウェトラブ社)を用いて検証した．鉗子は，Da Vinci Si で使用できる最も小さいマイクロフォーセプスを 3 本使用した(図 2)．針糸は，9-0 ナイロンと 10-0 ナイロンを使用した．前述の通り吻合操作については，我々が通常行っている Microsurgery に準じて行った．2 mm の血管モデルを 9-0 ナイロンで吻合した場合，血管の内腔の確認，針の刺通の操作は安定して行うことができた(図 4-a)．結紮の操作も同様に可能であった．しかしながら，触覚がない状況での血管の取り扱いならびに 9-0 ナイロンを使用した結紮ではより慎重な操作が必要となる(図 4-b)．ϕ2 mm 以上の血管モデルでは安定して吻合の操作を行うことができた(図 4-c)．一方で，ϕ1 mm の血

管モデルを 10-0 ナイロンで吻合した場合，14 倍のデジタルズームを併用した最大倍率でも拡大が不十分かつ不鮮明であり，鉗子のサイズが大きく，安定した吻合操作を行うことは困難である．φ1 mm 以下の組織の吻合には，Microsurgery 用のロボットが必要と考えられた．

Da Vinci Xi を用いてブタでの血管吻合の検証を行った．腹腔内へとアプローチし φ2 mm の深腸骨回旋動脈を露出し吻合操作を行った．鉗子と針糸は，血管モデルと同じものを使用した．φ2 mm の生体の動脈吻合は，血管モデルと同様に安定して行うことができた．また，従来の Microsurgery の細かなテクニックの応用も可能である（図4-d）．動脈に伴走する静脈の吻合も行った．φ2 mm 程度の動脈および静脈吻合は，生体においても安定して行うことが可能である．

Da Vinci による血管吻合操作は，手術支援ロボットの利点を十分に享受し手技の精度向上や術者のストレス軽減効果が得られる．特に，Da Vinci の鉗子は，拡大視野の中の鉗子の先端部に手関節に相当する関節が加わっており，従来法にない鉗子の動きを可能としている点も大きな利点である（図2）．形成外科領域において，海外では Da Vinci を Microsurgery に応用した報告も散見されている[10]．

おわりに

本稿では，形成外科領域における手術支援ロボットによる縫合と吻合についてその特徴を述べた．ロボット支援手術の導入は，従来の手技の精度の向上や術者の負担軽減に寄与するとともに，これまでにない新しい術式の開発も期待される．一方で，薬機法の承認と保険収載の先には技術習得が不可欠であり，今後の導入に向け形成外科領域においてもロボット支援手術についての認識を広げることが重要である．

参考文献

1) van Mulken, T. J. M., et al.：One-year outcomes of the first human trial on robot-assisted lym-phaticovenous anastomosis for breast cancer-related lymphedema. Plast Reconstr Surg. **149**：151-161, 2022.
　Summary　Microsurgery 用ロボットである「MUSA」の報告.

2) Lindenblatt, N., et al.：Early experience using a new robotic microsurgical system for lymphatic surgery. Plast Reconstr Surg Glob Open. **10**：e4013, 2022.
　Summary　Microsurgery 用ロボットである「Symani」の報告.

3) 門田英輝：【マイクロサージャリーの基礎をマスターする】マイクロサージャリーの現在・過去・未来　顕微鏡から外視鏡，そしてロボット手術へ．PEPARS. **179**：1-8, 2021.

4) 上村哲司：【マイクロサージャリーへの新技術導入】形成外科におけるロボット支援下手術の現状と海外の動向．形成外科．**64**：1147-1152, 2021.

5) 市原理司，林　礼人ほか：【ロボティックマイクロサージャリーの近未来像】手外科・マイクロサージャリー分野でのロボティックマイクロサージャリーの現状．日マイクロ会誌．**33**：182-189，2020.

6) 樫村　勉ほか：【マイクロサージャリーにおける新技術（3D・機器など）】手術支援ロボットの microsurgery への導入の試み．日マイクロ会誌．**35**：24-29，2022.
　Summary　Da Vinci による血管吻合の基礎研究の報告.

7) 清水　顕，塚原清彰：ロボット手術に関わる講習会実行委員会．頭頸部ロボット支援手術に関する教育プログラム　実施結果の検証．頭頸部外科．**30**：133-137，2020.

8) Gorphe, P., et al.：Indications and clinical out-comes of transoral robotic surgery and free flap reconstruction. Cancers. 13, 2021.
　Summary　TORS での腫瘍切除と Da Vinci による皮弁縫合による再建の報告.

9) Lai, C. S., et al.：Robot-assisted free flap recon-struction of oropharyngeal cancer--a prelimi-nary report. Ann Plast Surg. **74** Suppl 2：S105-108, 2015.

10) Lai, C. S., et al.：Robot-assisted microvascular anastomosis in head and neck free flap recon-struction：Preliminary experiences and results. Microsurgery. 2019.
　Summary　Da Vinci による頭頸部再建における遊離皮弁の血管吻合の報告.

FAX 専用注文書 形成・皮膚 2503

年　月　日

○印	PEPARS	定価(消費税込み)	冊数
	2025 年 _ 月～12 月定期購読（送料弊社負担）		
	PEPARS No. 207 皮弁挙上に役立つ解剖 増大号	5,720 円	
	PEPARS No. 200 足を診る—糖尿病足病変，重症下肢虚血からフットケアまで— 臨時増大号	5,500 円	
	PEPARS No. 195 顔面の美容外科 Basic & Advance 増大号	6,600 円	
	バックナンバー（号数と冊数をご記入ください） No.		

○印	Monthly Book Derma.	定価(消費税込み)	冊数
	2025 年 _ 月～12 月定期購読（送料弊社負担）		
	MB Derma. No. 353 皮膚科アンチエイジング外来 増大号	5,610 円	
	MB Derma. No. 348 達人が教える！"あと一歩"をスッキリ治す皮膚科診療テクニック 増刊号	6,490 円	
	バックナンバー（号数と冊数をご記入ください） No.		

○印	瘢痕・ケロイド治療ジャーナル
	バックナンバー（号数と冊数をご記入ください） No.

○印	書籍	定価(消費税込み)	冊数
	ゼロからはじめる Non-Surgical 美容医療 新刊	5,940 円	
	カスタマイズ治療で読み解く美容皮膚診療	10,450 円	
	日本美容外科学会会報　Vol. 44　特別号「美容医療診療指針 令和 3 年度改訂版」	4,400 円	
	ここからマスター！手外科研修レクチャーブック	9,900 円	
	足の総合病院・下北沢病院がおくる！ ポケット判 主訴から引く足のプライマリケアマニュアル	6,380 円	
	カラーアトラス 爪の診療実践ガイド　改訂第 2 版	7,920 円	
	イチからはじめる美容医療機器の理論と実践　改訂第 2 版	7,150 円	
	臨床実習で役立つ形成外科診療・救急外来処置ビギナーズマニュアル	7,150 円	
	足爪治療マスター BOOK	6,600 円	
	図解 こどものあざとできもの—診断力を身につける—	6,160 円	
	美容外科手術—合併症と対策—	22,000 円	
	グラフィック リンパ浮腫診断—医療・看護の現場で役立つケーススタディ—	7,480 円	
	足育学　外来でみるフットケア・フットヘルスウェア	7,700 円	
	ケロイド・肥厚性瘢痕 診断・治療指針 2018	4,180 円	
	実践アトラス 美容外科注入治療　改訂第 2 版	9,900 円	
	ここからスタート！眼形成手術の基本手技	8,250 円	
	Non-Surgical 美容医療超実践講座	15,400 円	

お名前　フリガナ　　　　　　　　　　　㊞　　　　診療科

ご送付先　〒　　－　　　　　□自宅　□お勤め先

電話番号　　　　　　　　　　　　□自宅　□お勤め先

バックナンバー・書籍合計
5,000 円 以上のご注文
は代金引換発送になります

—お問い合わせ先—
㈱全日本病院出版会営業部
電話 03(5689)5989

FAX 03(5689)8030

PEPARS バックナンバー一覧

2020 年
- No. 159 外科系医師必読!形成外科基本手技 30 【増大号】
  —外科系医師と専門医を目指す形成外科医師のために—
  編集／上田晃一

2021 年
- No. 171 眼瞼の手術アトラス—手術の流れが見える— 【増大号】
  編集／小室裕造

2022 年
- No. 183 乳房再建マニュアル 【増大号】
  —根治性,整容性,安全性に必要な治療戦略—
  編集／佐武利彦
- No. 185 <美容外科道場シリーズ>
  要望別にみる鼻の美容外科の手術戦略
  編集／中北信昭
- No. 186 口唇口蓋裂治療
  —長期的経過を見据えた初回手術とプランニング—
  編集／彦坂 信
- No. 187 皮膚科ラーニング!STEP UP 形成外科診療
  編集／土佐眞美子・安齋眞一
- No. 188 患者に寄り添うリンパ浮腫診療—診断と治療—
  編集／前川二郎
- No. 189 <美容外科道場シリーズ>埋没式重瞼術
  編集／百澤 明
- No. 190 こんなマニュアルが欲しかった!
  形成外科基本マニュアル[1]
  編集／上田晃一
- No. 191 こんなマニュアルが欲しかった!
  形成外科基本マニュアル[2]
  編集／上田晃一
- No. 192 <1 人医長マニュアルシリーズ>
  手外傷への対応
  編集／石河利広

2023 年
- No. 193 形成外科手術 麻酔マニュアル
  編集／西本 聡
- No. 194 あざの診断と長期的治療戦略
  編集／河野太郎
- No. 195 顔面の美容外科 Basic & Advance 【増大号】
  編集／朝日林太郎
- No. 196 顔の外傷 治療マニュアル
  編集／諸富公昭
- No. 197 NPWT(陰圧閉鎖療法)の疾患別治療戦略
  編集／田中里佳
- No. 198 実践 脂肪注入術—疾患治療から美容まで—
  編集／水野博司
- No. 199 HIFU と超音波治療マニュアル
  編集／石川浩一
- No. 200 足を診る 【臨時増大号】
  —糖尿病足病変,重症下肢虚血からフットケアまで—
  編集／古川雅英
- No. 201 皮弁・筋皮弁による乳房再建:適応と手術のコツ
  編集／武石明精
- No. 202 切断指 ZONE 別対応マニュアル!
  編集／荒田 順
- No. 203 知っておくべき穿通枝皮弁 10
  編集／中川雅裕
- No. 204 多血小板血漿(PRP)の上手な使い方
  編集／覚道奈津子

2024 年
- No. 205 植皮のすべて,教えます
  編集／櫻井裕之
- No. 206 形成外科的くすりの上手な使い方
  編集／秋山 豪
- No. 207 皮弁挙上に役立つ解剖 【増大号】
  編集／梅澤裕己
- No. 208 得意を伸ばす手外科
  編集／鳥谷部荘八
- No. 209 スレッドリフトを極める 【特大号】
  編集／鈴木芳郎
- No. 210 今すぐ始めるリンパ浮腫
  編集／塗 隆志
- No. 211 まずこの 1 冊!新しい創傷治療材療を使いこなす
  編集／小川 令
- No. 212 乳房の美容手術 私の治療戦略
  編集／淺野裕子
- No. 213 下眼瞼の美容外科
  編集／野本俊一
- No. 214 顔面神経麻痺 診断と治療
  —初期対応から後遺症治療まで—
  編集／林 礼人
- No. 215 みんなに役立つ
  形成外科手術シミュレーション!
  編集／三川信之
- No. 216 にきび 知る・診る・治す
  編集／山脇聖子

2025 年
- No. 217 良性腫瘍マスターガイド
  —このホクロ大丈夫?—
  編集／桑原大彰
- No. 218 下肢切断を知る
  編集／黒川正人

各号定価:3,300 円(本体 3,000 円+税).
増大号の価格は以下の通りです.
No. 159, 171, 183, 207:定価 5,720 円(本体 5,200 円+税)
No. 195:定価 6,600 円(本体 6,000 円+税)
No. 200:定価 5,500 円(本体 5,000 円+税)
No. 209:定価 4,400 円(本体 4,000 円+税)
在庫僅少品もございます.品切の場合はご容赦ください.
(2025 年 2 月現在)

掲載されていないバックナンバーにつきましては,弊社ホームページ(www.zenniti.com)をご覧下さい.

2025 年 年間購読 受付中!
年間購読料 42,020 円(消費税込)(送料弊社負担)
(通常号 11 冊+増大号 1 冊:合計 12 冊)

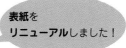
全日本病院出版会 検索 click

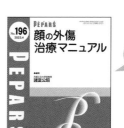
表紙をリニューアルしました!

次号予告	掲載広告一覧	
	ケイセイ	表4

手足先天異常　総まとめ BOOK

No.220（2025年4月号）

編集／京都大学 准教授　　　　齊藤　晋

手足先天異常総論

発生と分類，外来や手術における
基本事項………………………齊藤　　晋

手足先天異常各論

合指症…………………………西村　礼司
母指多指症……………………髙木　信介
5趾列多趾症…………………小平　　聡
母指形成不全症………………高木　岳彦
裂手症(裂足症)………………福本　恵三
横軸形成障害…………………川端　秀彦
先天性絞扼輪症候群…………射場　浩介
中手骨(中足骨)短縮症………荒田　　順
先天性握り母指・屈指症……佐竹　寛史

編集顧問：栗原邦弘　百束比古　光嶋　勲	
編集主幹：上田晃一　大阪医科薬科大学教授	**No.219　編集企画：**
大慈弥裕之　福岡大学名誉教授	橋川和信　名古屋大学 教授
NPO法人自由が丘アカデミー代表理事	
小川　令　日本医科大学教授	

PEPARS　No.219

2025 年 3 月 15 日発行（毎月 1 回 15 日発行）

定価は表紙に表示してあります．

Printed in Japan

発行者　　末 定 広 光
発行所　　株式会社 **全日本病院出版会**

〒 113-0033 東京都文京区本郷 3 丁目 16 番 4 号
　　　電話 (03) 5689-5989　Fax (03) 5689-8030
　　　郵便振替口座 00160-9-58753

© ZEN・NIHONBYOIN・SHUPPANKAI, 2025

印刷・製本　三報社印刷株式会社　　　電話 (03) 3637-0005
広告取扱店　**株式会社文京メディカル**　電話 (03) 3817-8036

・本誌に掲載する著作物の複製権・翻訳権・上映権・譲渡権・公衆送信権（送信可能化権を含む）は株式会社
　全日本病院出版会が保有します．
・ **JCOPY** ＜ (社) 出版者著作権管理機構 委託出版物＞
　本誌の無断複写は著作権法上での例外を除き禁じられています．複写される場合は，そのつど事前に，(社) 出
　版者著作権管理機構（電話 03-5244-5088，FAX 03-5244-5089，e-mail: info@jcopy.or.jp）の許諾を得てくだ
　さい．
・本誌をスキャン，デジタルデータ化することは複製に当たり，著作権法上の例外を除き違法です．代行業者等
　の第三者に依頼して同行為をすることも認められておりません．